Farbatlas der Infektionskrankheiten

Von

R. T. D. Emond
Royal Free Hospital, London

H. A. K. Rowland
School of Hygiene and Tropical Medicine
London

Deutsche Übersetzung von
Prof. Dr. W. D. Germer
Berlin

Zweite, erweiterte und überarbeitete Auflage

Mit 493 meist mehrfarbigen Abbildungen

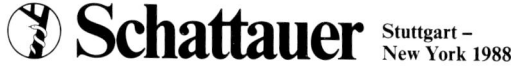 **Schattauer** Stuttgart – New York 1988

Titel der Originalausgabe:
A Colour Atlas of Infectious Diseases, Second Edition
Copyright © R. T. D. Emond, 1974, 1987
Copyright © R. T. D. Emond and H.A.K. Rowland, 1987
Second edition published by Wolfe Medical Publications Ltd, 1987
Printed By W.S. Cowell Ltd, Buttermarket, Ipswich, England
ISBN 0 7234 09730 cased edition
ISBN 0 7234 09579 limp edition
General Editor, Wolfe Medical Atlases: G. Barry Carruthers, MD (London)

CIP-Kurztitelaufnahme der Deutschen Bibliothek

Farbatlas der Infektionskrankheiten / von R. T. D. Emond ; H. A. K. Rowland. Dt. Übers. von W. D. Germer. – 2., erw. u. überarb. Aufl. – Stuttgart ; New York : Schattauer, 1988
 Einheitssacht.: A colour atlas of infectious diseases <dt.>
 ISBN 3-7945-1198-0
NE: Emond, Ronald T. D. [Mitarb.]; EST

© 1988 by F.K. Schattauer Verlagsgesellschaft mbH, Lenzhalde 3, D-7000 Stuttgart 1, Germany

Printed in Germany

Satz, Druck und Einband: Schwabenverlag AG, Senefelderstr. 12, D-7302 Ostfildern 1 (Ruit), Germany

ISBN 3-7945-1198-0

Vorwort

Das 20. Jahrhundert hat bedeutende Fortschritte in der Grundlagenforschung der Infektionslehre erlebt, doch bleiben noch viele Probleme offen. Mit der natürlichen Ebbe und Flut sind einige der alten Menschheitsplagen verschwunden, während andere ausgerottet sind durch den steigenden Lebensstandard und die großen Fortschritte auf dem Gebiet der präventiven Medizin. Und doch lehrt die Erfahrung, daß es keinen Endsieg über die Infektion gibt, denn die Lösung eines Problems bringt ein anderes zum Vorschein. Das empfindliche Gleichgewicht zwischen Mensch und Mikroorganismus bleibt bestehen. Darüber hinaus ist die Geschwindigkeit der Luftreisen heute so groß, daß bereits gebannte Infektionen aus fernen Ländern erneut eingeschleppt werden können. Ständige Wachsamkeit ist erforderlich. Aber nur wenige Studenten haben Gelegenheit, Infektionskrankheiten am Krankenbett zu studieren. Die meisten treten schlecht ausgerüstet in das Berufsleben ein, um auch nur die gewöhnlichen Infektionen zu erkennen, die einen so wichtigen Teil der alltäglichen Praxis darstellen.

Dieser Atlas möchte dem Studenten und dem frisch approbierten Arzt als Führer dienen bei der Diagnose der gewöhnlichen Exantheme, und dem erfahrenen Arzt klinische Fotografien der weniger häufigen, aber doch wichtigen Krankheiten anhand geben. Es ist nicht möglich, das ganze Thema in einem Atlas abzuhandeln, denn viele Krankheitszustände sind selten, andere eignen sich nicht für die fotografische Darstellung. Betonung wurde auf die klinischen Krankheitsaspekte gelegt. Eine solche Darstellung wäre jedoch unvollständig ohne eine kurze Erwähnung des ursächlichen Keims und der entsprechenden Pathologie. Der die Abbildungen begleitende Text ist notwendigerweise kurz, jedoch so abgefaßt, daß er, fortlaufend gelesen, eine einfache, zusammenhängende Schilderung jeder Krankheit gibt. Sind die Größenverhältnisse in der Abbildung wichtig, so ergibt sich die entsprechende Information aus dem Text.

Ohne die Großzügigkeit und Unterstützung zahlreicher Freunde und Kollegen, die aus ihren Sammlungen Fotografien zur Verfügung gestellt haben, wäre es nicht möglich gewesen, so viele verschiedene Seiten der Infektion im Bild darzustellen. Wir sind ihnen für die folgenden Abbildungen sehr dankbar:

Dr. June Almeida (336); Dr. Isobel Beswick (39); Professor C.P. Beattie, Professor J.K.A. Beverly und der fotografischen Abteilung, The United Sheffield Hospitals (442–4, 446, 448–9); Dr. A. Bloom (41 und 57); Dr. Jean Bradley (9, 10, 45–47, 67, 92–93, 124, 137, 452); dem verstorbenen Dr. R.T. Brain (293); dem verstorbenen Dr. E.H. Brown (130, 138, 260,

329); Dr. G. Laing Brown (223–224); Dr. A.D.M. Bryceson (150, 153); Dr. D.C. MacDonald Burns (201); Dr. K.C. Carstairs und dem Herausgeber der Proceedings of the Royal Society of Medicine (229–230); Dr. L.S. Carstairs (225–228); Dr. A.B. Christie (231, 407); Mr. C. Daniels (411); Professor S. Darougar (184–185); Mr. D. Dowton (139); Professor J.A. Dudgeon und dem Hospital for Sick Children, London, die sich das Copyright vorbehalten (360–361, 371, 373, 376); Dr. A.J. Duggan (173); Professor K.R. Dumbell (268–269); Dr. G.J. Ebrahim (437); Dr. Anne M. Field und Mr. A. Porter (205, 311, 320, 378, 404); Dr. W.J.D. Fleming (299); Dr. T.H. Flewett (112); Dr. J.A. Forbes (160); Dr. W. Frain-Bell und der Dermatologischen Abteilung, University of Dundee (50, 419–420); Dr. G.A. Gresham (163, 415, 453); Mr. N.D.F. Grindley (91); Dr. S. Haider (284); Dr. K.K. Hussain (109); Dr. W.M. Jamieson (20, 87, 131, 133, 165, 343, 405–406, 408–410, 418); Mr. J.J. Kanski (181); Dr. T. Kawasaki (470–475, 477–478); Dr. S.G. Lamb (15, 34, 210, 251, 286, 300, 355, 447, 465); Professor H.P. Lambert (377, 450–451); Dr. J.H. Lawson (171); Dr. J.J. Linehan (344, 352, 368); Dr. S. Lucas (147–148, 431, 440–441); Dr. J. Luder (73, 356); Mrs. S.D. Marston (298); Dr. J.M. Medlock (17–19, 42, 52, 126, 158, 381); Mr. I. McCaul (58); Dr. G.D.W. McKendrick (60, 78, 159, 199); Dr. W.F.T. McMath, Dr. K.K. Hussain sowie Schriftleitung und Verlag des British Medical Journal (485–486); Dr. E. Montuschi (84); Dr. J. McMurdoch und Dr. J.A. Gray (29, 53); Dr. R.O. Murray (107–108); Professor I.C.S. Normand (370); Dr. R.J. Olds (48, 85, 121, 123, 125, 141, 157, 168); dem verstorbenen E.P. O'Sullivan (55, 56, 86, 88, 215, 359, 374, 393); Dr. G. Pampiglione (358); Dr. J.D.J. Parker (290, 291); Dr. H.G. Prentice (297); Dr. J.I. Pugh (272–273, 277,487); Dr. C.S. Ratnatunga (188, 200); Dr. G.H. Ree (203–204); Dr. D. Taylor-Robinson (206–207); Dr. G. Sangster und Dr. J.A. Gray (95–96); Dr.I. Sarkany (43); Professor P. Schever (425); Professor C. Scully (398); Mr. J.C. Smale (399); Dr. O.D. Standen (172); Dr. H. Stern (294–295, 482); Dr. J. Stevenson (382–384); Dr. R.N.P. Sutton (182, 270–271, 322, 324, 326, 337–338, 379–380, 401); Dr. Frances Tatnell (491); Dr. M.M. Esiri und Dr. A.H. Tomlinson und dem Herausgeber des Journal of The Neurological Sciences (236); Dr. A.H. Tomlinson (275–276); Dr. J.M. Vetters und der Abteilung Pathologie, University of Glasgow (40, 51, 101–102, 134–135, 169, 208–209, 235, 237, 274, 296, 312–314, 323, 339–342, 445, 484, 488); Dr. R.V. Walley (170); Dr. J.F. Warin (117–118); Dr. D.A. Warrell (161, 400, 402–403); Dr. D.I. Weiss und dem Herausgeber des American Journal of Diseases of Childhood (375); Dr. P. Welsby (396–397); der Abteilung Pathologie, Whittington Hospital (69); Dr. P.H.A. Willcox (416–417); Dr. I. Zamiri (127, 129).

Unseren besonderen Dank möchten wir zum Ausdruck bringen unseren Kollegen Dr. A.M. Ramsay und Dr. Hillas Smith in der Abteilung Infektionskrankheiten des Royal Free Hospital und Dr. J.I. Pugh vom City Hospital, St. Albans, für Hilfe und Rat bei der Vorbereitung dieses Atlas. Ebenfalls Dank schulden wir Dr. C.S. Ratnatunga vom Royal Free Hospital und Mr. Martin Jones von der fotografischen Abteilung der North London Group of Hospitals. Viele der farbigen Reproduktionen haben wir von Mitgliedern der Vereinigung für das Studium der Infektionskrankheiten erhalten; wir sind ihnen sehr dankbar. Wir möchten auch Dr. Susan Young für ihre Unterstützung bei Lesen und Kritik der Fahnen danken. Wir haben uns redlich bemüht, die Herkunft der Abbildungen genau anzugeben; sollten uns Fehler unterlaufen sein, bitten wir um Nachsicht.

Inhaltsverzeichnis

Grundelemente der Ausschläge

Ausschläge sind ein hervorstechendes Merkmal sowohl vieler Infektionen als auch toxischer und allergischer Zustände. Ein Ausschlag, der als zugehöriger Teil einer Infektionskrankheit auftritt, wird als Exanthem bezeichnet, während entsprechende Veränderungen an den Schleimhäuten ein Enanthem darstellen. Die sichere Diagnose eines Exanthems ist bei der Erstuntersuchung nicht immer möglich, so daß sich das endgültige Urteil oft bis zum Aufblühen des Ausschlags verschiebt. Die meisten Fehler entstehen dadurch, daß der Ausschlag als unabhängiges Geschehen und nicht als Teilstück eines Krankheitsprozesses gesehen wird. Selbstverständlich muß man in Rechnung stellen, daß viele übertragbare Krankheiten nicht von einem Exanthem begleitet sind.

Bei Stellung einer Diagnose, die sich auf die Art eines Ausschlags stützt, muß man viele Faktoren bedenken: Die Länge der Prodromalzeit zwischen Krankheitsbeginn und dem Ausbruch des Ausschlags, der Ort, von dem der Ausschlag seinen Ausgang nimmt, die Verteilung und Dichte der Hautveränderungen und schließlich die Grundelemente, aus denen der Ausschlag sich zusammensetzt.

1 Grundelemente der Ausschläge – Makula. Eine Makula ist eine umschriebene Verfärbung der Haut, die sich nicht über die Oberfläche der umgebenen Haut erhebt. Makulä entwickeln sich häufig zu Papeln, und viele Ausschläge bestehen aus einer Kombination von beiden. Ausschläge dieses gemischten Typs werden makulopapulös genannt.

2 Grundelemente der Ausschläge – Papula. Eine Papel ist eine kleine knotenförmige Erhebung der Haut, wie sie gewöhnlich bei Windpocken vorkommt.

3 Grundelemente der Ausschläge – Bläschen. Eine Vesikula ist ein kleines Bläschen, das klare Flüssigkeit enthält. Diese können – wie bei Windpocken – unregelmäßig über die Hautdecke verstreut oder in Haufen gruppiert sein wie bei Herpes zoster und Herpes simplex.

4 Grundelemente der Ausschläge – Pustula. Eine Pustel ist eine kleine Hautabhebung, die Eiter enthält. Diese kann sich direkt als Folge einer lokalen Sepsis bilden oder aus einer Vesikula entstehen.

8

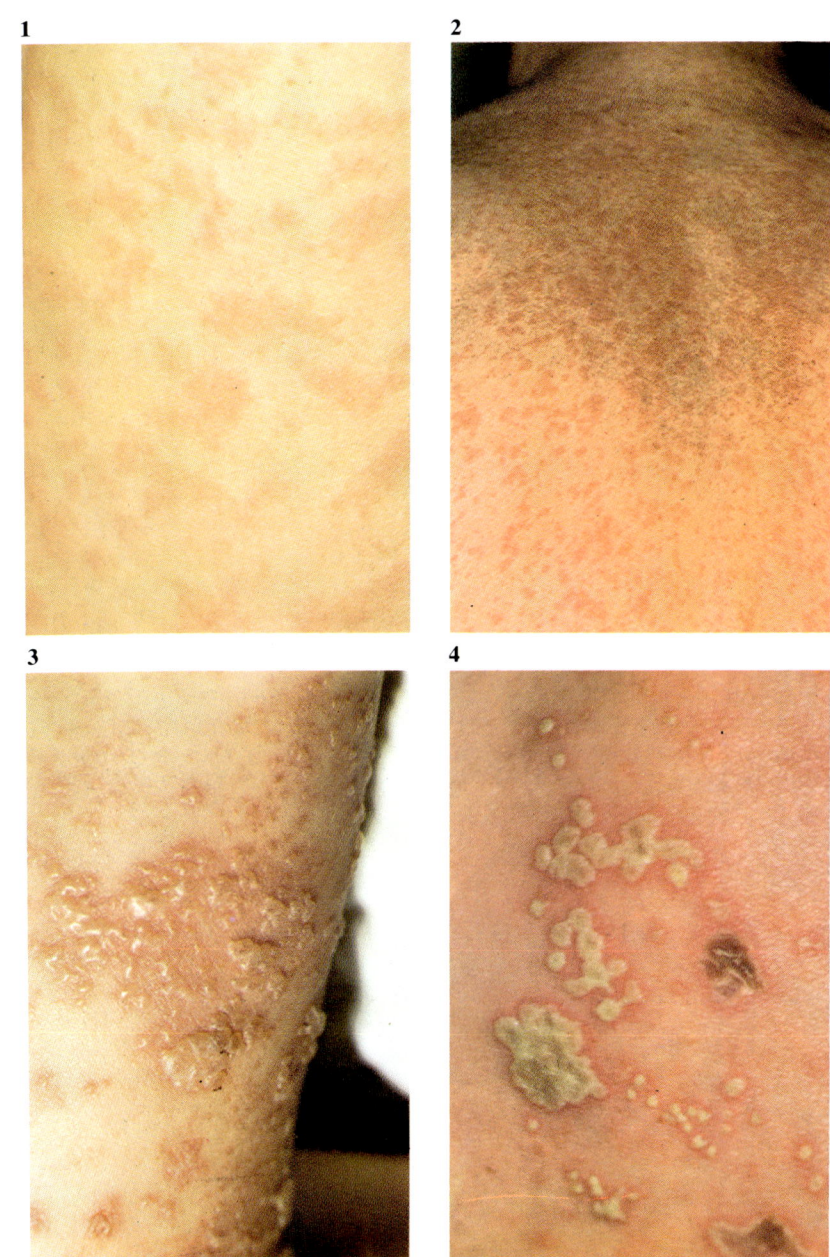

5   Grundelemente der Ausschläge – Kruste. Eine Kruste oder Schuppe ist ein geronnenes Exsudat auf der Haut. Krusten sind ein Charakteristikum bei Impetigo und ein Endstadium bei Bläschenausschlägen.

6   Grundelemente der Ausschläge – Blase. Eine Blase ist eine umschriebene Ausschwitzung von Flüssigkeit in die Haut, wodurch ein erhabener weißer und rosafarbener Bezirk hervorgerufen wird, der von einem geröteten Hof umgeben ist. Blasen haben verschiedene Größe. Sie platzen nie. Sie sind ein Charakteristikum allergischer Ausschläge und treten besonders zahlreich bei Serumkrankheit auf.

7   Grundelemente der Ausschläge – Erythem. Ein Erythem ist eine diffuse oder umschriebene Rötung der Haut. Die Art eines Erythems zeigt bei verschiedenen Krankheiten große Unterschiede. Ein erythematöser Fleck mit einem blassen Zentrum und einem intensiv roten Rand wird als Schießscheibe bezeichnet. Bei Girlandenausschlägen sind die Ränder geschwungen. Erythematöse Ausschläge werden auf Druck blaß.

8   Grundelemente der Ausschläge – Petechien und Ekchymosen. Purpuraausschläge bestehen aus Petechien und Ekchymosen. Als Petechie bezeichnet man eine kleine Blutung unter die Epidermis, während eine Ekchymose ein größerer Blutungsbezirk ist. Bei infektiösen Krankheiten können Blutungen in die Haut dem spezifischen Ausschlag vorausgehen oder während der Exanthementwicklung erscheinen. Sofern ein Ausschlag sehr intensiv ist, braucht es nicht zu herdförmiger Blutung zu kommen, jedoch können rote Blutkörperchen durch die erweiterten Kapillargefäße sickern und eine Pigmentation oder Verfärbung der Haut verursachen.

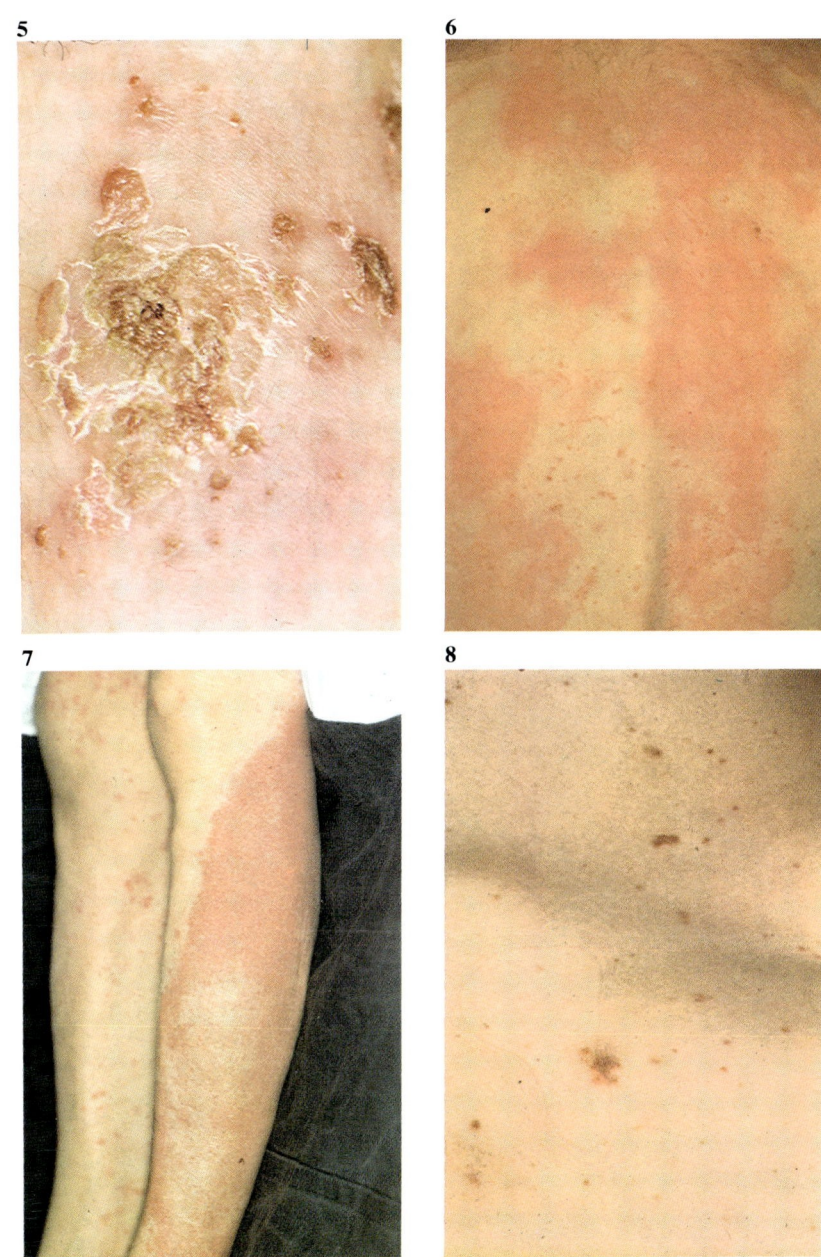

Infektionen durch Bakterien und Pilze

Streptokokkeninfektion

Streptokokken sind für viele Krankheiten von Mensch und Tier verantwortlich. Die Quelle für die menschliche Infektion kann ein Bakterienausscheider sein oder ein Kranker, der an einer Streptokokkeninfektion besonders der oberen Atemwege leidet. Kinder übertragen die Infektion häufiger als Erwachsene. Bakterienausscheider in der Rekonvaleszenz sind infektiöser als chronische Ausscheider. Nasen-Ausscheider sind weniger häufig als Rachen-Ausscheider, scheiden jedoch große Mengen von Bakterien aus und sind gefährlicher.

Die Infektion erfolgt in der Regel durch Sekrettröpfchen, die aus den Atemwegen durch Niesen, Spritzen oder Husten versprüht werden, jedoch kann der Keim auch indirekt durch Staub oder Gebrauchsgegenstände übertragen werden. Ausbrüche von Tonsillitis und Scharlach können von infizierter Milch herrühren.

Das Ergebnis einer Streptokokkeninfektion hängt ab von der Virulenz des Keimes und der Widerstandskraft des Wirtes. Ist die antibakterielle Immunität hoch, so kann dem Streptokokkus die Einnistung mißlingen, oder er muß sich auf die Schleimhautoberfläche oder die Haut des Wirtes beschränken. Ist die antibakterielle Resistenz niedrig oder der Streptococcus hochvirulent, kann eine Oberflächeninvasion zu Tonsillitis oder Impetigo, ein tieferes Eindringen zu Lymphadenitis oder Septikämie führen. Wenn der eindringende Keim große Mengen erythrogenen Toxins produziert und die antitoxische Immunität niedrig ist, kommt es zu Scharlach.

Die meisten Infektionen des Menschen werden durch Streptococcus pyogenes hervorgerufen, einem Keim, der mit so verschiedenartigen Krankheiten wie Tonsillitis, Scharlach, Erysipel und Impetigo vergesellschaftet ist. Sensibilisierung gegenüber diesem Keim erzeugt akutes rheumatisches Fieber oder akute Glomerulonephritis. Streptococcus viridans ist die Hauptursache der bakteriellen Endokarditis. Anaerobe Streptokokken spielen eine wichtige Rolle bei chirurgischer und puerperaler Sepsis.

Keim

9 Eiterausstrich mit Streptokokken (Gram-Färbung). Streptokokken sind grampositive, runde oder ovale Zellen, die einen Durchmesser von 0,5-0,75 µm haben und paarweise oder in Ketten verschiedener Länge angeordnet sind. Sie sind unbeweglich und bilden keine Sporen. Kapseln kann man in jungen Kulturen sehen, sie sind aber kein hervorstechendes Merkmal. Die Mehrzahl sind Aerobier oder fakultative Anaerobier, jedoch sind einige anaerob oder mikroaerophil. *Bedarfsabhängig*

10 Blutagar-Kultur mit Betahämolyse. Einige aerobe Streptokokken bilden ein lösliches Hämolysin, welches auf frischem Blutagar eine helle Hämolysezone bildet: die sog. Betahämolyse. Betahämolysierende Streptokokken werden in das Lancefield-System eingeordnet entsprechend dem Kohlenhydrat-C-Antigen im Körper des Keimes. Es gibt 15 Lancefield-Gruppen.

Die Kolonien sind weniger als 1 mm im Durchmesser groß und sind umgeben von einer klaren, farblosen Zone, innerhalb derer die roten Blutkörperchen vollständig aufgelöst sind. Die Hämolyse ist ausgeprägter, wenn Streptococcus pyogenes anaerob gezüchtet wird. Sie kann bei aerober Kultur gelegentlich fehlen. Verschiedene Exotoxine können gebildet werden einschließlich Hämolysine, Fibrinolysin, Hyaluronidase und erythrogenes Toxin.

Oberflächeninfektionen

Streptokokkeninfektionen des oberen Atemtrakts

11 Aussehen von Lippen und Mundhöhle bei Streptokokkentonsillitis. Eine Streptokokkeninfektion des Rachens ist oft begleitet von Änderungen des Aussehens der Lippen, welche glänzend werden und eine kirschrote Färbung annehmen. In den Mundwinkeln können sich feuchte Risse bilden.

12 Zervikale Lymphadenitis. Die Infektion kann sich von den Tonsillen auf die Halslymphdrüsen ausbreiten und eine eitrige Lymphadenitis verursachen. Bei jungen Kindern kann die Halsschwellung im Verhältnis zum Grad der Halsentzündung ungewöhnlich stark sein und eine Verwechslung mit Mumps möglich machen.

14

9

10

11

12

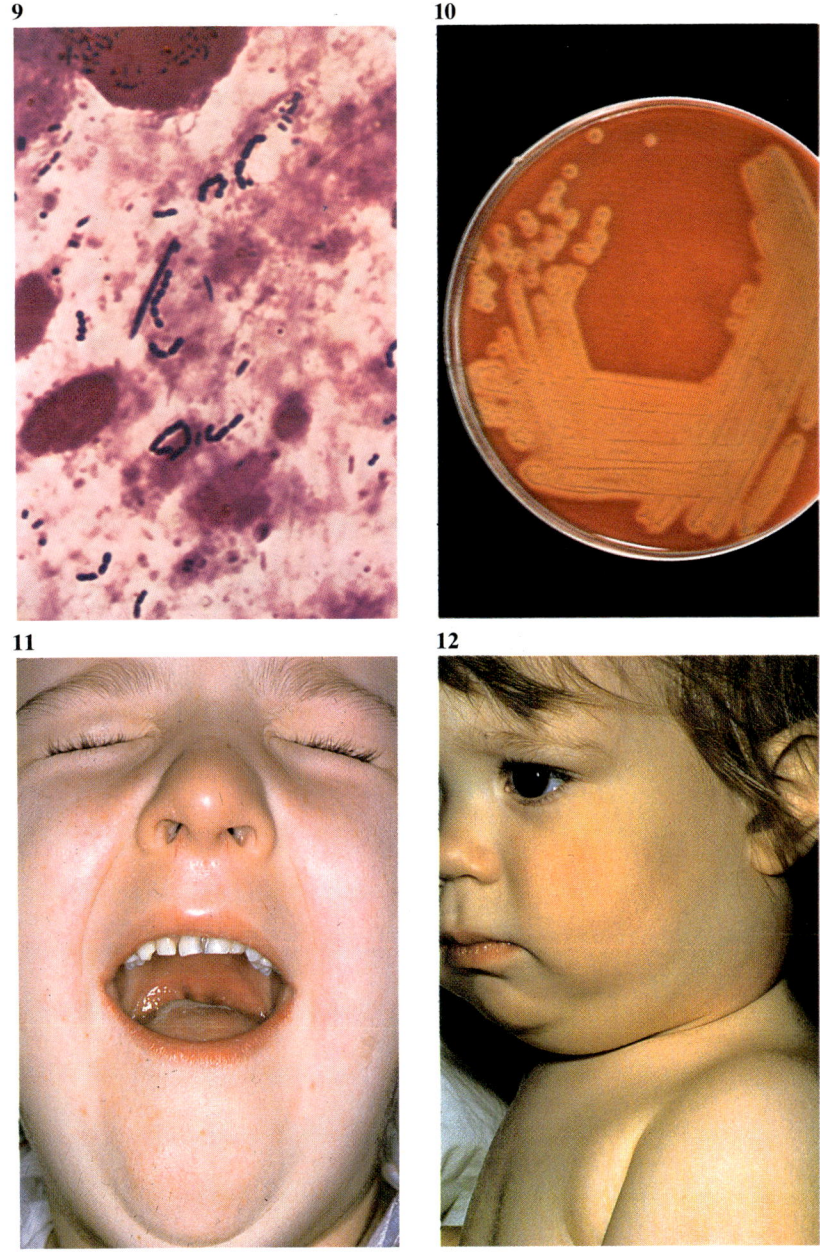

13 Entzündete Mandeln ohne Exsudat. Ohne Laboratoriumsuntersuchungen ist es schwierig, sich über die Ätiologie einer einfachen Tonsillitis schlüssig zu werden. Das Aussehen des Rachens kann gleichartig sein bei Virus- oder Streptokokkeninfektionen. Rötung und Entzündung breiten sich entlang des Bogens des weichen Gaumens bis auf die geschwollene Uvula aus.

14 Entzündete Mandeln mit Exsudat. Ist die Erkrankung schwerer, dann kommt es zu einer stärkeren Entzündung des Rachens, und Stippchen von weißem oder gelblichem Exsudat erscheinen auf der Tonsillenoberfläche. Schlucken ist schmerzhaft.

13

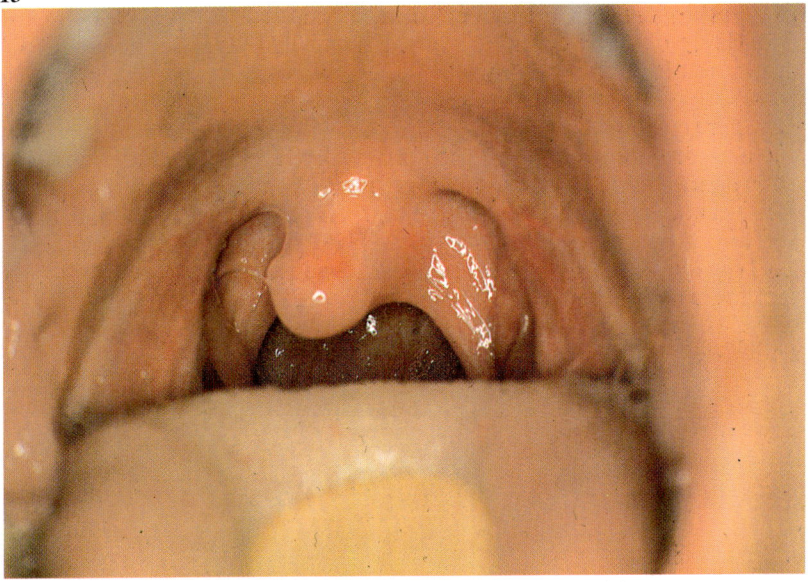

14

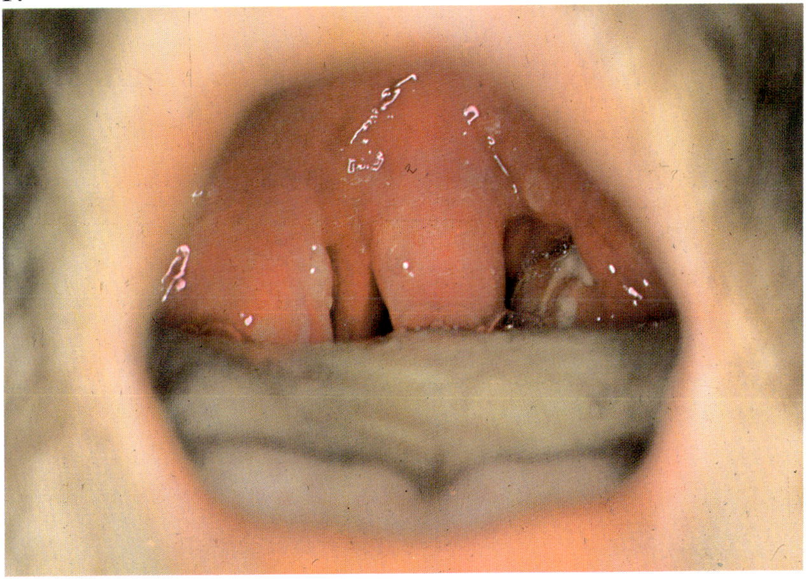

15 Folliculäre Tonsillitis. Der Grad der Entzündung variiert beträchtlich. Ein follikuläres Exsudat kann auf den Tonsillen vorhanden sein bei minimaler Reaktion des umgebenden Gewebes.

16 Peritonsillarabszeß. Sobald Streptokokken sich von der Mandel in das angrenzende weiche Gewebe ausbreiten, werden Entzündung und Schwellung rasch stärker, und in der Regel kommt es zur Vereiterung. Der Kranke hat große Schwierigkeiten, seinen Mund zu öffnen, Schlukken wird ausgesprochen schmerzhaft. Die Stimme bekommt einen nasalen Ton. Die vordere Begrenzung des Rachens schwillt an und verschiebt die Uvula nach der gegenüberliegenden Seite. Eiter bildet sich und findet seinen Weg an die Oberfläche, wo er als gelber Fleck durchscheint und schließlich durchbricht.

15

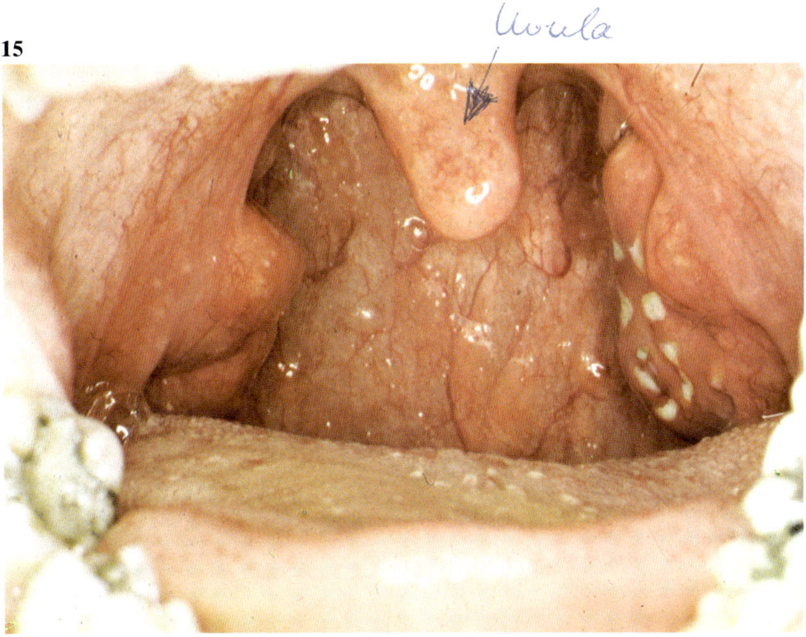

Uvula

16

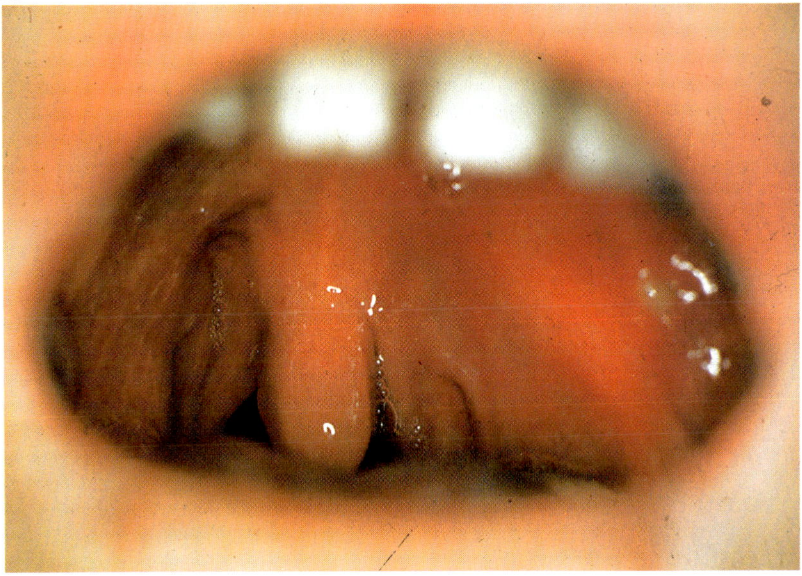

17 Ludwigsche Angina – Vorderansicht. Als Ludwigsche Angina werden schwere Formen der Zellulitis in der Gegend der Submaxillardrüse bezeichnet. Die Krankheit entsteht in der Regel durch eine Infektion der Bindegewebsschichten von einem vereiterten Lymphknoten aus, als Sekundärabsiedlung bei Tonsillitis oder einer Zahninfektion. Oft sind Streptokokken verantwortlich, aber es kann sich auch um eine Mischinfektion mit Anaerobiern handeln.

18 Ludwigsche Angina – Seitenansicht.

19 Ludwigsche Angina – Mundboden. Entzündliches Ödem verzieht den Mundboden und erzeugt Schluckbeschwerden. Ein Glottisödem kann plötzlich auftreten und eine gefährliche Verlegung der Atemwege verursachen.

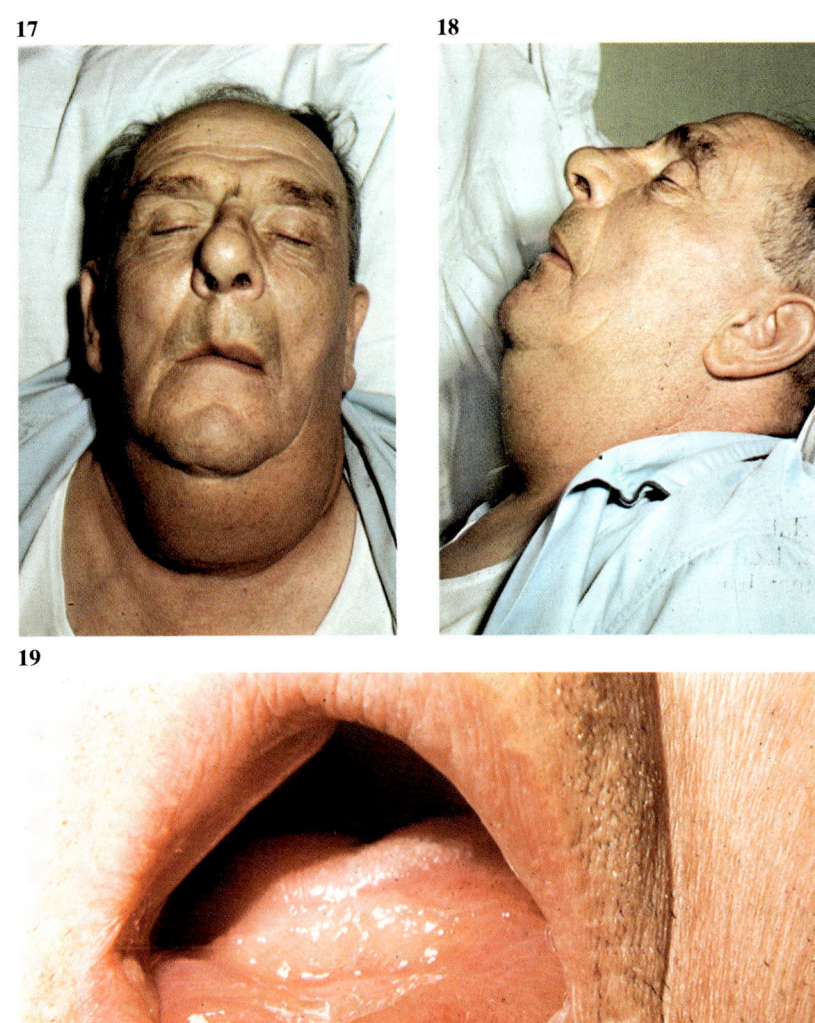

Scharlach

20 Periorale Blässe und Ausschlag am Stamm. Scharlach entsteht, sobald ein erythrogener Streptokokkenstamm einen empfänglichen Wirt befällt. Die Eintrittspforte ist in der Regel der Rachen, jedoch kann die Scharlachinfektion auch durch eine Wunde, eine Verbrennung oder eine andere Hautverletzung wie ein Windpockenbläschen erfolgen. Diese Art wird allgemein als chirurgischer Scharlach bezeichnet. Eine Infektion über den Genitaltrakt kann Wochenbettscharlach hervorrufen.

Der Scharlachbeginn ist plötzlich mit steilem Fieberanstieg, Halsschmerzen und Erbrechen. Bei milden Verläufen kann das Erbrechen fehlen, und einige Kinder klagen auch nicht über Halsschmerzen. Das Exanthem folgt 24 bis 36 Stunden später und entwickelt sich von oben nach unten. Der Ausschlag ist deutlich auf Backen und Kinn, in lebhaftem Kontrast zu der Blässe um den Mund. Anderswo ist ein erythematöser Hintergrund wechselnder Intensität mit aufgesetzten roten Flecken oder Pünktchen. Dieses punktuelle Erythem ist besonders auffällig an Hals und oberer Brust. Über den distalen Abschnitten der Glieder kann sich der Ausschlag zu kleinen Flecken verdichten. Periorale Blässe sieht man bei vielen anderen Zuständen, besonders bei Lobärpneumonie.

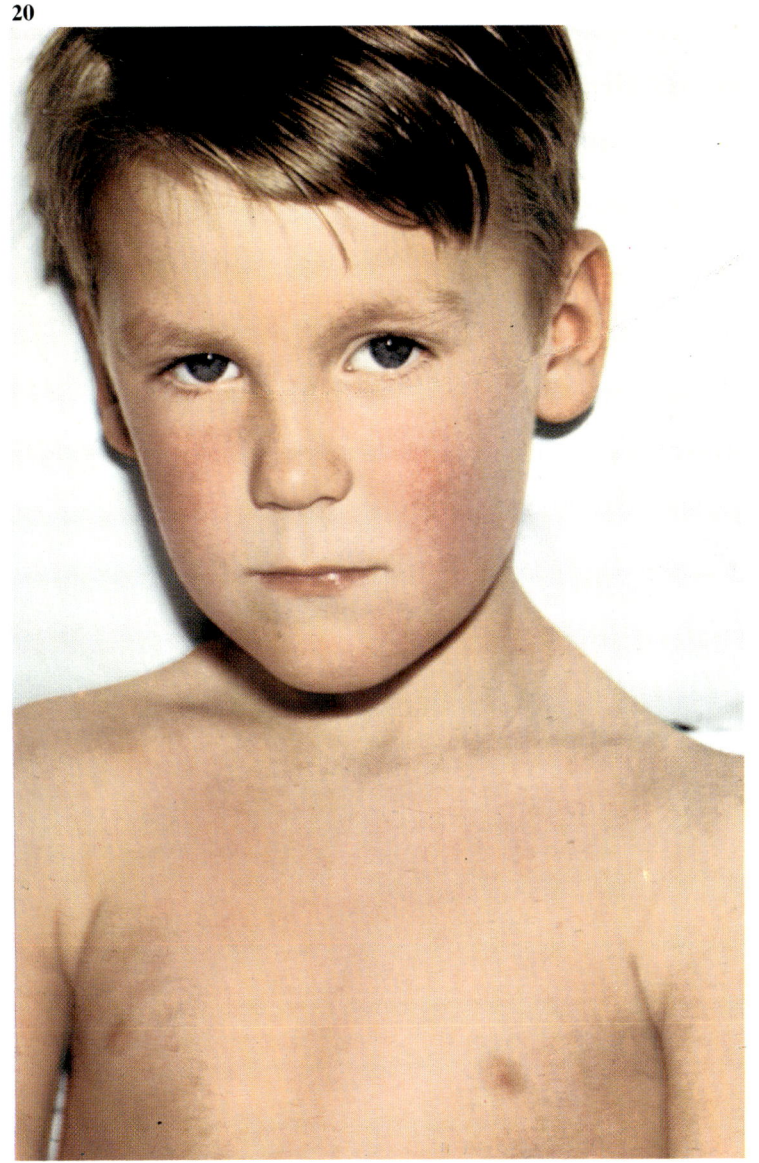

21 Punktuelles Erythem am Stamm. Der punktuelle erythematöse Ausschlag ist besonders auffällig an Hals und oberer Brust, wo er einer geröteten Gänsehaut gleicht.

22 Ausschlag am Schenkel. Der Ausschlag an den Beinen hat einen fleckigen Charakter und kann sich über den distalen Abschnitten zu diskreten Flecken verdichten. Schwierigkeiten können auftreten bei der Unterscheidung des Ausschlags gegen Röteln, jedoch wird das charakteristische Aussehen von Mundhöhle und Rachen zur richtigen Diagnose führen. (Siehe **364**)

21

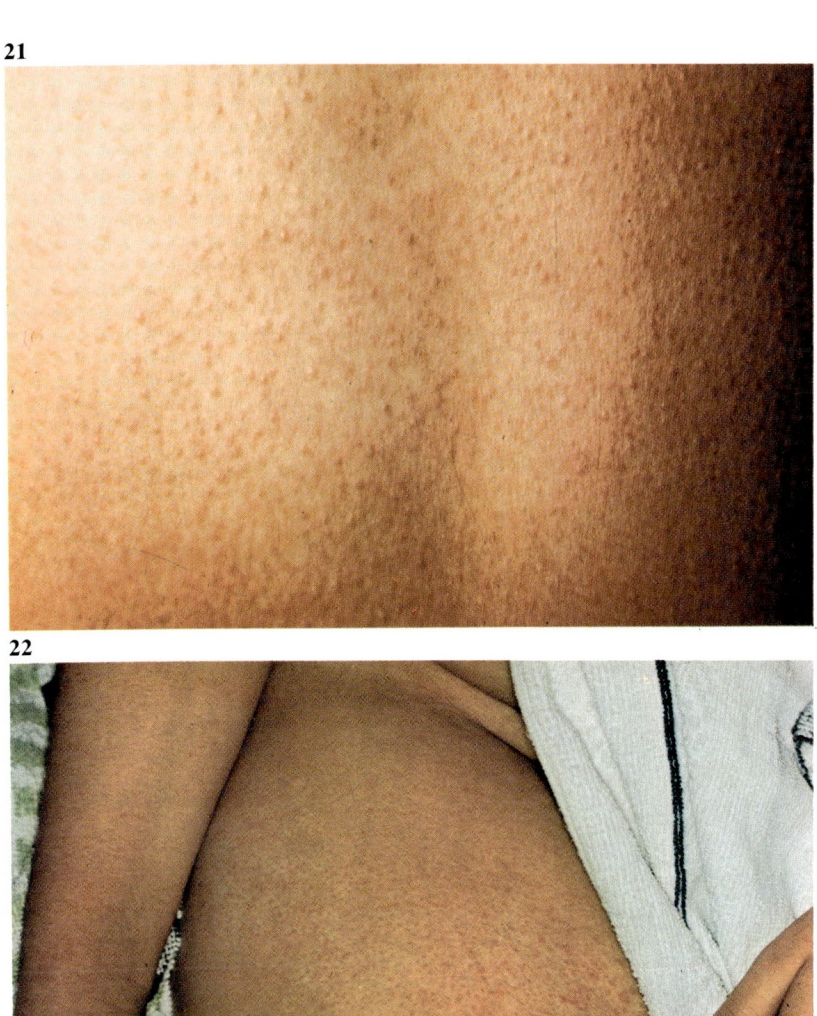

22

23 Chirurgischer Scharlach von einer infizierten Schnittwunde. Die Aufnahme von erythrogenem Toxin von einer infizierten Wunde oder Hautverletzung erzeugt bei einem disponierten Menschen Scharlach. Das typische Enanthem ist vorhanden, auch wenn der Streptococcus sich auf die Hautverletzung beschränkt. (S. a. Scharlach bei Windpokken, **223** und **224**)

24 Pastiasches Zeichen. Petechien können in der vorderen Kubitalgrube auftreten, sobald der Ausschlag stark ist. Die Pigmentation besteht fort, nachdem das Erythem ausgeblichen ist, und stellt das Pastiasche Zeichen dar, das hauptsächlich historisches Interesse besitzt.

25 Schälung an der Hand. Etwa 4 oder 5 Tage nach Ausschlagbeginn fängt die Haut an, sich zu schälen. Kleine Fetzen der Schälung erscheinen an Hals und Thorax und breiten sich unter Einbeziehung der Hände und Füße gegen Ende der 2. Woche ab distal aus. Die Schälmenge variiert erheblich, sie pflegt jedoch dann besonders groß zu sein, wenn das Erythem sehr intensiv war. Nachdem der Ausschlag verschwunden ist, ist die Schälung ein hilfreicher diagnostischer Anhaltspunkt, der jedoch für Scharlach nicht pathognomonisch ist.

Die Schälung beginnt mit einem winzigen zentralen Loch, das von einem kleinen Epidermiskragen umgeben ist, welcher sich abhebt, um Fetzen zu bilden.

26 Schälung an der Hand. Gegen das Ende der 2. Woche reißt die Haut um die Nagelfalten ein, und grobe Fetzen können sich von Händen und Füßen schälen.

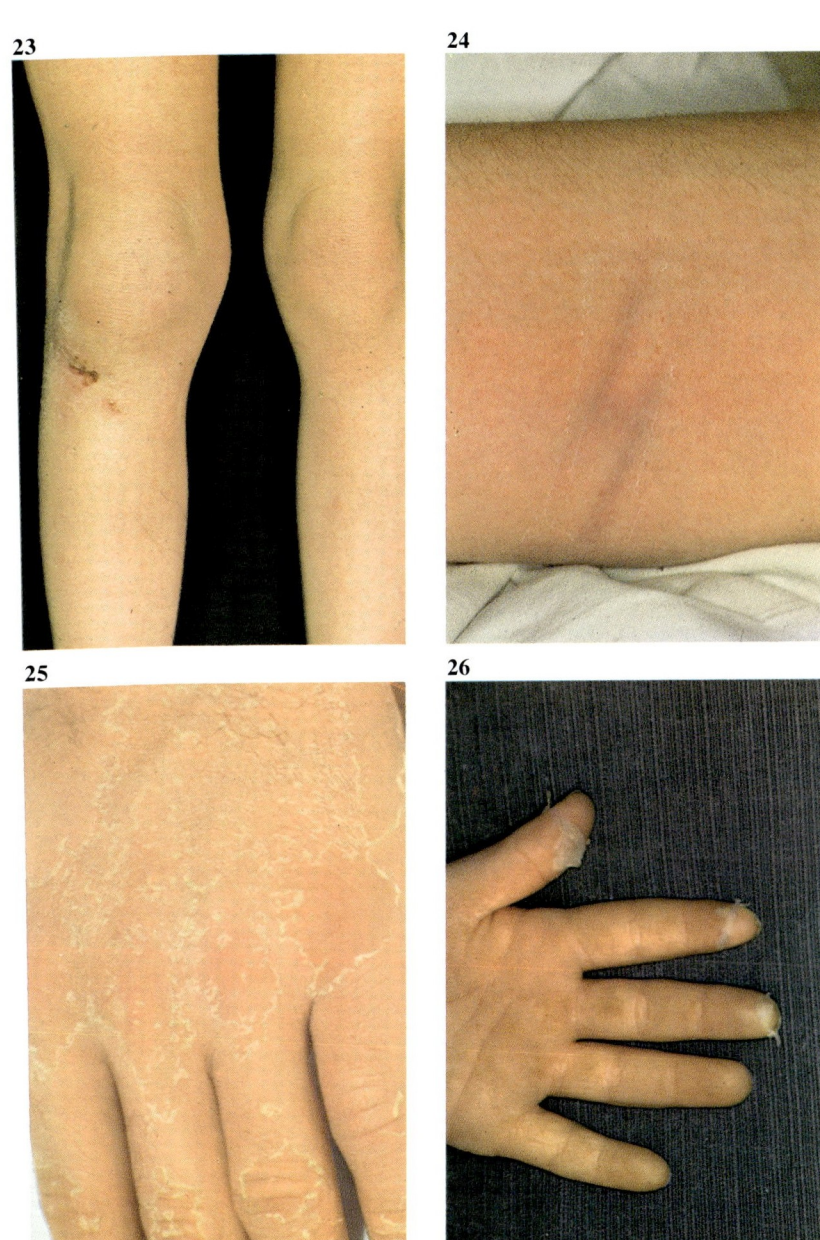

27 Weiße Himbeerzunge. Während des ersten oder zweiten Krankheitstages ist die Zunge bedeckt mit einem dicken weißen Belag, durch den die vergrößerten roten Papillen hindurchstoßen. Der Gaumen ist von dunkelroten Flecken bedeckt und gelegentlich mit wenigen Petechien. Der Schlund ist lebhaft gerötet und geschwollen, und auf den Tonsillen können sich Flecke weißen Exsudates finden.

28 Rote Himbeerzunge. Innerhalb weniger Tage weicht der Belag von der Spitze und den Rändern der Zunge, um die rote Himbeerzunge hervorzubringen. Die Abbildung zeigt die rotglänzende Oberfläche der Zunge mit den herausragenden Papillen und den Resten des weißen Belages.

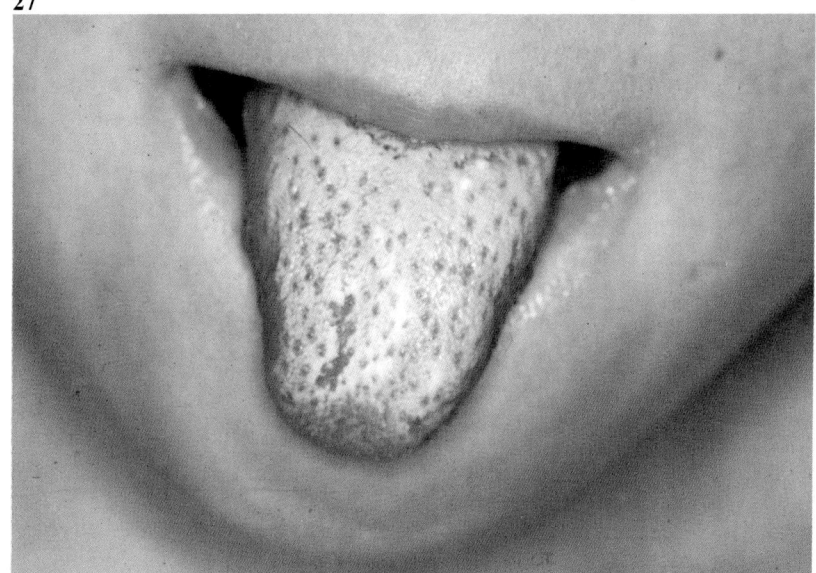

27

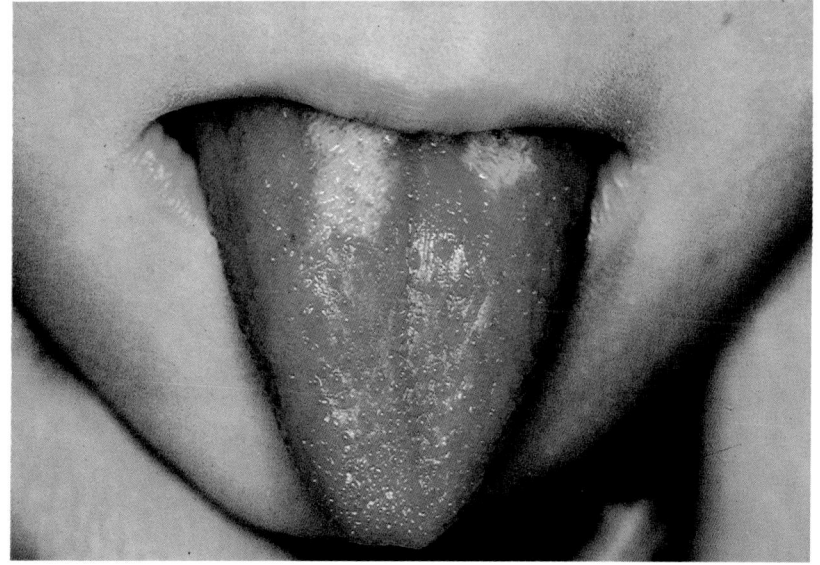

28

Erysipel

29 Schmetterlingsausschlag im Gesicht. Einem Erysipel geht oft eine Infektion der oberen Atemwege voraus. Es ist häufiger bei den älteren Altersgruppen mit degenerativen Hautveränderungen, welche den Streptokokken einen leichten Durchtritt ermöglichen. Ein Erysipel betrifft in der Regel das Gesicht und die Beine. Es ist denkbar, daß die Infektion mit den Fingern des Kranken auf diese Kratzzonen des Körpers übertragen wird.

Streptokokken dringen im allgemeinen durch einen unsichtbaren Spalt in die Haut ein und breiten sich von der Eintrittspforte zentrifugal auf den Lymphwegen aus. Die Infektion kann auf die Haut beschränkt bleiben oder sich auf das subkutane Gewebe ausdehnen. Gelegentlich können Streptokokken auch durch eine chirurgische Wunde Eingang finden, durch ein Ulcus cruris oder den Nabelschnurstumpf bei einem neugeborenen Kind.

Nach einer kurzen Inkubationszeit von weniger als 1 Woche beginnt die Krankheit plötzlich mit Allgemeinerscheinungen. Innerhalb weniger Stunden entwickelt sich an der Eintrittspforte ein unangenehmes, spannendes und brennendes Gefühl, das sich schnell ausbreitet. Der Rand des Ausschlags ist scharf begrenzt als fühlbarer Kamm. Im Zentrum des Erythems können sich Blasen bilden, platzen und rote, sezernierende Hautgebiete hinterlassen. Das Erysipel des Gesichts beginnt häufig auf einer Wange und breitet sich über die Nase nach der anderen Seite aus, um so das charakteristische Bild des Schmetterlings zu bilden. Gelegentlich beschränkt sich der Ausschlag auf eine Seite.

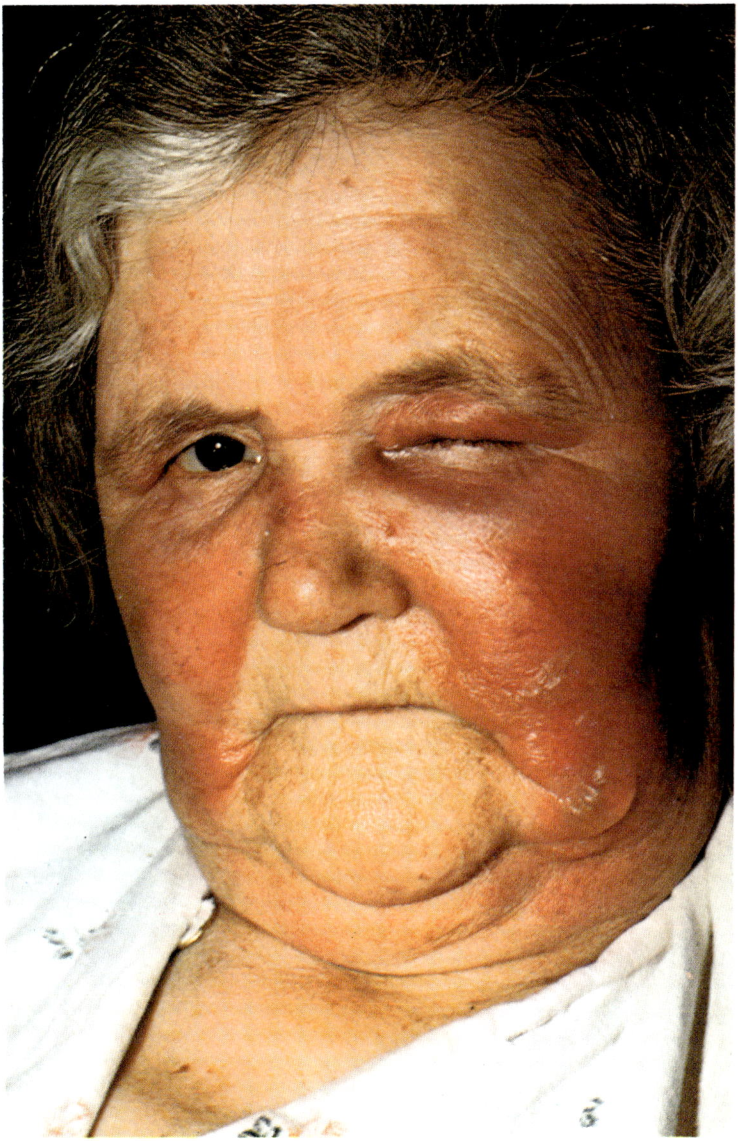

30 **Erysipel des Gesichts – akutes Stadium.** Während des akuten Stadiums können die Augenlider so anschwellen, daß es nicht mehr möglich ist, sie zu öffnen. Die Wimpern verkleben durch eitrigen Ausfluß. Gewöhnlich entsteht eine Verwechslung mit Herpes ophthalmicus, jedoch sollte die halbseitige Verteilung des letzteren diesen Irrtum vermeiden helfen. (Siehe **239**)

31 **Erysipel des Gesichts – Stadium der Rekonvaleszenz.** Ist die Infektion einmal überwunden, schwindet die Entzündung. Zurück bleibt eine Pigmentierung und Abschilferung in dem befallenen Gebiet. Für einige Monate danach kann kalter Wind oder intensiver Sonnenschein örtliche Rötung hervorrufen.

32 **Erysipel des Beins – akutes Stadium.** Die Infektion kann sich in das subkutane Gewebe ausbreiten und eine Erysipel-Zellulitis verursachen. Blasen sind häufig. Sie können platzen und eine seropurulente Flüssigkeit freigeben. Gelegentlich kommt es zu Nekrose.

33 **Erysipel des Beins – Stadium der Rekonvaleszenz.** Pigmentierung und Abschilferung sind hervorstechende Merkmale. Eine Verletzung der Lymphgefäße kann zu einer Verlegung des Lymphflusses führen und ein bleibendes Ödem verursachen, das für weitere Attacken die Voraussetzung schafft.

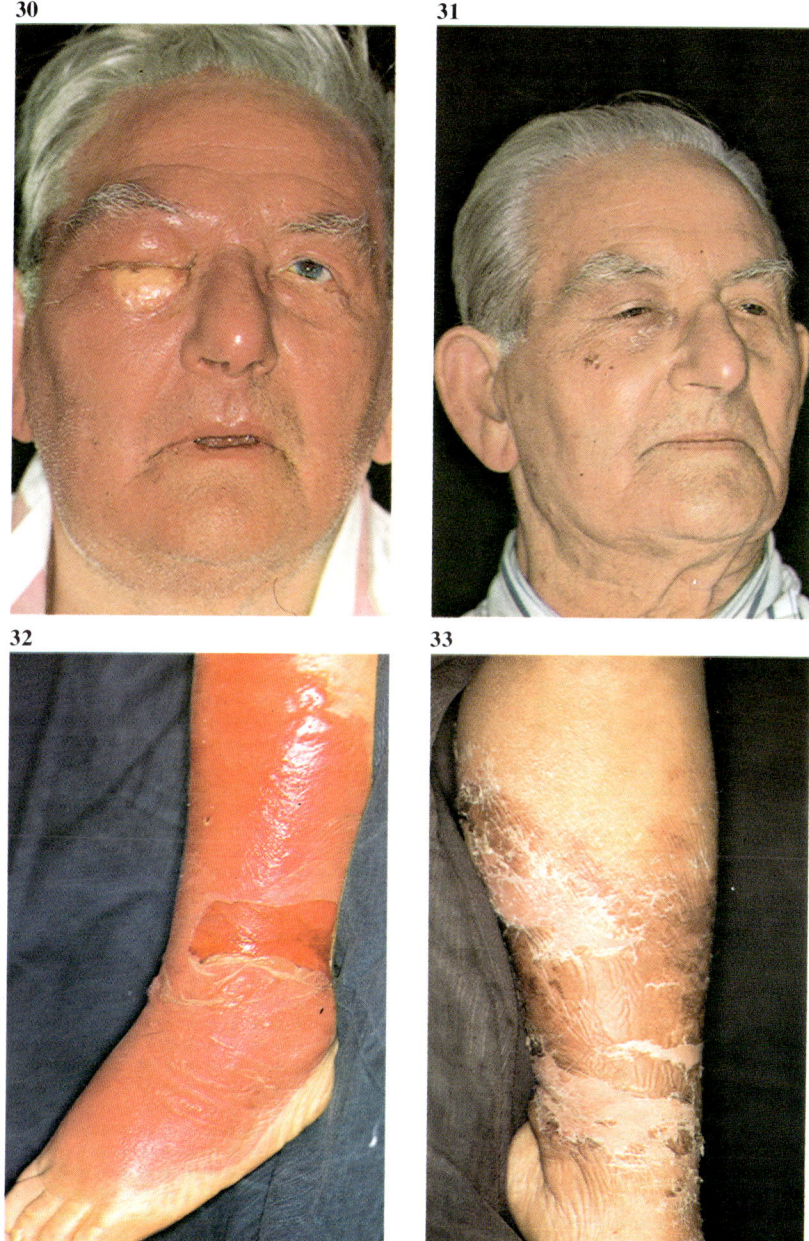

30

31

32

33

Impetigo

34 Impetigo contagiosa des Gesichts. Impetigo ist eine sehr ansteckende oberflächliche Infektion der Haut, die entweder durch Streptokokken oder durch Staphylokokken hervorgerufen wird. Die Krankheit kann eine anscheinend gesunde Haut befallen oder eine bereits bestehende Hauterkrankung, wie Pedikulosis, Skabies, Ekzem oder akute Pilzinfektion, komplizieren. Die Krankheit beginnt gewöhnlich im Gesicht um den Mund oder die Nase herum, um sich mit alarmierender Schnelligkeit auf übrige Teile des Körpers auszubreiten. Bei durch Streptokokken hervorgerufener Impetigo trocknet das Exsudat in Form einer dicken Kruste mit goldgelber Farbe. (Durch Staphylokokken verursachte Impetigo s. **52** bis **54**)

35 Impetigo contagiosa des Beines. Die dicke Kruste schützt die darunter liegenden Streptokokken vor lokalen therapeutischen Anwendungen. Eine Hautinfektion durch nephritogene Stämme von Streptokokken kann eine akute Nephritis zur Folge haben.

Invasion tieferer Gewebe

Zellulitis

36 Zellulitis. Wenn Streptokokken durch einen Spalt in Haut oder Schleimhaut Eintritt gewinnen, können sie eine örtliche Reaktion in Form einer Zellulitis hervorrufen oder in die Blutbahn einbrechen und eine Septikämie verursachen.

Das Entzündungsgebiet ist bei Zellulitis weniger scharf begrenzt als bei Erysipel, eine Vereiterung ist häufiger.

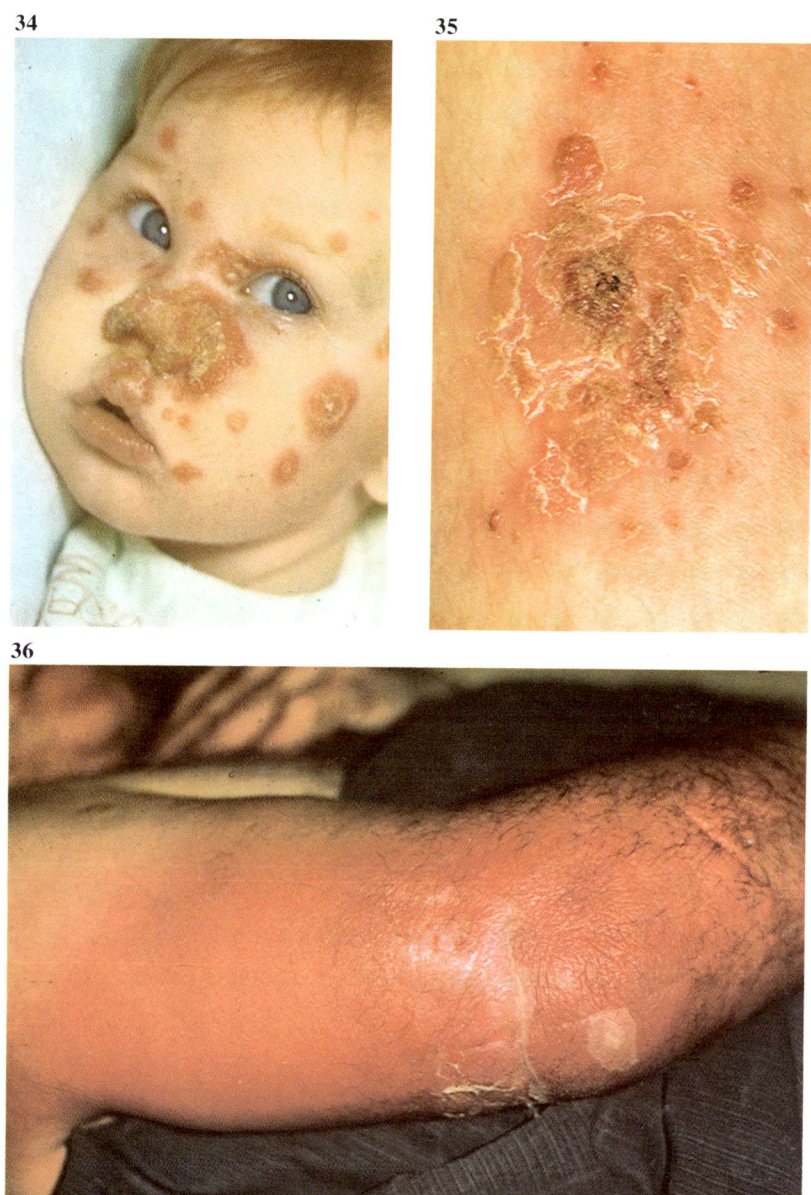

34

35

36

37 Septikämie. Ein Einbruch in die Blutbahn durch Streptococcus pyogenes kann metastatische Veränderungen mit Blutungen und örtlicher Zellulitis hervorrufen. Die lokale Reaktion ist überschattet von der Allgemeinreaktion.

38 Gehirnabszeß. Streptokokken mit niedriger Virulenz, die in geringer Zahl in die Blutbahn eindringen, verursachen eine nur geringfügige Allgemeinreaktion, können sich jedoch in einem Organ, wie dem Gehirn, ansiedeln, örtliche Schäden hervorrufen und Abszeßbildung nach sich ziehen. Ein langes Intervall kann verstreichen, bevor klinische Zeichen auftreten.

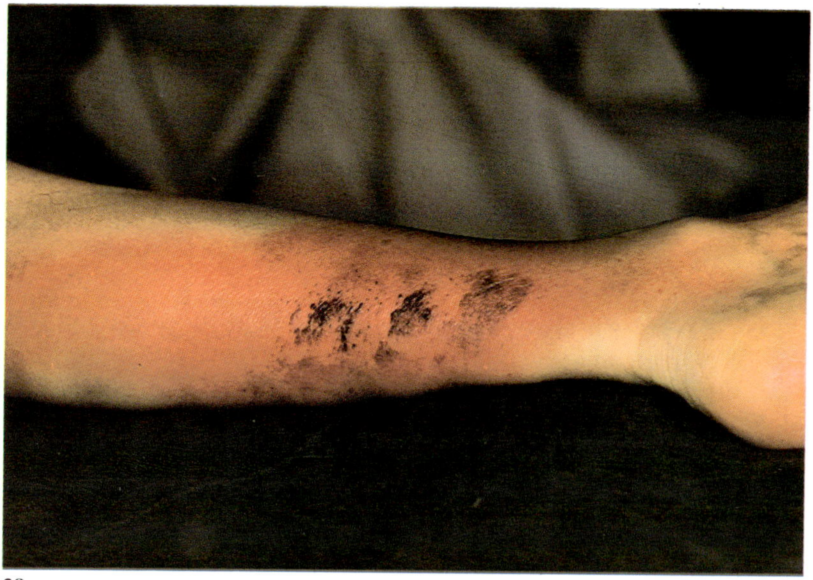

38

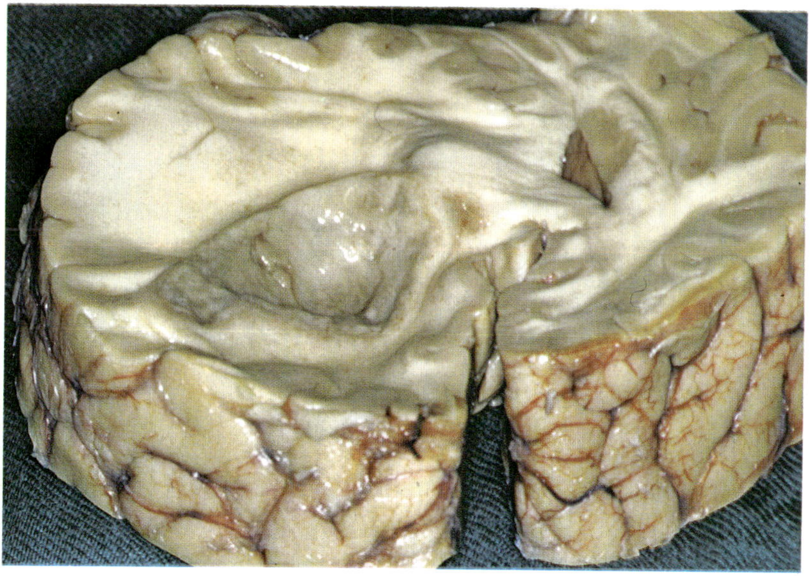

39 Subakute, bakterielle Endokarditis. Die meisten Streptokokkeninfektionen des Menschen werden durch betahämolysierende Stämme verursacht, jedoch können auch andere Streptokokken für ernste Krankheiten verantwortlich sein.

Viridans-Streptokokken, normale Bewohner der Mundhöhle, können über Zähne oder Zahnfleisch Zugang zum Blutstrom gewinnen und eine Endokarditis hervorrufen, insbesondere wenn bereits ein Herzklappenfehler besteht. Die Krankheit verläuft als ungeklärtes Fieber und kann zu Lebzeiten nur dann mit Sicherheit diagnostiziert werden, wenn der Keim mittels Blutkulturen isoliert wird.

Die Wucherungen, die sich an den Herzklappen bilden, sind in ihrer Art größer, weicher und krümliger als diejenigen, die man bei rheumatischer Herzerkrankung findet. Sie neigen zur Ausbreitung auf das Endokard, jedoch werden die Klappen weniger zerstört als bei akuter Endokarditis. Embolien sind häufig, aber die resultierenden Infarkte vereitern nicht. Die Pfeile zeigen die Vegetationen.

40 Subakute, bakterielle Endokarditis – Histologie der Herzklappe. Die Vegetation hat 3 Schichten. Die äußere Schicht oder Kappe hat ein eosinophiles, granuliertes Aussehen und besteht aus Blutplättchen in einer Matrix aus Fibrin. Streptokokken nehmen die mittlere Zone ein, und die Basis wird von der entzündeten Klappe gebildet. Die meisten der kleinen Emboli, die bei subakuter, bakterieller Endokarditis so häufig sind, stammen von der äußeren Schicht. (A = Myokard, B = Herzklappe, C = Kappe)

41 Subakute, bakterielle Endokarditis – Splitterblutung. Die kleinen Emboli, die von der äußeren Schicht der Wucherung abgesplittert werden, enthalten selten Keime und verursachen deshalb blande Infarkte. Ein großer Teil landet in den Nieren und im Gehirn, einige geraten jedoch unter die Fingernägel, wo sie lineare Blutungen hervorbringen.

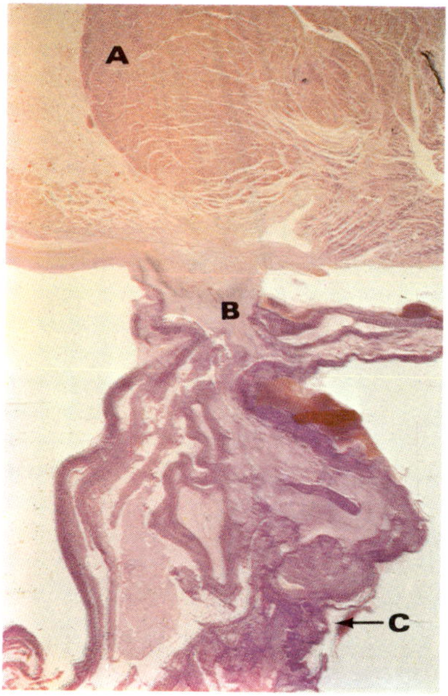

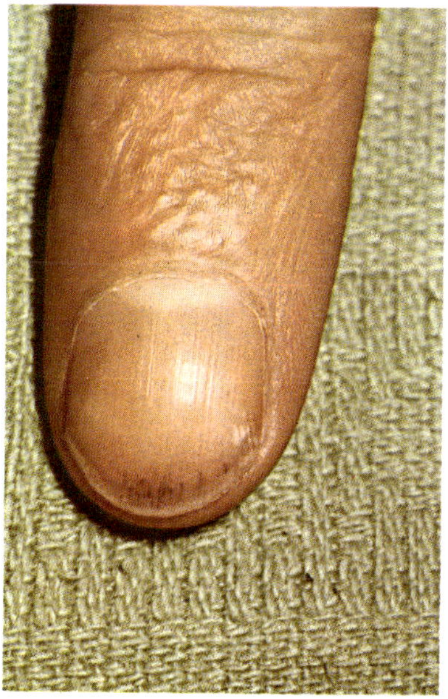

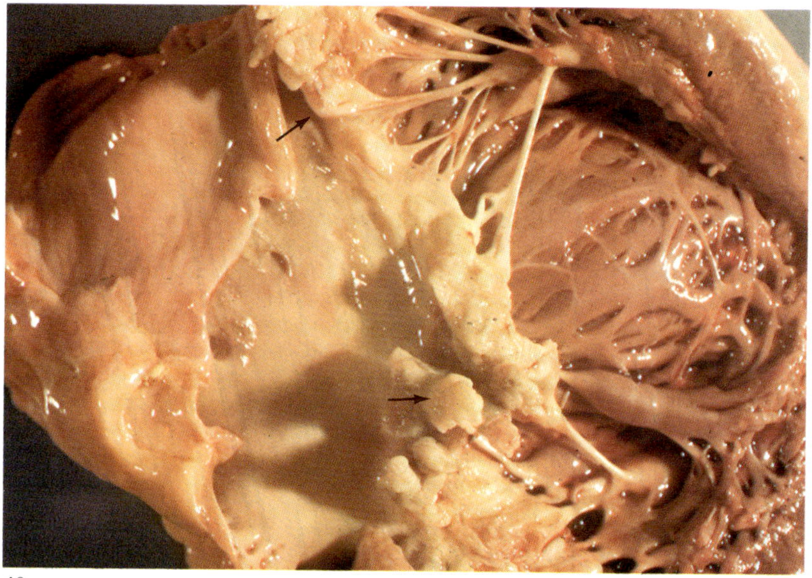

Sensibilisierungsreaktionen gegenüber Streptokokken

42   Erythema nodosum – Verteilung des Ausschlags. Das Erythema nodosum besteht aus schmerzhaften Knoten, deren Durchmesser 1-5 cm beträgt. Besonders betroffen ist die Vorderfläche der Beine, jedoch können auch Arme und Gesicht befallen sein. Die Krankheit tritt hauptsächlich bei jungen Erwachsenen auf. Sie ist Folge einer Sensibilisierung gegenüber einer Reihe von Antigenen einschließlich betahämolysierender Streptokokken. Die Allgemeinreaktion variiert, jedoch besteht oft Fieber und nicht selten eine Lymphadenopathie.

43   Erythema nodosum – Ausschlag an den Beinen. Während des akuten Stadiums sind die Knoten rot und schmerzhaft. Sobald der Ausschlag abblaßt, finden sich alle Farbskalen einer sich zurückbildenden Quetschung. Die Knoten ulzerieren nie, und es gibt auch keine zurückbleibende Narbe.

44   Erythema marginatum. Erythema marginatum, auch als rheumatisches Erythem bekannt, ist ein ringförmiges Erythem, welches aus einer Sensibilisierung gegenüber Streptokokken hervorgeht. Dieser wechselvolle Ausschlag findet sich hauptsächlich bei Kindern und ist besonders ausgeprägt am Stamm. Gelegentlich ist er mit subakutem rheumatischen Fieber vergesellschaftet.

42

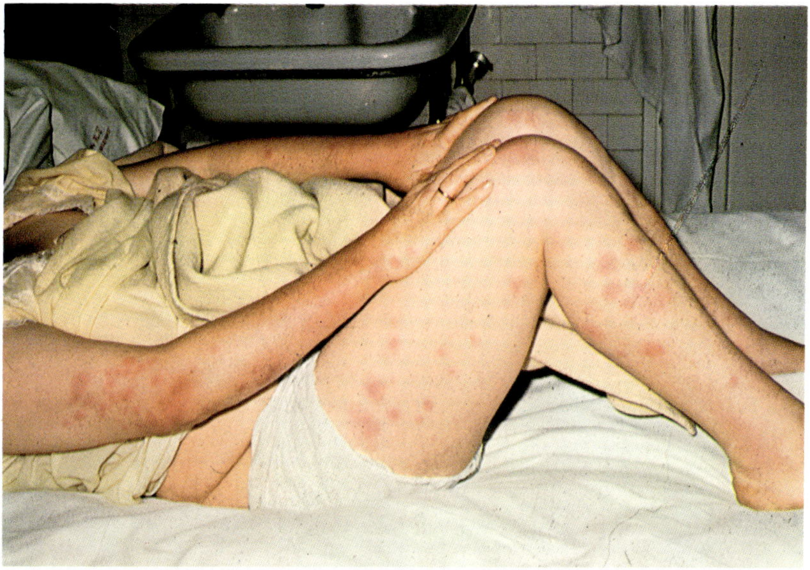

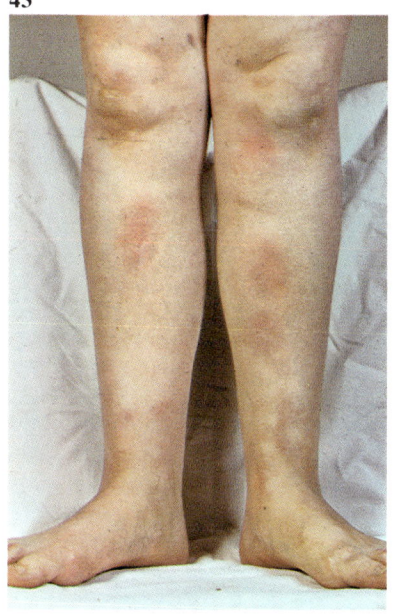

43

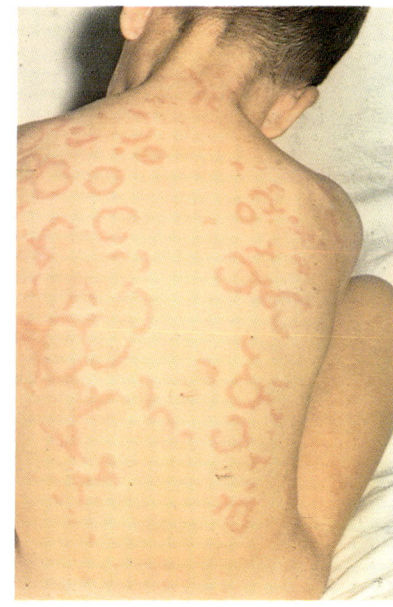

44

Staphylokokkeninfektion

Staphylokokken sind weit verbreitet. Viele sind Saprophyten und können aus Wasser und Erde isoliert werden. Andere sind Parasiten und werden als Kommensalen oder als Krankheitserreger bei Menschen und Tieren gefunden. Frisch isoliert bildet die Mehrzahl der pathogenen Staphylokokken ein goldenes Pigment und gehört deshalb zu der Art Staphylococcus aureus. Die Pigmentbildung spricht nicht unfehlbar für die Pathogenität, da einige pathogene Staphylokokken in weißen oder cremeartigen Kolonien wachsen. Pathogene Stämme können durch ihre Fähigkeit, Blutplasma zu koagulieren, erkannt werden.

Staphylococcus aureus läßt sich bei 30-40% gesunder Personen von der Körperoberfläche isolieren. Besonders stark besiedelt sind Naseneingang, Damm, Leiste, Achselhöhle und Nabel. Menschen mit einer trockenen, abschilfernden Haut verbreiten die Keime in großer Zahl. Der Einbruch in die Haut kann Impetigo oder Furunkel nach sich ziehen, während eine Ausbreitung in die tieferen Gewebe Zellulitis oder Pneumonie zur Folge hat. Ein Einbruch in die Blutbahn ist eine ernste Komplikation, die Septikämie und metastatische Abszesse verursacht. Einige Staphylokokken-Stämme produzieren ein Enterotoxin, welches für Ausbrüche von Nahrungsmittelvergiftung verantwortlich ist. Gewisse antibiotikaresistente Staphylokokken breiten sich schnell in Krankenhäusern und geburtshilflichen Stationen aus und verursachen ernste Krankheiten.

Keim

45 Eiterausstrich mit Staphylokokken (Gram-Färbung). Staphylokokken sind grampositive, runde Kokken mit etwa 1 µm Durchmesser. Sie sind in Haufen gruppiert, die Weintraubendolden gleichen, jedoch finden sich auch einzelne Formen und Paare.

46 Staphylococcus aureus – Kultur auf Blutagar. Staphylokokken wachsen gut auf Blutagar und bilden relativ große Kolonien, die nach 24 Stunden einen Durchmesser von 2-4 mm erreichen. Reife Kolonien sind opake, konvexe, runde Scheiben mit glänzender Oberfläche und von goldener Farbe. Deutliche Hämolysezonen erscheinen auf Schaf- oder Kaninchenblutagar, nicht oder nur minimal dagegen auf Pferdeblutagar.

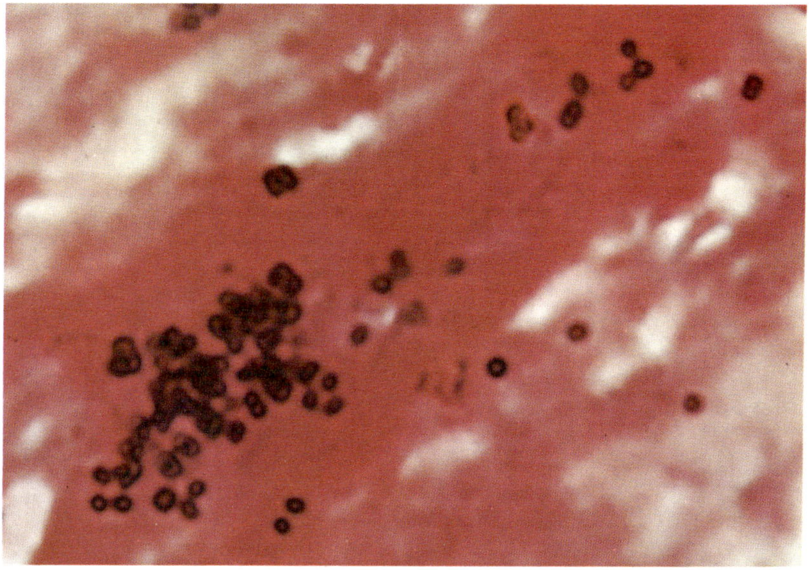

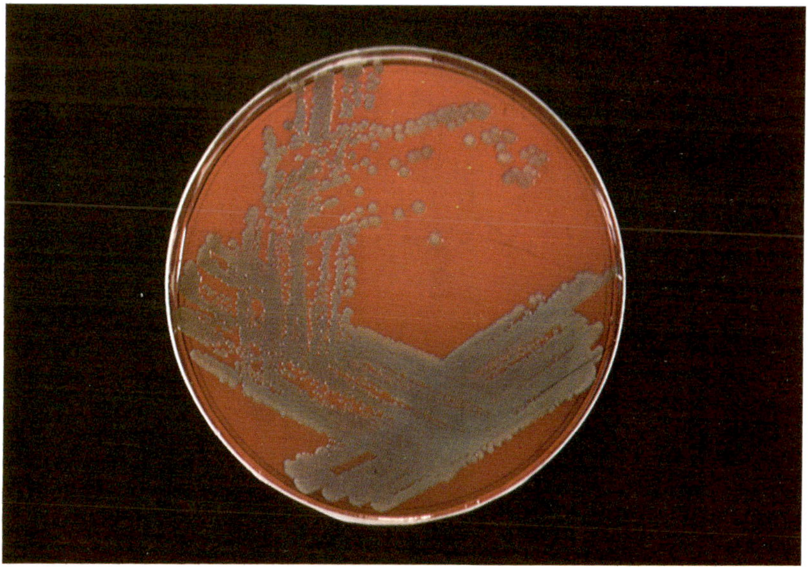

47 Koagulasetest. Pathogene Stämme können durch ihre Fähigkeit, Blutplasma zu koagulieren, erkannt werden. Die Bildung von Koagulase ist wahrscheinlich der verläßlichste In-vitro-Test für Pathogenität. Viele andere Toxine werden durch Staphylokokken gebildet, jedoch ist über ihre krankmachende Rolle wenig bekannt. Einige Stämme von Staphylococcus aureus bilden ein Enterotoxin, das für Ausbrüche von Nahrungsmittelvergiftung verantwortlich ist.

In den zwei Reagenzröhrchen der Abbildung ist die Kontrolle flüssig geblieben, während das mit Staphylococcus aureus beimpfte Plasma geronnen ist.

48 Phagentypisierung – typisches Muster bei Benutzung von Standardphagen. Bakteriophagen sind Viren, die befähigt sind, in Bakterienzellen zu wachsen und diese aufzulösen. Die meisten Stämme von Staphylococcus aureus können durch mehrere verschiedene Phagen lysiert werden, einige Stämme aber lassen sich nicht typisieren. Unter Benutzung einer Kombination von typisierenden Phagen hat man einige hundert Stämme identifizieren können. Die Phagentypisierung hat sich als ein sehr nützliches epidemiologisches Handwerkszeug erwiesen.

Typisierende Phagen enthaltende Tropfen wurden in einem vorgeschriebenem Muster auf die Oberfläche eines Nährbodens aufgebracht, nachdem dieser gleichmäßig mit Staphylokokken beimpft wurde. Eine Lysis trat dort auf, wo der Keim durch besondere Phagen angegriffen wurde.

Staphylokokken können nach der Art der Lysis einer Anzahl von Gruppen zugeteilt werden. Diejenigen der Gruppe II verursachen Sepsis schwächeren Grades außerhalb des Krankenhauses. Jene der Gruppen I und III, insbesondere wenn sie von den Phagen 80 und/oder 81 lysiert werden, sind mit Krankenhaussepsis vergesellschaftet und in der Regel gegen viele Antibiotika resistent.

Staphylokokkeninfektion der Haut

49 Gerstenkorn (Hordeolum). Das Eindringen von Staphylokokken in einen Haarfollikel führt zu einem kleinen Abszeß oder Furunkel. Wenn dabei die Talgdrüse eines Augenlides einbezogen wird, nennt man den sich bildenden Abszeß Gerstenkorn oder Hordeolum.

50 Karbunkel. Wenn mehrere benachbarte Haarfollikel einbezogen sind, vereinigen sich die Abszesse und bilden einen Karbunkel. Der zentrale nekrotische Eiterpfropf wird abgestoßen und hinterläßt ein großes Geschwür und eine entstellende Narbe. Die Möglichkeit eines zugrundeliegenden Diabetes mellitus sollte immer ausgeschlossen werden.

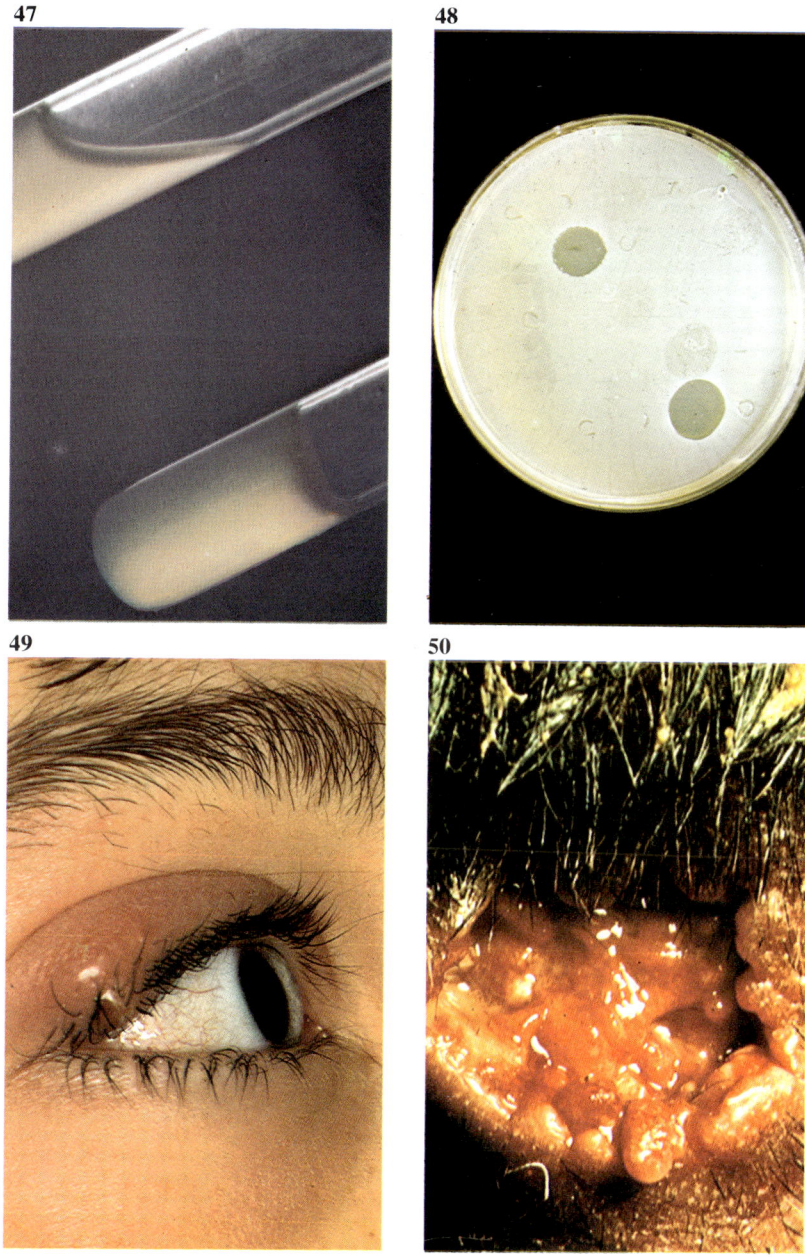

47

48

49

50

51 Histologie eines Hautabszesses (HE = Hämatoxylin-Eosin-Färbung). Der örtlichen Invasion der Haut folgt schnell eine entzündliche Reaktion mit Infiltration von Eiterzellen oder der Bildung eines scharf abgegrenzten Abszesses. Der äußere Wall besteht aus Fibroblasten. Er stellt eine wirksame Schranke gegen die Ausbreitung der Staphylokokken dar, wenn er nicht durch Quetschung oder chirurgischen Eingriff platzt. Koagulasepositive Staphylokokken werden schnell von Phagozyten aufgenommen, sind aber fähig zu überleben und sich innerhalb dieser Zellen zu vermehren, bis sie diese schließlich zerstören und wieder frei werden.

Beachte den Gegensatz zwischen einer Staphylokokkeninfektion, welche sich durch die Haut ausbreitet, um das subkutane Gewebe einzubeziehen, und Virusinfektionen, wie etwa Windpocken, bei denen pathologische Veränderungen auf die Epidermis beschränkt bleiben (siehe **208** und **209**).

52 Bullöse Impetigo des Gesichts. Eine Oberflächeninfektion der Haut mit Staphylococcus aureus verursacht eine Spielart der Impetigo (siehe **34**).Der Ausschlag beginnt in der Regel um die Nase oder um den Mund herum und breitet sich schnell auf andere Teile des Körpers aus. Staphylokokken-Impetigo kann sich in Blasen manifestieren, welche Eiter enthalten, platzen und Krusten bilden. Staphylokokken-Impetigo ist hochinfektiös für Säuglinge und Kleinkinder. Tod durch systemische Erkrankung kann die Folge sein.

53 Pustulöse Impetigo. Bei älteren Patienten überwiegen die pustulösen Veränderungen. Systemische Ausbreitung ist selten. Staphylokokken der Phagen-Gruppe II sind häufig beteiligt, und viele sind gegen Benzylpenizillin resistent.

54 Verkrustete Impetigo. Blasen folgen in der Regel innerhalb weniger Stunden Krusten, aber es kann auch eine Verzögerung von 1-2 Tagen geben, bevor sie sich bilden. Den Staphylokokkenkrusten fehlt der goldgelbe Farbton, den die streptokokkenbedingten Krusten aufweisen (siehe **34**).

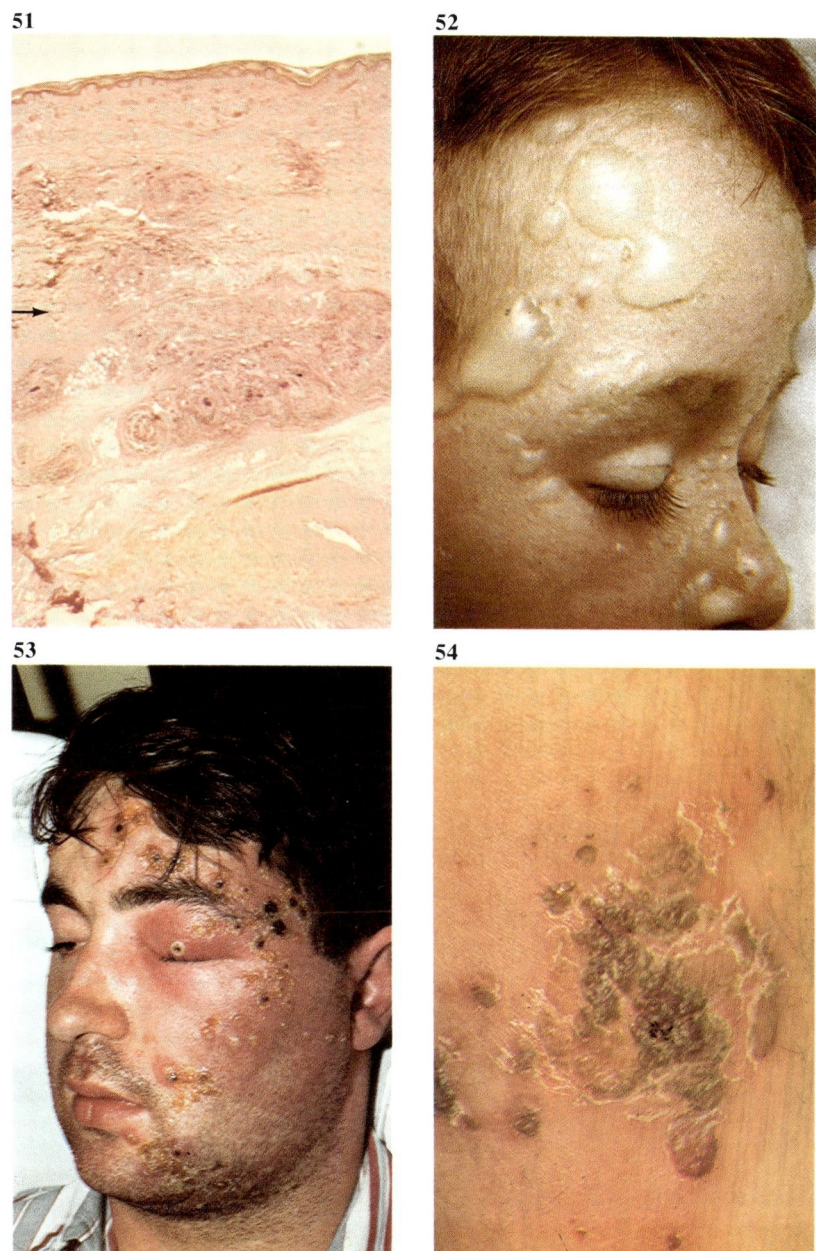

55 Akute epidermale Nekrolyse (Lyell-Syndrom; Brühhautsyndrom).
Die akute epidermale Nekrolyse ähnelt sehr dem Stevens-Johnson-Syndrom. Beide Zustandsbilder sind gekennzeichnet durch Konjunktivitis, Stomatitis, Urethritis und einen Ausschlag, aber die Hautveränderungen unterscheiden sich. Beim Lyell-Syndrom ist die Haut äußerst schmerzhaft, große Fetzen nekrotischer Epidermis werden bei leichtestem Druck von den darunterliegenden Schichten abgelöst und geben ausgedehnte rohe Gebiete frei (Nikolsky-Zeichen). Das Aussehen ähnelt sehr einer schweren Verbrühung.

Es gibt offenbar 2 Varianten der epidermalen Nekrolyse: Die eine ist vergesellschaftet mit Staphylokokken der Gruppe II, insbesondere Phagen-Typ 71, die andere mit einer Arzneimittelüberempfindlichkeit (siehe **462**).

56 Rittersche Krankheit. Die Rittersche Krankheit ist offenbar die neonatale Form der toxischen, epidermalen Nekrolyse. Die Krankheit beginnt plötzlich mit Rötung und Krustenbildung um den Mund. Nach 1 oder 2 Tagen folgt ein generalisierter erythematöser Ausschlag. Die Haut ist schmerzhaft. Es bilden sich schlaffe Blasen. Der geringste Druck schürft die oberste Lage der Haut ab und hinterläßt rohe Gebiete. Während des akuten Stadiums besteht eine systemische Störung mit Fieber. Schleimhäute sind selten befallen. Nach einigen Tagen schwindet das Erythem, gefolgt von einer Schälung. Innerhalb von 7-10 Tagen gewinnt die Haut ihr normales Aussehen zurück. Gelegentlich führt ein Keimeinbruch in die Blutbahn zum Tode.

Toxisches Schocksyndrom

57 Ausschlag. Die meisten Fälle von toxischem Schocksyndrom gehen auf die Benutzung von Tampons während der Menstruation zurück. St. aureus bildet in der Vagina Enterotoxin F. Dieses wird resorbiert und schädigt das Gewebe. Die Krankheit ist charakterisiert durch Fieber, Ausschlag, Durchfall, Myalgie (begleitet von hohen Blutwerten der Kreatininphosphokinase), Tachykardie und Hypotonie.

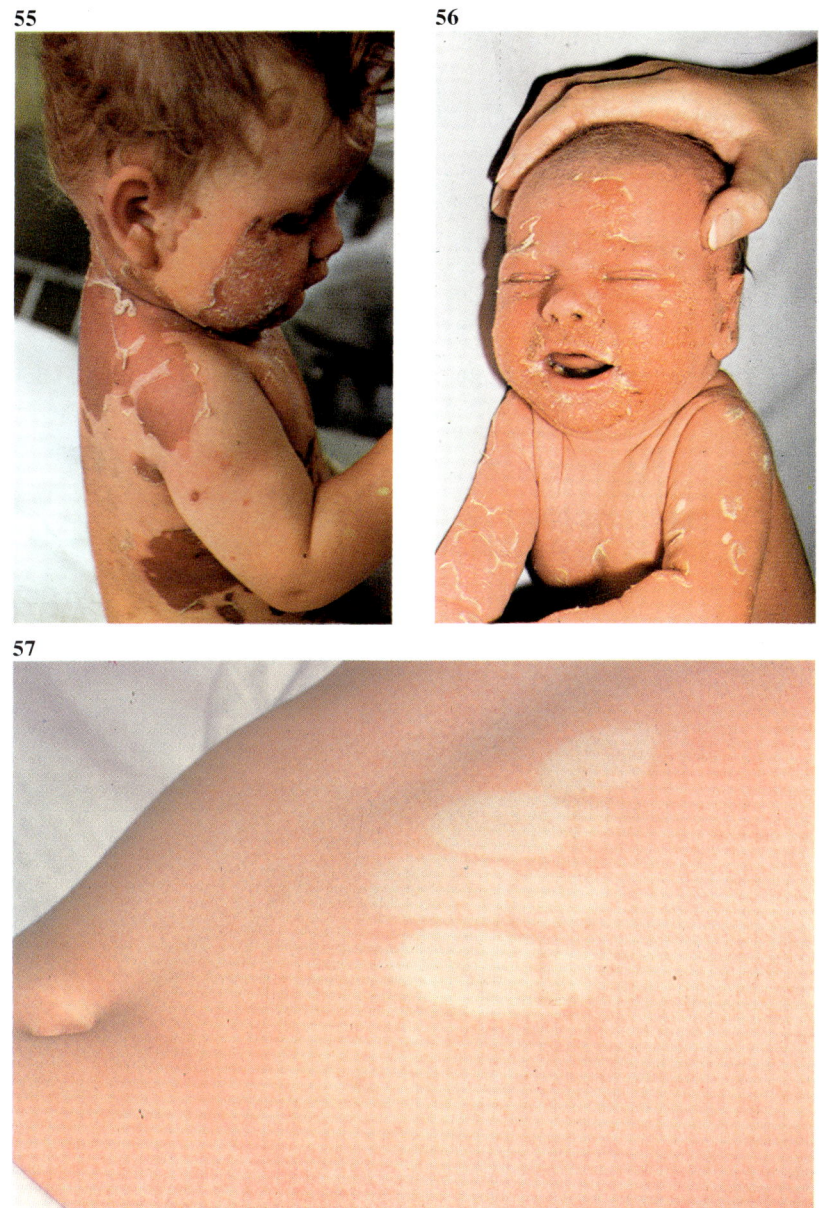

Staphylokokkenseptikämie

58 Hämorrhagien unter den Nägeln. Eine Staphylokokkenseptikämie kann einer septischen Entzündung der Haut oder des Genitaltrakts folgen. Häufiger jedoch gibt es keine augenfällige Eintrittspforte. In den frühen Stadien beherrschen Allgemeinerscheinungen das Bild. Überlebt der Kranke, so treten in der Regel metastatische Abszesse auf. Toxische Schädigung des kapillären Endothels oder mehrfache Embolien einer akuten Endokarditis verursachen Blutungen in die Haut und unter die Nägel. Die Veränderungen sind ausgeprägter als bei subakuter, bakterieller Endokarditis (siehe **41**).

59 Hämorrhagien in die Zehen. Hautblutungen finden sich bei vielen Septikämiearten, sie sind jedoch besonders häufig bei Staphylokokken- und Meningokokkeninfektionen.

60 Gangrän der Füße. Massive Embolisierung oder arterielle Thrombose können eine besonders schwere Infektion komplizieren, insbesondere bei alten oder anderweitig vorgeschädigten Kranken.

58

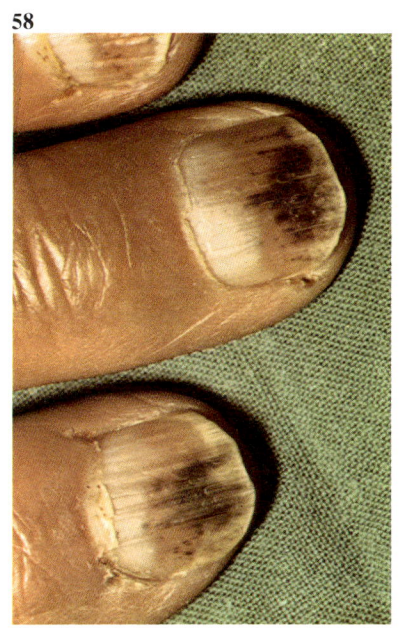

59

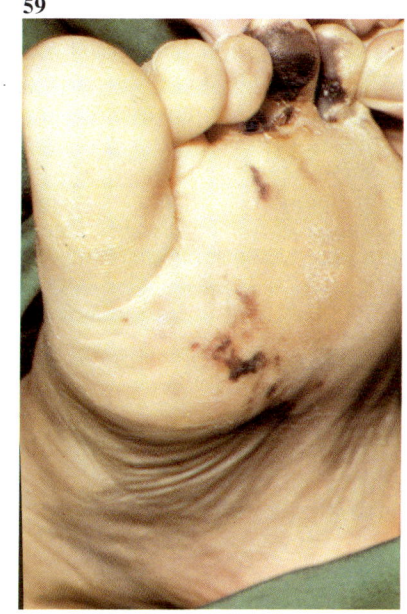

60

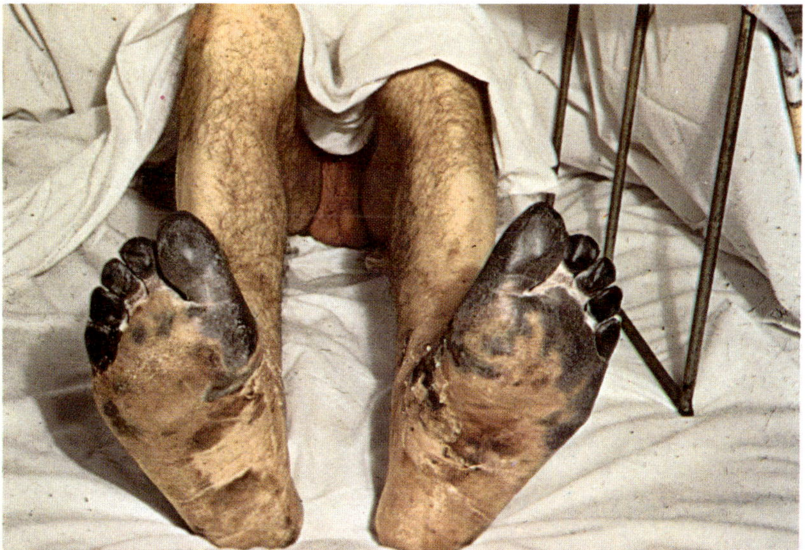

51

Staphylokokkenscharlach

61 Septische Hand. Einige Staphylokokkenstämme bilden offenbar ein erythrogenes Toxin, welches das klinische Bild des Scharlachs hervorruft.

Eine Reinkultur von St. aureus wurde aus den septischen Veränderungen an der Hand dieses Kranken gezüchtet. Rachen- und Handabstriche ergaben keine hämolysierenden Streptokokken, und der Titer des Antistreptolysin O stieg nicht an.

62 Ausschlag – Nahaufnahme. Der Ausschlag ähnelt sehr dem bei Streptokokkenscharlach, jedoch ist die Punktierung nicht so ausgeprägt. Die Schälung folgt.

63 Aussehen der Zunge. In den frühen Stadien sowohl des Staphylokokken- als auch des Streptokokkenscharlachs besteht eine periorale Blässe und eine weiße Himbeerzunge (siehe **27**). Anschließend schält sich der Pelz ab und hinterläßt das typische rote Himbeeraussehen.

Puerperale Sepsis

64 Puerperale Sepsis – Staphylokokkenmastitis. Ist einmal ein epidemischer Staphylokokkenstamm in eine geburtshilfliche Abteilung eingeschleppt worden, dann tragen die Neugeborenen die Hauptlast des Ausbruchs. Die Infektionskette geht kontinuierlich von Säugling zu Säugling, wobei die älteren das Infektionsreservoir bilden. Die Nase des Säuglings wird schnell besiedelt, und über 90% können zur Zeit ihrer Entlassung infiziert sein. Die Sepsisrate beträgt bei den Neugeborenen meist 10 bis 20%. Die Mehrzahl der Infektionen ist unbedeutend. Sie besteht aus Pusteln und septischen Blasen, besonders in der Umgebung der Nagelfalten. Gelegentlich sind die Folgen jedoch ernster mit Einbruch in die tieferen Gewebe.

Bei stillenden Müttern können die vom Säugling stammenden Staphylokokken die Brust befallen und eine vereiternde Mastitis verursachen. Diese Brustabszesse entwickeln sich in der Regel 6-8 Wochen nach der Entbindung und können das erste Zeichen eines Staphylokokkenausbruchs in einer geburtshilflichen Abteilung sein. Beachte die oberflächlichen Pusteln auf der Haut der entzündeten Brust.

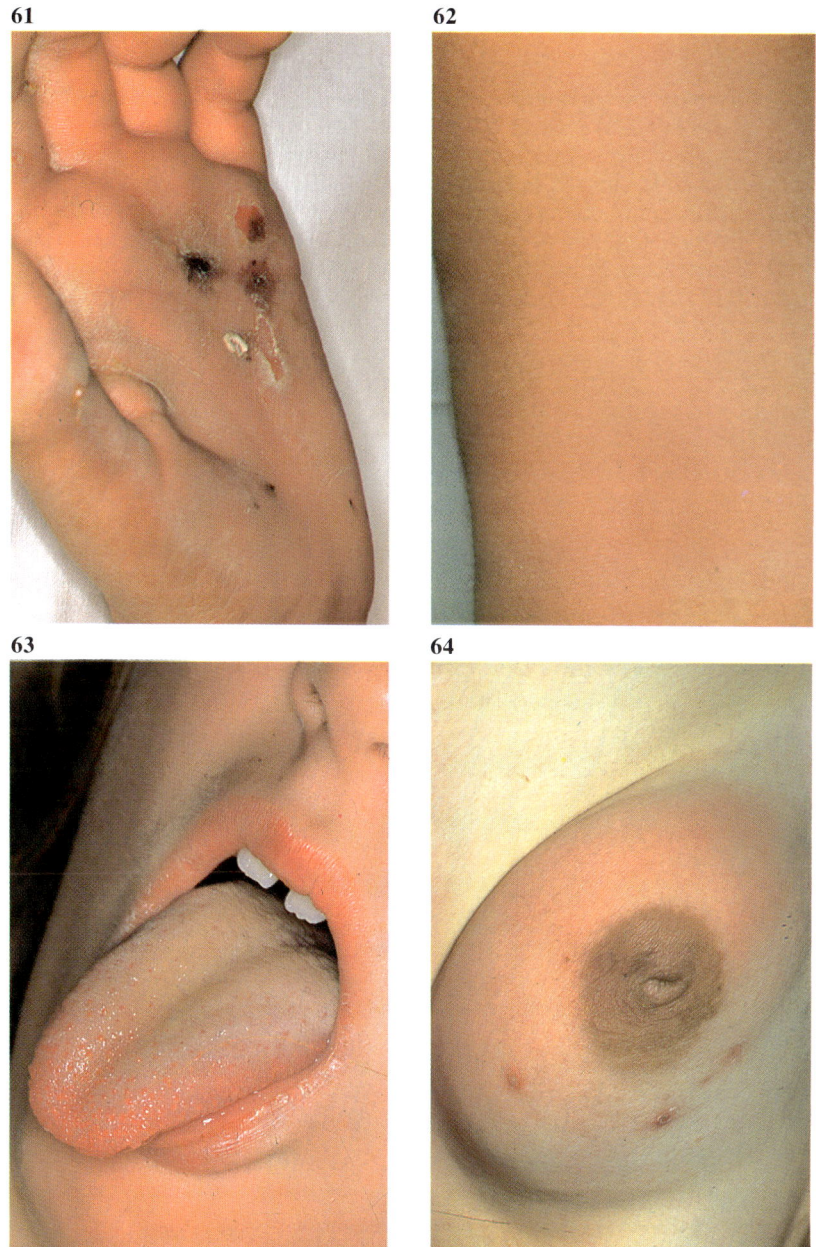

61

62

63

64

Osteomyelitis

65 Osteomyelitis – Röntgenbild der Tibia. Ein Blutbahneinbruch kann von einer örtlichen Hauteiterung oder vom Nasopharynx aus erfolgen, häufiger jedoch findet sich keine eigentliche Eintrittspforte. Bei Kindern mit Septikämie können sich die Staphylokokken in die Metaphyse eines langen Röhrenknochens einnisten und eine Osteomyelitis hervorrufen. Anfänglich ist die Krankheit durch die Toxinämie beherrscht mit hohem Fieber und Bewußtseinstrübung, später aber wird der befallene Knochen äußerst empfindlich, und die kleinste Bewegung verursacht heftige Schmerzen. Während der frühen septikämischen Phase ist die Zahl der weißen Blukörperchen oft normal oder sogar subnormal. Sobald die Infektion sich aber im Knochen festsetzt, entwickelt sich eine polymorphkernige Leukozytose. Es vergehen gewöhnlich 2 oder 3 Wochen, bevor im Röntgenbild Veränderungen entdeckt werden können. Fleckförmige Entkalkung und periostale Reaktion mit Ablagerung von neuem Knochen sind die charakteristischen Befunde. Bei unbehandelten Fällen können die Ausbreitung der Infektion auf das Periost und eine vermehrte Spannung im Markraum die Blutzufuhr drosseln, so daß eine Knochennekrose resultiert. Schließlich wird ein Gleichgewicht erreicht zwischen Bildung von neuem und Zerstörung von altem Knochen. Bei chronischer Staphylokokkenosteomyelitis kann der Staphylolysintiter im Serum erhöht sein.

R

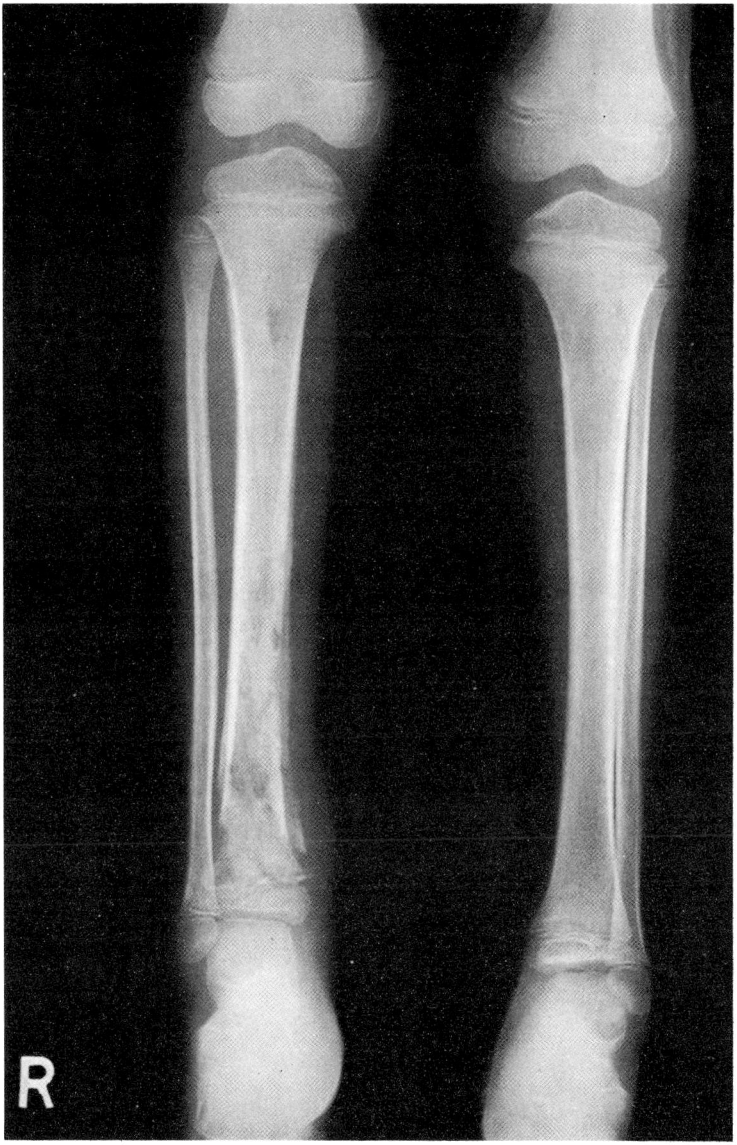

Pneumonie

66   Staphylokokkenpneumonie. Röntgenbild des Thorax. Eine Staphylokokkenpneumonie kann Influenza und andere Virusinfektionen komplizieren, insbesondere bei Patienten mit chronischer Bronchitis oder Niereninsuffizienz. Sie kann auch einem chirurgischen Eingriff folgen oder im Verlauf einer Sepsis auf einer geburtshilflichen Abteilung auftreten.

Der Einbruch in die Lungen aus den oberen Atemwegen kann zu Tracheobronchitis, Bronchopneumonie oder multiplen Abszessen führen. Eine Staphylokokkeninfektion schädigt die Wände der Bronchiolen, die platzen können, wodurch Luft in das interstitielle Gewebe entweicht. Infolge eines Klappenmechanismus sammelt sich Luft unter Spannung und bildet die typischen Pneumatozelen der schweren Staphylokokkenpneumonie. Der Durchbruch eines Lungenabszesses in die Pleurahöhle ruft ein Empyem oder einen Pneumothorax hervor.

Die Röntgenaufnahme des kindlichen Thorax zeigt eine erhebliche Mediastinalverschiebung nach links als Folge eines Pyopneumothorax auf der rechten Seite (siehe **225**).

66

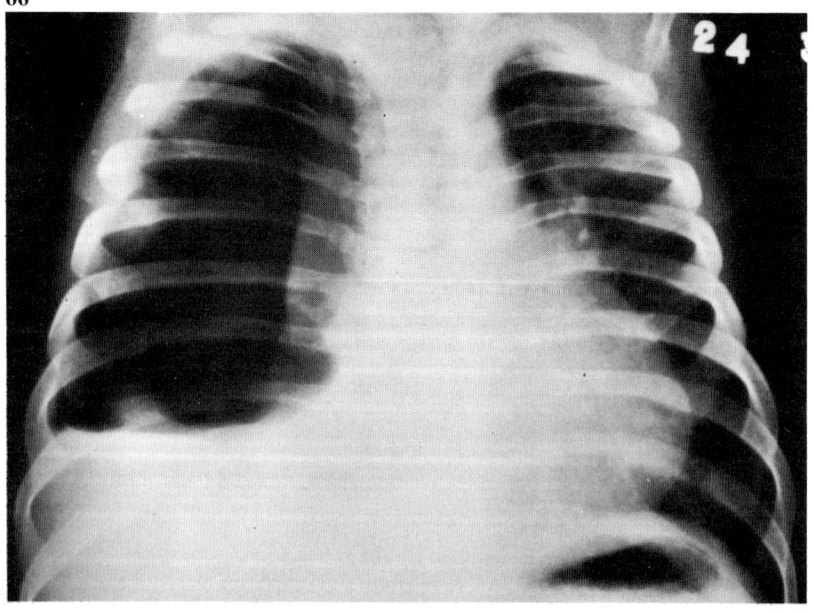

Meningokokkeninfektion

Die akute Meningitis ist eine Entzündung der Gehirn und Rückenmark umgebenden Häute. Eine sehr große Anzahl verschiedener Mikroorganismen von Virus- bis Protozoencharakter sind bei Patienten mit Meningitis gefunden worden, klinisch jedoch kann die Krankheit eingeteilt werden in aseptische und eitrige Formen. Die akute, eitrige Meningitis wird durch eiterbildende Bakterien hervorgerufen, insbesondere durch Meningokokken, Pneumokokken und Haemophilus influenzae.

Die Meningokokkenmeningitis kann in Epidemien auftreten, besonders bei Menschenansammlungen. Hauptsächlich befallen werden Kinder und junge Erwachsene, jedoch wird keine Altersgruppe verschont. Der natürliche Standort des Meningokokkus ist der Nasopharynx, wo er bei einem kleinen Teil gesunder Menschen gefunden werden kann. Die Trägerrate schwankt erheblich und kann während Epidemien 70-80% erreichen, jedoch ist eine hohe Trägerrate nicht unbedingt von Meningitisausbrüchen begleitet. Bei den meisten Individuen bleibt der Meningokokkus auf den Nasopharynx beschränkt, wo wenig oder gar keine Reaktion entsteht; gelegentlich aber kommt es zum Einbruch in die Blutbahn oder zur Ausbreitung auf die Hirnhäute mit den tragischen Folgen.

Keim und Pathologie

67 Ausstrich eitriger Zerebrospinalflüssigkeit mit Meningokokken (Gram-Färbung). Der Keim Neisseria meningitidis ist ein gramnegativer Diplokokkus mit abgeflachten anstoßenden Seiten. Er hat keine sichtbare Kapsel. Im Liquor von Kranken mit Meningokokkenmeningitis liegt der Keim oft intrazellulär. Er wächst aerob, aber Erstkulturen gedeihen am besten in einer Atmosphäre, die 5 % Kohlensäure enthält. Das Wachstum wird beschleunigt durch einen Zusatz von Blut oder Serum.

68 Eitrige Zerebrospinalflüssigkeit. Meningokokken werden durch Tröpfchen vom Atemtrakt aus verbreitet. Die übliche Quelle ist dabei ein unvermuteter Träger. Der Keim läßt sich serologisch unterteilen. Die Gruppen A, B und C gehen mit Epidemien einher. Sulfonamid-resistente Stämme gehören in der Regel in die Gruppen B und C.

Die vorläufige Diagnose einer eitrigen Meningitis wird durch den Befund eines trüben Liquors bei Lumbalpunktion bestätigt. Die Art der Infektion läßt sich durch den plötzlichen Ausbruch einer Hirnhautentzündung bei einem jungen Menschen oder durch das Auftreten eines hämorrhagischen Ausschlags vermuten. Stets sollte jedoch eine sorgfältige Suche mit Liquorausstrich oder in Hautgeschabsel nach gramnegativen, intrazellulären Diplokokken erfolgen. Meningokokken lassen sich aus Zerebrospinalflüssigkeit oder Blut anzüchten.

69 Aussehen von Gehirn und Hirnhäuten. Es wird allgemein angenommen, daß Meningokokken die Hirnhäute über die Blutbahn erreichen, jedoch ist eine direkte Ausbreitung vom Nasopharynx aus nicht vollständig ausgeschlossen. Sind die Meningen einmal befallen, entsteht eine entzündliche Reaktion mit Stauung und Ödem, petechialen Blutungen und einer erheblichen Erweiterung der Venen. Innerhalb von 48 Stunden bedeckt eine dünne Schicht von Eiter das Gehirn, insbesondere an der Basis, und die Ventrikel werden durch eine trübe Flüssigkeit ausgeweitet. Die Foramina können durch visköse Flüssigkeit verstopft werden, und Adhäsionen können den freien Fluß der Zerebrospinalflüssigkeit weiterhin behindern. Obgleich die Krankheit im wesentlichen eine Leptomeningitis ist, finden sich auch in der Gehirnsubstanz Veränderungen wie Schwellung, vaskuläre Stauung und toxischer Nervenzellschaden.

67

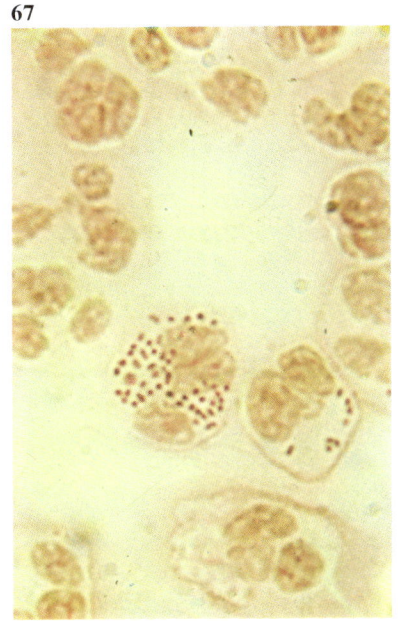

68

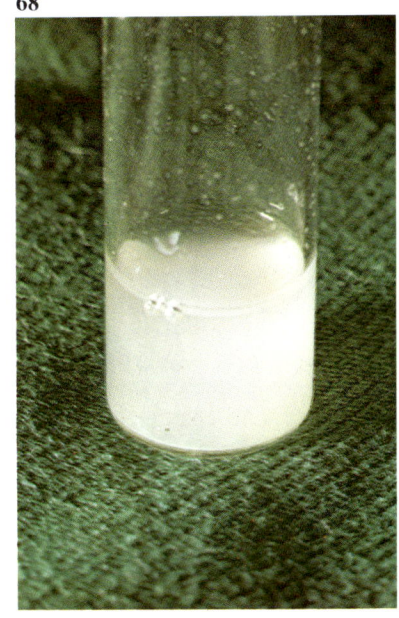

69

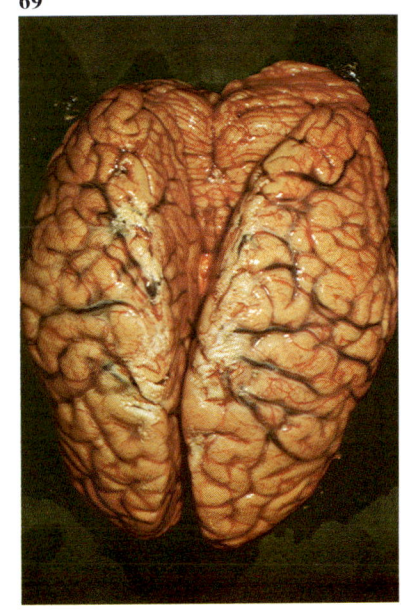

Klinische Zeichen

70 Meningitis – Nackensteifigkeit und Kopfüberstreckung. Die Meningokokkenmeningitis beginnt bei älteren Kindern und Erwachsenen in der Regel plötzlich mit heftigen Kopfschmerzen, Frösteln und Erbrechen als ersten Symptomen.

In den frühen Stadien der Krankheit ist es noch möglich, den Nacken zu bewegen, aber die Steife setzt schnell ein und verursacht große Schmerzen.

Nackensteifigkeit ist ein Zeichen bei allen Formen der Hirnhautreizung und findet sich bei so verschiedenen Zuständen wie Meningitis, Gehirnabszeß und -tumor, Subarachnoidalblutung und Meningismus, wie er bei Infektionen der Atemwege oder des Harntrakts auftritt. Bei Kleinkindern unter 2 Jahren sind die Symptome einer Meningitis sehr wechselnd, und Nackensteifigkeit ist selten sehr ausgeprägt.

Dieser Patient mit Hirnhautentzündung war sehr reizbar und zog es vor, ungestört auf der Seite mit dem Rücken zum Licht zu liegen. Eine geringgradige Kopfüberstreckung ist häufig, dagegen ist ein stärkerer Opisthotonus bei richtiger Behandlung selten. Zunehmende Bewußtseinstrübung, manchmal von Krämpfen begleitet, führt ins Koma.

71 Früher Ausschlag. Die prozentuale Häufigkeit von Ausschlag bei Meningokokkenmeningitis wechselt beträchtlich. In Epidemiezeiten kann sie bis 50% betragen, übersteigt jedoch bei sporadischen Fällen selten 20%. Im frühen Stadium der Krankheit sieht man nicht selten flüchtige makulöse oder papulöse Ausschläge. Diese können allein auftreten oder den hämorrhagischen Erscheinungen um wenige Stunden vorausgehen. Bei diesem Kind beginnen gerade im Erythem Hämorrhagien aufzutreten. Der Ausschlag wird schnell hämorrhagisch und besteht aus Petechien und kleinen Ekchymosen.

Die Kombination von eitrigem Liquor und einem hämorrhagischen Ausschlag ist praktisch für eine Meningokokkenmeningitis pathognomonisch.

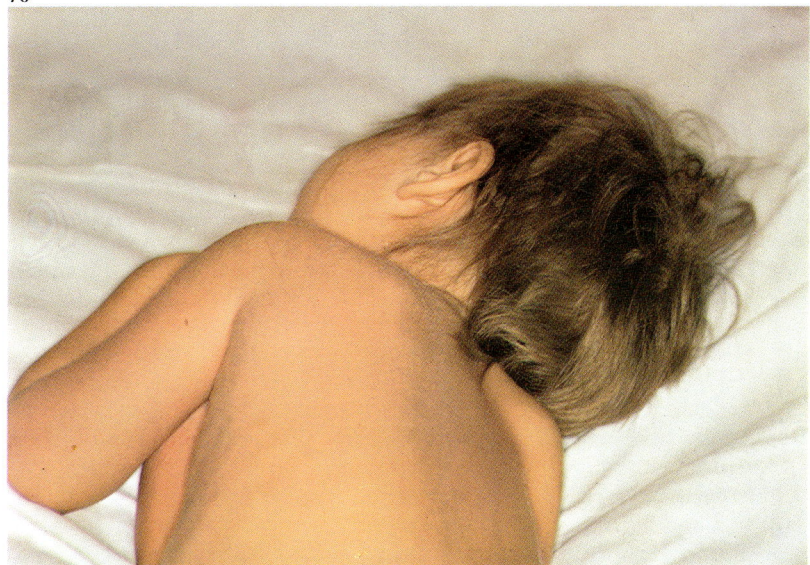

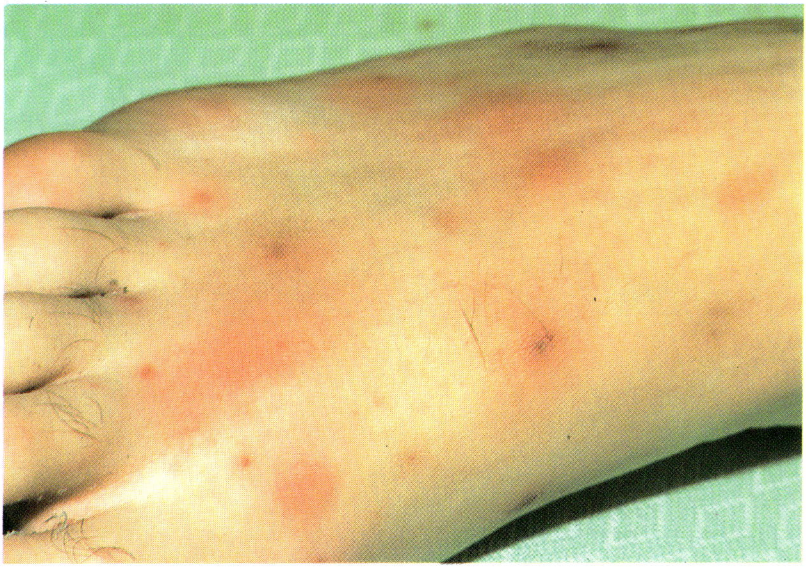

72 Meningitis – bewußtloser Patient mit Ausschlag. Das hier abgebildete Kind wurde bewußtlos ins Krankenhaus eingeliefert. Man fand einen geringfügigen Ausschlag aus Petechien und kleinen Ekchymosen. Neisseria meningitidis wurde aus der Blutkultur und dem eitrigen Liquor gezüchtet. Die Reaktion auf die Behandlung war gut, die Rekonvaleszenz ohne Komplikationen.

73 Meningitis – hämorrhagischer Ausschlag bei einem kleinen Kind. Bei sehr kleinen Kindern kann der Beginn einer Meningitis sich so verzögern, daß die Krankheit für mehrere Tage übersehen wird. Ein unerklärliches Fieber oder Erbrechen, mit oder ohne Durchfall, sollte stets den Verdacht auf Meningitis lenken. Nackensteifigkeit kann fehlen, oft aber findet sich eine etwas aufgetriebene vordere Fontanelle. Krämpfe kommen bei etwa einem Drittel der Kinder mit eitriger Meningitis vor, aber sie sind auch bei anderen Infektionen häufig. Meningokokkenmeningitis ist in dieser Altersgruppe weniger häufig, aber die Krankheit sollte immer dann vermutet werden, wenn ein hämorrhagischer Ausschlag auftritt.

72

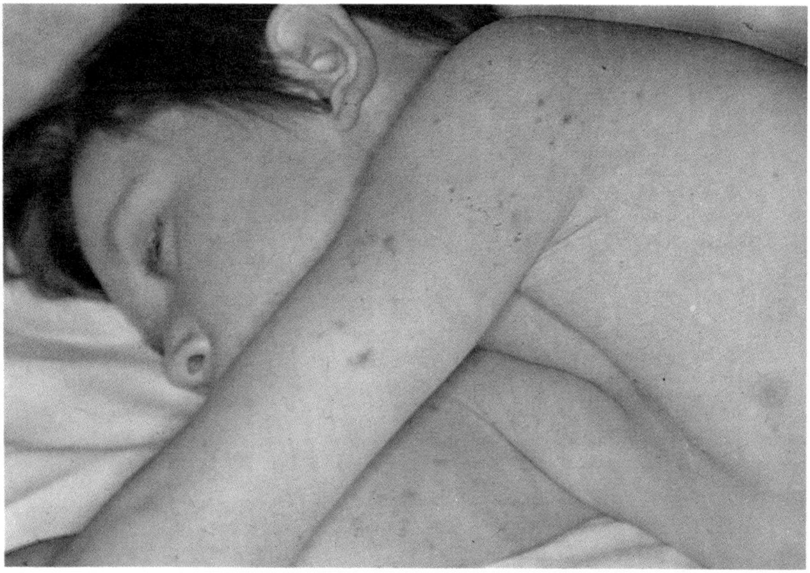

73

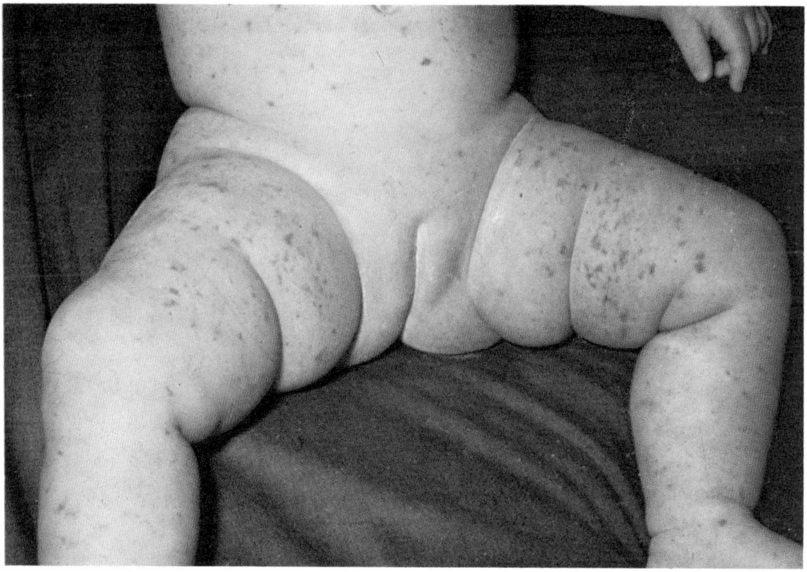

74 Meningitis – Nahaufnahme des Ausschlags. Geschabsel der hämorrhagischen Hautveränderungen können (nach Gram gefärbt) Meningokokken ergeben und so eine rasche Bestätigung der klinischen Diagnose ermöglichen. Bei histologischer Untersuchung sind die kapillaren und kleinen Arteriolen der Hautveränderungen erweitert und verstopft. Die Endothelbegrenzung der Gefäße ist geschwollen und die Zellen sind oft voll von Meningokokken.

75 Fulminante Infektion. Bei etwa 10% der Kranken kommt es zu einer fulminanten Infektion mit schwerster Septikämie und keinen oder geringen Zeichen einer Meningitis. Die Krankheit ist charakterisiert durch hohes Fieber, ausgedehnte Purpura, besonders im Gesicht und an den Extremitäten, Schock und den Symptomen einer disseminierten, intravaskulären Gerinnung.

76 Disseminierte, intravaskuläre Gerinnung (DIG). Bei fulminanten Fällen verursacht DIG ischämische Gewebeschäden. Ausgedehnte Blutungen tragen zum Tode bei. In weniger schweren Fällen kommt es, während die Infektion auf die Behandlung reagiert, zu einer Normalisierung des Gerinnungsmechanismus. In frischen Blutausstrichen sieht man oft fragmentierte, eingedrückte, mikrosphärozytäre, helmartige Erythrozyten. Die Anzahl der Plättchen ist vermindert; Prothrombin- und Thrombinzeiten sind verlängert; Fibrinspaltprodukte sind vermehrt.

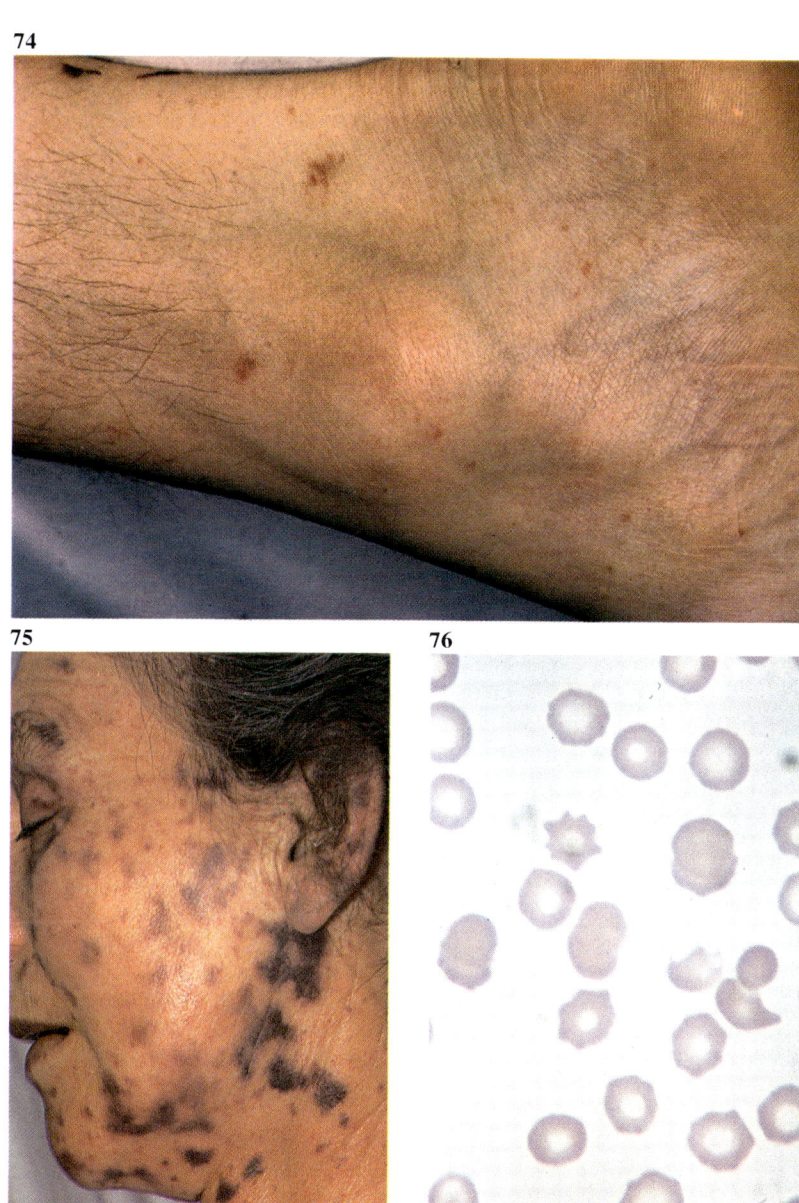

77 Chronische Meningokokkenseptikämie. Die Krankheit verläuft schleppend gutartig, kann jedoch mit einer Meningitis enden. Die Krankheit ist charakterisiert durch rekurrierende Fieberattacken, die von flüchtigen Gelenkschmerzen und fleckförmigen Ausschlägen begleitet werden. Der Ausschlag besteht aus einzelnen Maculae, Papulae und Petechiae und zuweilen kleinen Bläschen und Pusteln. Gelegentlich kann es an den Beinen zu einem Erythema-nodosum-ähnlichen Ausschlag kommen. Ein ähnliches Bild kann bei chronischer Gonokokkenseptikämie entstehen (s. **178**), die Hautblutungen sind jedoch weniger auffällig. Die Diagnose wird gesichert durch die Isolierung von Meningokokken aus dem Blut.

Komplikationen

78 Waterhouse-Friderichsen-Syndrom. Blutung in die Nebennieren. Kranke mit fulminanter Menigokokkenseptikämie können Zeichen eines peripheren Kreislaufversagens entwickeln, welches schnell zu irreversiblem Schock und Tod führt. Überlebt der Patient eine genügende Zeitspanne, so kommt es zu ausgedehnten Hautblutungen. Tritt der Tod dagegen überstürzt ein, so ist der Ausschlag spärlich. Bei Autopsie findet sich oft eine große Blutung in die Nebennieren, zusammen mit einer Thrombose der großen Markvenen. Bei einigen Patienten, die im septischen Schock sterben, können sichtbare Hämorrhagien fehlen, jedoch finden sich dann degenerative Veränderungen in der Nebennierenrinde. Bisweilen fehlt jede Veränderung. Das Waterhouse-Friderichsen-Syndrom kann auch bei anderen schweren Infektionen vorkommen. Die Nebennierenschädigung kann zuweilen nur eine von vielen durch die ausgedehnte intravaskuläre Gerinnung bedingte Schädigung sein. In der Abbildung sind die Nebennieren durch zwei große Blutpfröpfe ersetzt. (A = Blutpfröpfe in den Nebennieren, B = Niere)

79 Meningitis – Arthritis. Eine Arthritis kann sich in einem späten Krankheitsstadium entwickeln. Die großen Gelenke, wie das Knie, sind in der Regel betroffen; die Ausschwitzung ist viskös. Obgleich Eiterzellen überwiegen, werden Keime selten gefunden. Flüchtige Gelenkschmerzen sind bei chronischer Meningokokkenseptikämie häufig. Der hier abgebildete Patient entwickelte am 5. Krankheitstag eine Arthritis in beiden Knien während der Behandlung gegen Meningokokkenmeningitis. Der Erguß enthielt Eiterzellen, war aber steril.

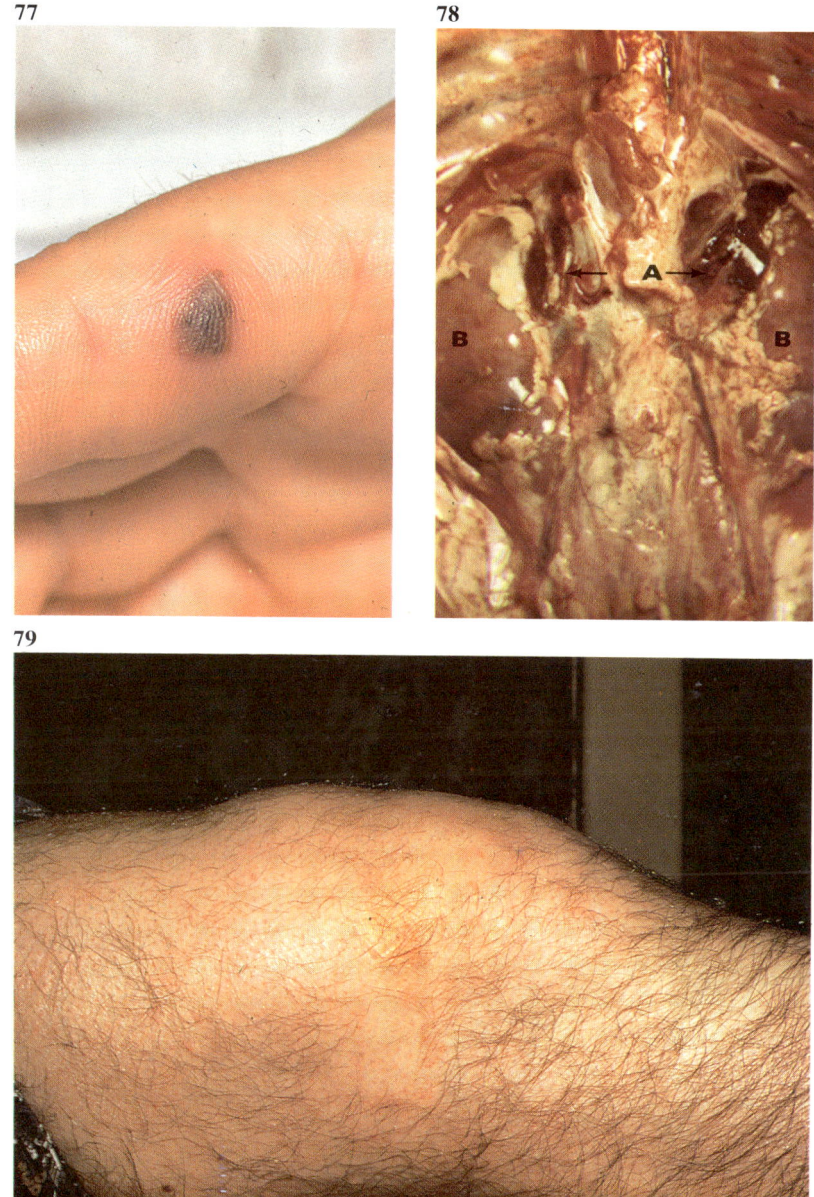

80   Meningitis – Hautnekrose (Purpura necrotica). Einem profusen Blutaustritt in die Haut kann eine ausgedehnte Nekrose folgen, insbesondere am Gesäß, wo tiefe Geschwüre entstehen können. Ursache ist eine Thrombose der hochentzündeten Blutgefäße der Haut.

81   Meningitis – Geschwürsbildung der Haut. Die Heilung des entstehenden Geschwürs ist oft verzögert, und eine Hautüberpflanzung kann notwendig werden. In der Narbe kann sich Keloid bilden.

82   Schielen nach Meningitis. Während des akuten Krankheitsstadiums ist eine Hirnnervenschädigung nicht ungewöhnlich. Der 6. Hirnnerv ist bei seinem langen Verlauf über die Hirnbasis besonders verletzbar. Eine Lähmung des Musculus rectus externus kann in einem frühen Stadium entdeckt werden. Die Schwäche bessert sich in der Regel schnell, und es kommt innerhalb weniger Wochen zu einer vollständigen Wiederherstellung.

Eine Ausbreitung der Infektion auf das innere Ohr kann Schwerhörigkeit oder Taubheit hervorrufen.

83   Meningitis – Iridochorioiditis. Eine ernsthafte Schädigung des Auges ist glücklicherweise bei der modernen Chemotherapie selten. Die früher häufige Konjunktivitis weicht der Behandlung schnell. Eine Iridochorioiditis ist ernster. Sie kann sich zu einer Panophthalmie mit dem Risiko bleibender Blindheit entwickeln.

80

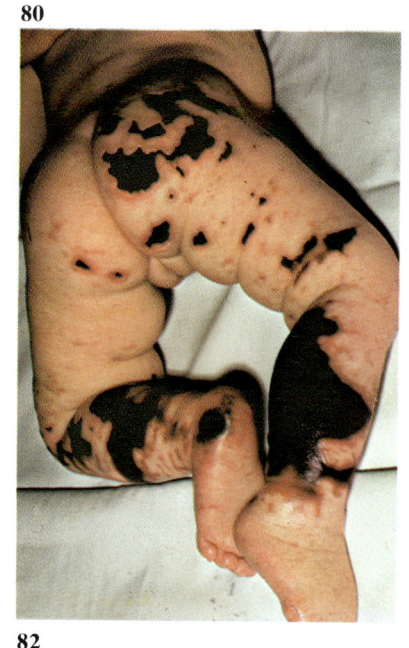

81

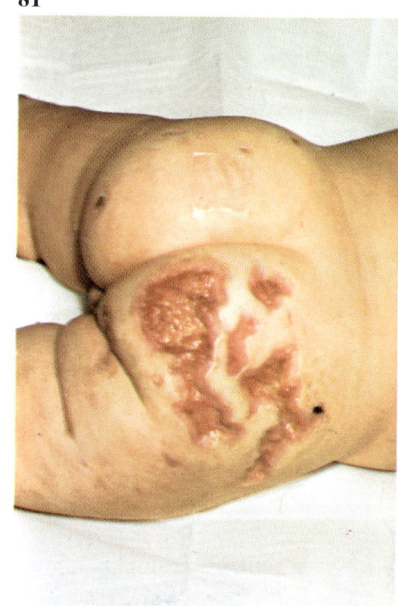

82

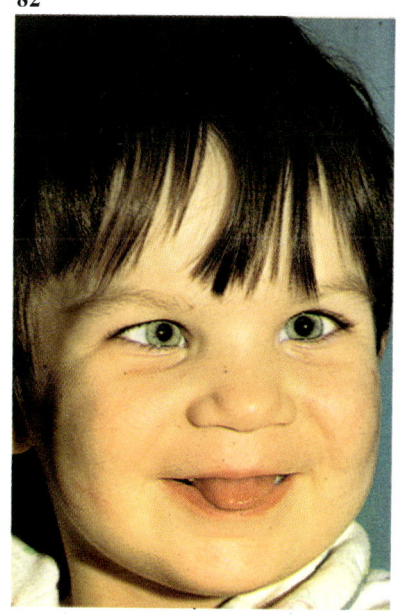

83

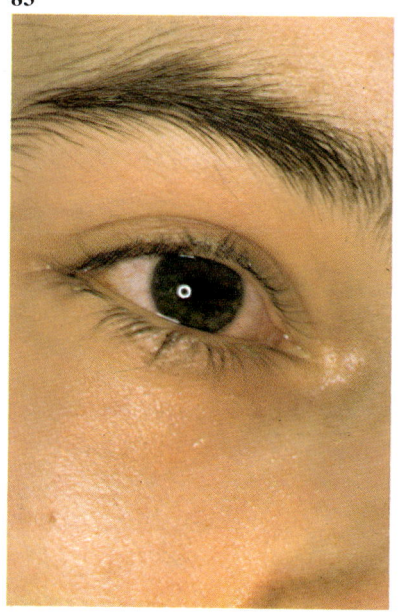

84 Perikarditis – Röntgenbild des Thorax. Endokarditis, Myokarditis und Perikarditis können im Verlauf einer akuten Meningokokkeninfektion auftreten. Die Perikarditis ist eine seltene Komplikation. Sie kann ein unerwarteter autoptischer Befund bei Kranken sein, die plötzlich an einer foudroyanten Infektion sterben. Bei einigen Kranken kann sich eine Perikarditis während der Behandlung entwickeln. Sie ähnelt dann sehr einer Arthritis in demselben Krankheitsstadium. Das Thorax-Röntgenbild zeigt den typischen globalen Schatten eines Perikardergusses, der sich während der frühen Rekonvaleszenz einer Meningitis entwickelte, während der Patient noch behandelt wurde. Die Behandlung wurde fortgesetzt und die Perikarditis verschwand.

84

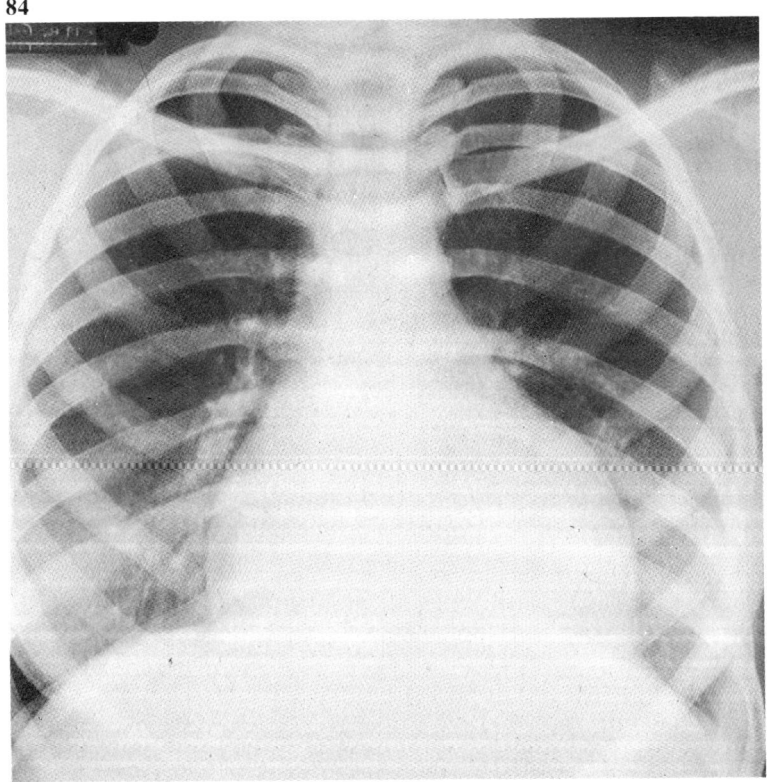

Keuchhusten (Pertussis)

Keuchhusten hat lange Zeit zu den ernstesten üblichen Infektionskrankheiten der Kindheit gezählt. Dauernder Schaden oder sogar der Tod kann den Komplikationen wie Bronchopneumonie, Lungenatelektase und Enzephalopathie folgen. Anfälle von Apnoe können bei Kleinkindern einen Hirnschaden hervorrufen und tödlich enden.

Bordetella pertussis und Bordetella parapertussis werden üblicherweise als ursächliche Keime angesehen, obwohl Infektionen mit bestimmten Virusarten, insbesondere Adenoviren, Parainfluenza- und R-S(respiratory syncytial)-Viren, unter klinisch von Keuchhusten ununterscheidbaren Bildern auftreten können.

Keuchhusten ist endemisch und kommt das ganze Jahr über vor. Epidemien treten unvoraussehbar alle paar Jahre auf und können mit dem Auftreten neuer oder virulenter Stämme des Erregers verbunden sein. Jede Altersgruppe kann betroffen werden, aber vorwiegend befällt die Krankheit Kleinkinder.

Die Schwere der Krankheit wechselt erheblich, jedoch zieht sich der Verlauf meist lang hin. Das anfängliche katarrhalische Stadium ist von einem einfachen Husten begleitet, der seinen Charakter ändert, wenn die Krankheit allmählich in das paroxysmale Stadium übergeht. Auf der Höhe der Erkrankung bestehen die Paroxysmen aus einer Reihe von Hustenanfällen, die in einem charakteristischen Ziehen enden, welches oft von Erbrechen begleitet wird. Der Rückgang des paroxysmalen Stadiums ist allmählich, und ein Resthusten mit Ziehen kann für viele Monate fortbestehen.

Keim

85   Bordetella-pertussis-Kolonien auf Laceys Modifikation des Bordet-Gengou-Nährbodens. Drei Tage Inkubation bei 37°C (x 4,4). Gewöhnlich stellt Bordetella pertussis ein kurzes, dickes, ovales Stäbchen dar. In alten Kulturen finden sich jedoch auch fadenartige Formen. Der Keim ist gramnegativ und streng aerob. Für die Erstisolierung sind angereicherte Nährböden erforderlich. Nach 24 Stunden lassen sich kleine, transparente Kolonien erkennen. Diese wachsen bei weiterer Bebrütung und werden opak und grau-weiß. Es gibt 3 Serotypen.

Bordetella pertussis wird am besten durch pernasale Abstriche während der ersten 2 Krankheitswochen gewonnen. Hustenplatten ergeben weniger gute Ergebnisse.

Klinische Zeichen

86   Subkonjunktivale Blutung. Die subkonjunktivalen Ansammlungen von Blut behalten ihre hellrote Farbe, da Sauerstoff leicht durch die dünne Membran hindurchdiffundiert und das Hämoglobin absättigt. Das Blut wird nach 1 oder 2 Wochen resorbiert. Ein dauernder Schaden entsteht nicht.

87   Subkonjunktivale Blutungen. Während eines heftigen Hustenparoxysmus steigt der intrathorakale Druck steil an und behindert den venösen Rückfluß zum Herzen. Die plötzliche Welle im kapillaren Druck kann zur Ruptur der schlecht geschützten subkonjunktivalen Gefäße führen und eine alarmierende Blutung hervorrufen. Der sekundäre Anstieg des intraabdominalen Drucks kann zu einer Hernie oder einem Dickdarmvorfall Anlaß geben, jedoch sind diese Komplikationen selten.

Kinder mit schwerem Keuchhusten haben oft eine leicht zyanotische Hautfarbe, die durch die fehlende Sauerstoffversorgung des Blutes während dessen Passage durch atelektatische Lungenabschnitte verursacht wird.

85

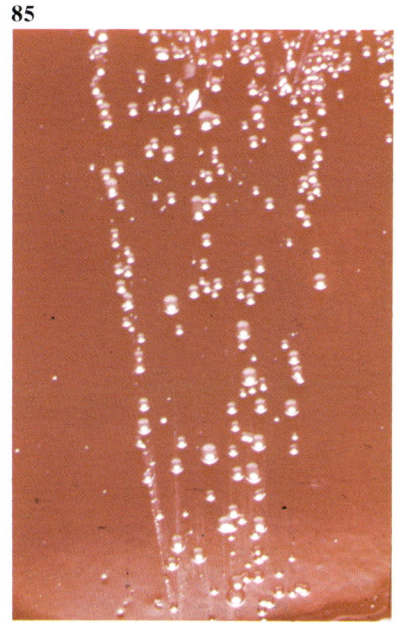

86

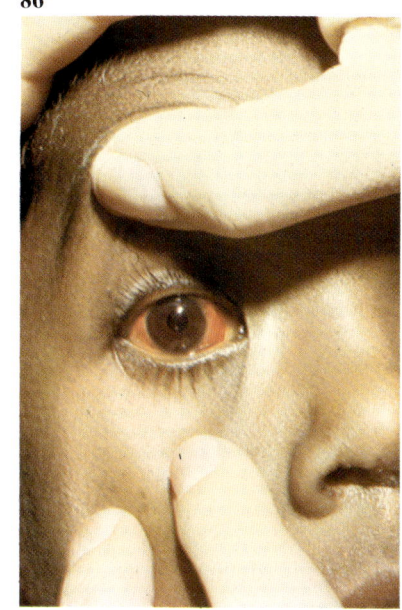

87

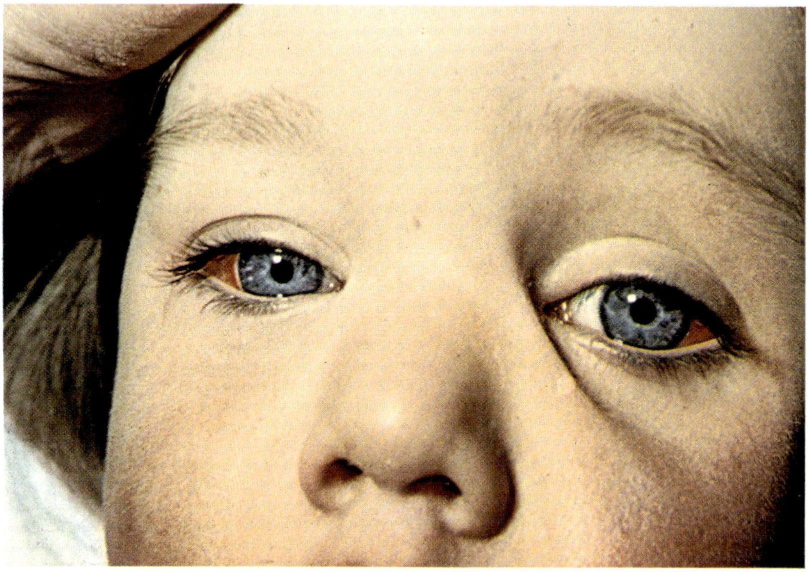

88 Zungenbändchengeschwür. Während eines Hustenanfalls kann bei kleinen Kindern die Zunge derart gegen die scharfen unteren Zähne geschleudert werden, daß ein kleines, traumatisches Geschwür am Zungenbändchen entsteht.

89 Röntgenbild des Thorax mit fleckigen Kollapsfeldern und Infiltration (p.a.Ansicht).

90 Röntgenbild des Thorax mit fleckigen Kollapsfeldern und Infiltration (seitliche Ansicht). Gelegentlich kann Bordetella pertussis allein eine Bronchopneumonie hervorrufen, aber häufiger bereitet der Keim nur den Weg für eine sekundäre bakterielle Invasion, die von den oberen Atemwegen ihren Ausgang nimmt. Pfröpfe von zähflüssigem Schleim können die kleineren Bronchien und Bronchiolen verstopfen und so eine Atelektase herbeiführen. Während einige Atelektaseinseln nur flüchtiger Natur sind, werden andere bakteriell-eitrig infiziert, und eine Sekundärpneumonie ist die Folge. Die Prognose hat sich durch die moderne Chemotherapie sehr verbessert. Die Atelektase ist selten chronisch. Prospektive Studien ergaben wenig Anhalt für die Annahme, daß die Lungenschädigung bei Keuchhusten regelmäßig zu Bronchiektasie führt.

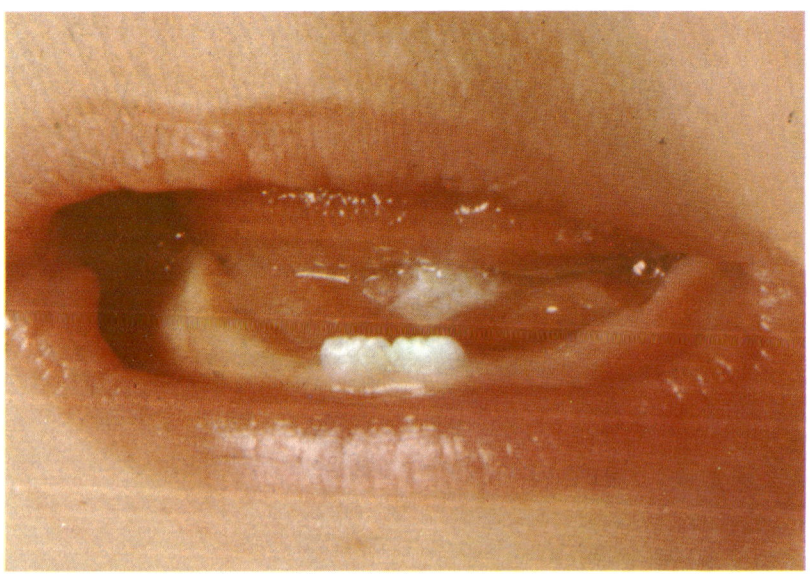

89

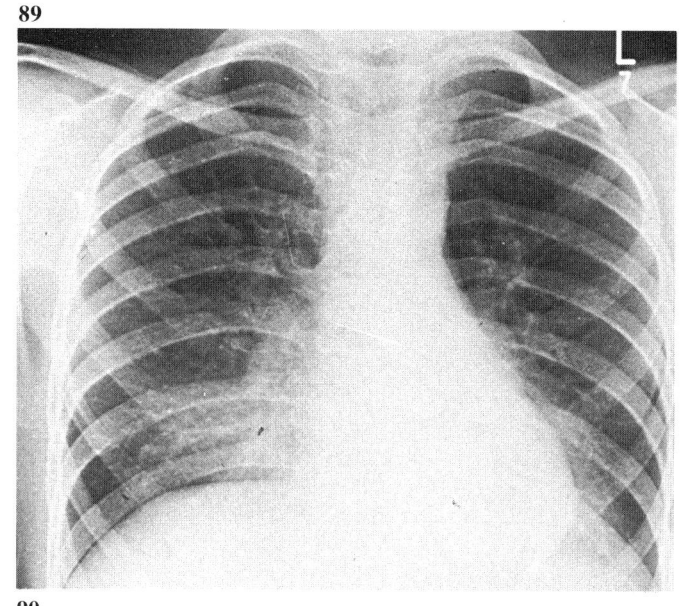

90

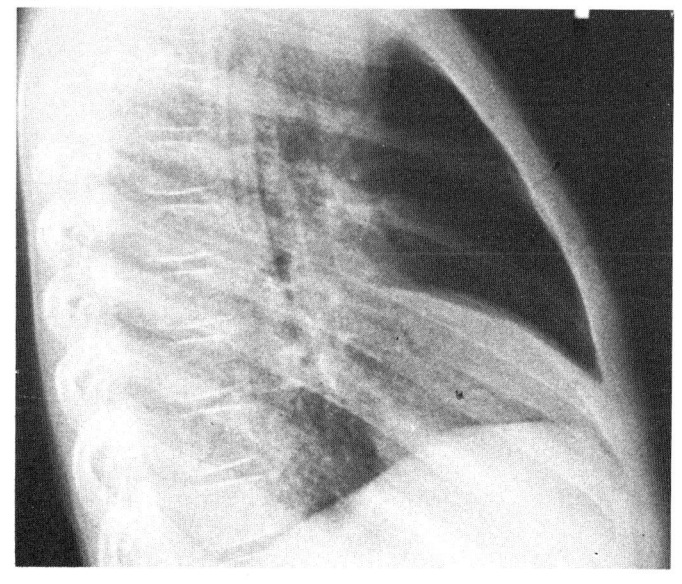

Salmonellainfektionen

Das Genus Salmonella umfaßt etwa 2000 Serotypen, die weit über die gesamte Welt verbreitet sind. Die Keime sind primär Darmparasiten, finden sich aber häufig in Abwasser, Wasser und Nahrungsmitteln. Mitglieder der Gruppe sind bei einer großen Anzahl verschiedener Wirte entdeckt worden, einschließlich Säugetiere, Vögel, Amphibien und Reptilien. Einige Salmonellen sind wirtsspezifisch, aber die Mehrzahl ist es nicht. Beim Menschen sind Salmonellen verantwortlich für Typhus und Paratyphus und für eine Art der Nahrungsmittelvergiftung.

Typhus ist eine Allgemeininfektion, die durch Salmonella typhi verursacht wird. Paratyphus kann als Allgemeininfektion verlaufen oder als akute Gastroenteritis. Die Keime, die Paratyphus hervorrufen, sind Salmonella paratyphi A, B oder C. Sowohl Typhus- als auch Paratyphus leiten sich letztlich vom Stuhl oder Urin eines erkrankten Menschen oder eines Ausscheiders her. Die Keime werden durch verunreinigtes Wasser oder durch Nahrungsmittel übertragen. Viele Salmonella-Serotypen hat man bei Ausbrüchen von Nahrungsmittelvergiftungen beim Menschen gefunden. Diese Keime stammen gewöhnlich von tierischen Quellen, werden aber gelegentlich auch durch erkrankte menschliche Fälle oder durch Ausscheider verbreitet. Bei den meisten Erkrankungen beschränken sich die Salmonellen auf den Darm, wobei es zu einer akuten Gastroenteritis kommt. Bei einigen Kranken kommt es zu örtlicher Durchwanderung der Darmwand mit Vereiterung, bei anderen zu einem Einbruch in die Blutbahn und dann gelegentlich zu einer metastatischen Infektion der Hirnhaut oder eines Knochens.

Keim

91 Elektronenmikroskopische Aufnahme einer Salmonella. Salmonellen sind gramnegative, nicht sporenbildende Bakterien von 2 bis 4 µm Länge. Sie sind lebhaft beweglich und besitzen zahlreiche lange, peritriche Geißeln. Die meisten Stämme sind begeißelt. Kapseln werden selten gebildet.

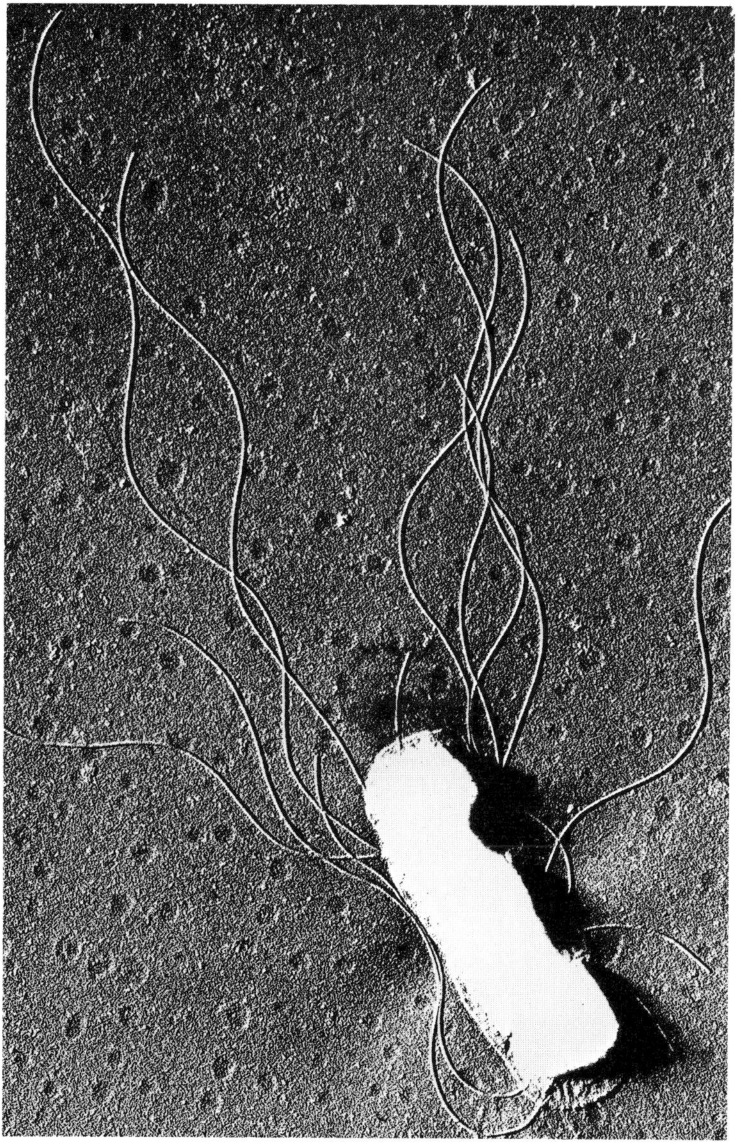

92 O-Agglutination. Bei der Agglutination vom O-Typ sind die Klümpchen klein und granuliert. Die Betrachtung wird durch den Gebrauch einer Handlinse und durch helles Licht erleichtert. Bei der H-Agglutination werden die Bakterien durch die miteinander verschlungenen Geißeln zusammengehalten, während bei der O-Agglutination eine polare Anheftung stattfindet.

93 H-Agglutination. Salmonellen enthalten Geißelantigene (H) und somatische Antigene (O). Das Kauffmann-White-Schema des Genus basiert auf der Antigenstruktur der Serotypen. Einige Mitglieder der Gruppe – besonders das Typhusbakterium – besitzen ein zusätzliches somatisches Antigen Vi, das auch bei einigen Stämmen von Escherichia und Citrobacter vorhanden ist. Während des Verlaufs eines Typhus und Paratyphus bilden sich im Patientenserum Antikörper gegen H- und O-Antigene. Der Nachweis dieser Antikörper bildet die Grundlage des Widal-Testes.

Bei der Agglutination vom H-Typ kann die grobe Flockung bei gutem Licht unschwer mit bloßem Auge erkannt werden. Beachte den Gegensatz des Sediments im Kontrollröhrchen.

92

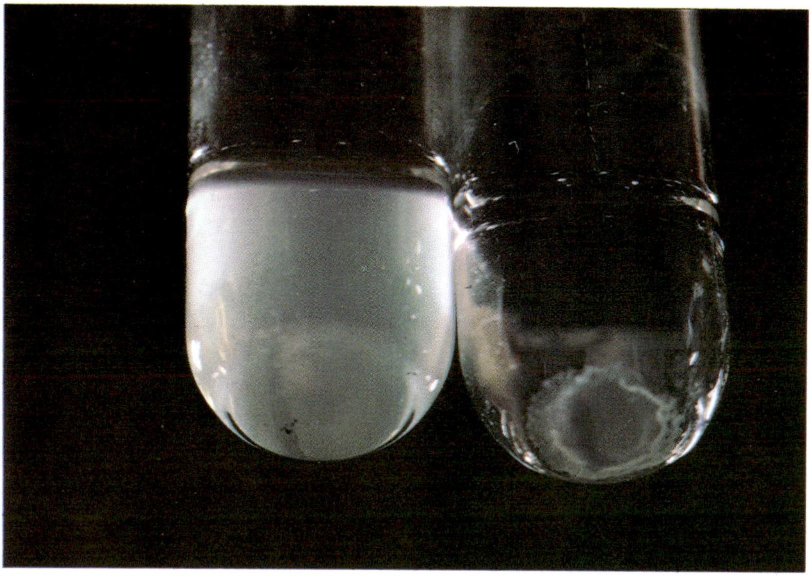

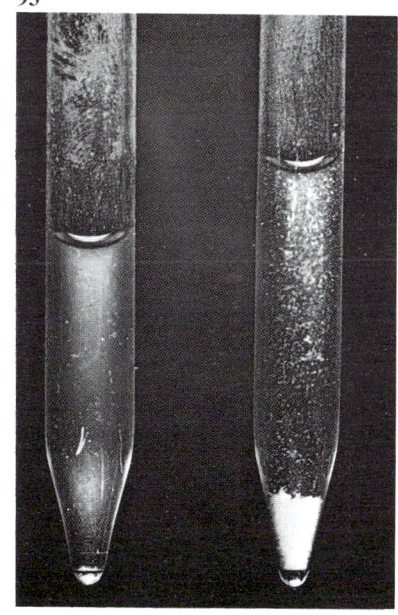

93

Klinische Symptome des enteritisschen Fiebers

94 Staffelförmige Fieberkurve bei Typhus abdominalis. Die Krankheit beginnt ist im allgemeinen allmählich mit Schläfrigkeit, Abgeschlagenheit, Stirnkopfschmerz, Muskel- und Gelenkschmerzen. Häufig ist ein trockener Husten. Die Temperatur steigt staffelförmig an und erreicht ihren Höhepunkt am Ende der 1. Woche. Das Fieber hält unvermindert während der 2. und 3. Woche an. Bei günstigem Ausgang fällt die Temperatur langsam lytisch ab, um in der 4. Woche zur Norm zurückzukehren.

Während der 1. Woche beschleunigt sich der Pulsschlag nicht entsprechend dem Temperaturanstieg und übersteigt selten 100/min.

95 Verteilung des Roseolenausschlags. Der typische Ausschlag bei Typhus kann gegen Ende der ersten Krankheitswoche erscheinen, jedoch ist über ein verspätetes Auftreten bis zum 20. Tag berichtet worden. Er ist bei annähernd 50% der Erwachsenen mit Typhus abdominalis vorhanden, wird dagegen bei Kindern seltener gesehen.

Roseolen sind auf dunkler Haut schwierig zu entdecken. Der Ausschlag verteilt sich über Bauch und Brust und kann sich über den Rücken und die proximalen Abschnitte der Glieder ausdehnen, dagegen sieht man ihn selten im Gesicht sowie an den Händen oder Füßen. Zum leichteren Erkennen sind die einzelnen Roseolen durch Ringe gekennzeichnet.

94

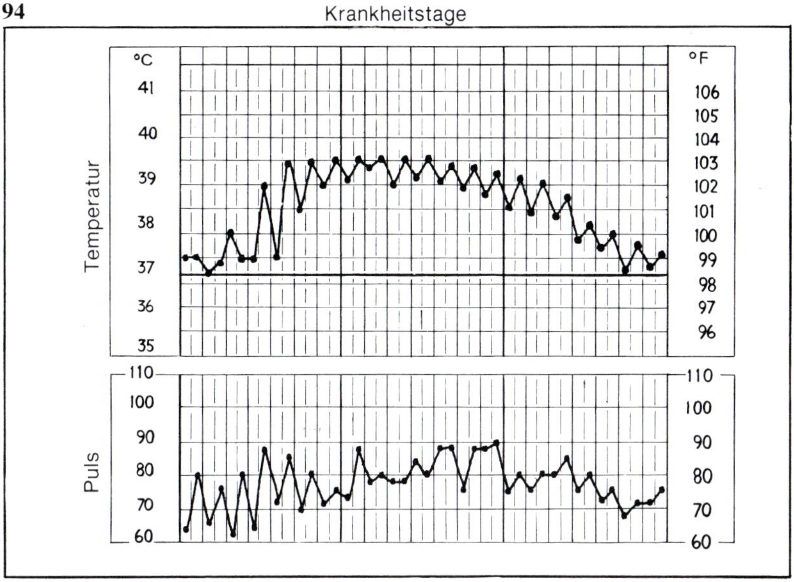
Krankheitstage
°C
41
40
39
38
37
36
35
Temperatur
°F
106
105
104
103
102
101
100
99
98
97
96
Puls
110
100
90
80
70
60
110
100
90
80
70
60

95

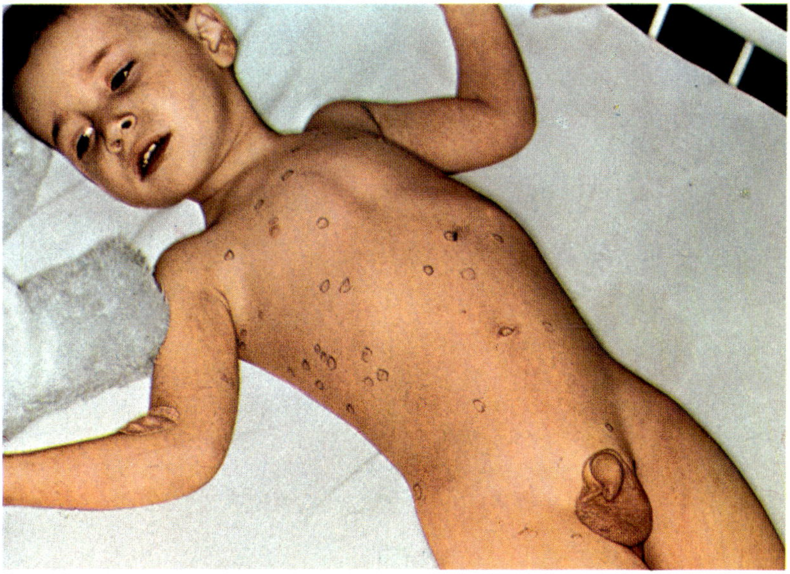

96   Roseolen bei Paratyphus. Die Roseolen bei Paratyphus pflegen grö-ßer zu sein als jene bei Typhus abdominalis, und der Ausschlag hat häu-fig ein makulopapulöses Aussehen. Wenn der Ausschlag stark ist, kann er mit Masern und Mononucleosis infectiosa verwechselt werden. Sorg-fältige Anamneseerhebung und Beachtung anderer Symptome sollten diesen Irrtum ausschließen.

97   Roseolen am Bauch bei Typhus abdominalis. Der Ausschlag bei Ty-phus besteht aus einzelstehenden, rosafarbenen Flecken oder Papeln, 2-4 mm im Durchmesser. Die Roseolen erscheinen in Aussaaten über eine Zeit von 1-2 Wochen. Die einzelne Roseole besteht 3 oder 4 Tage. Die Flecken pflegen während Rückfällen erneut zu erscheinen. Sie sind sogar in der Rekonvaleszenz beobachtet worden. Roseolen sind fast un-möglich auf dunkler Haut zu erkennen und, falls gering ausgeprägt, auch auf weißer Haut leicht zu übersehen. Auf der Abbildung sind 2 Roseolen umringt worden, so daß frische Ausschläge, falls sie auftreten, erkannt werden können.

96

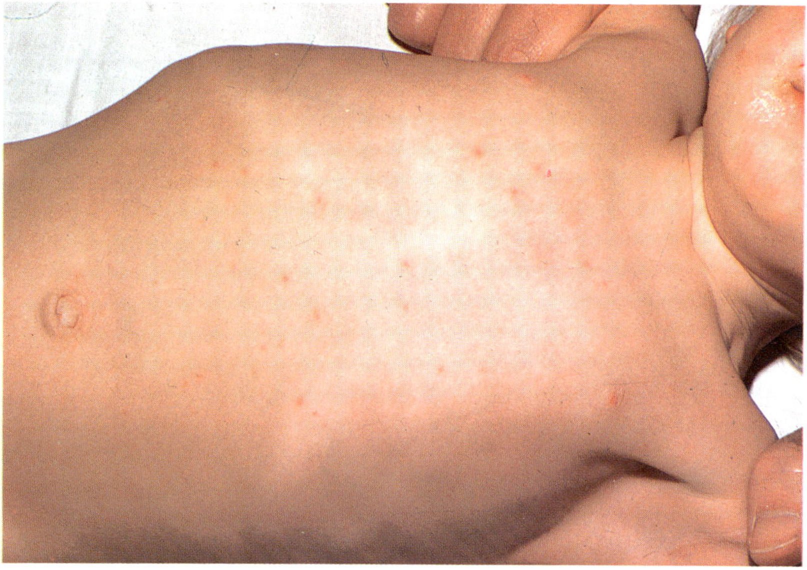

97

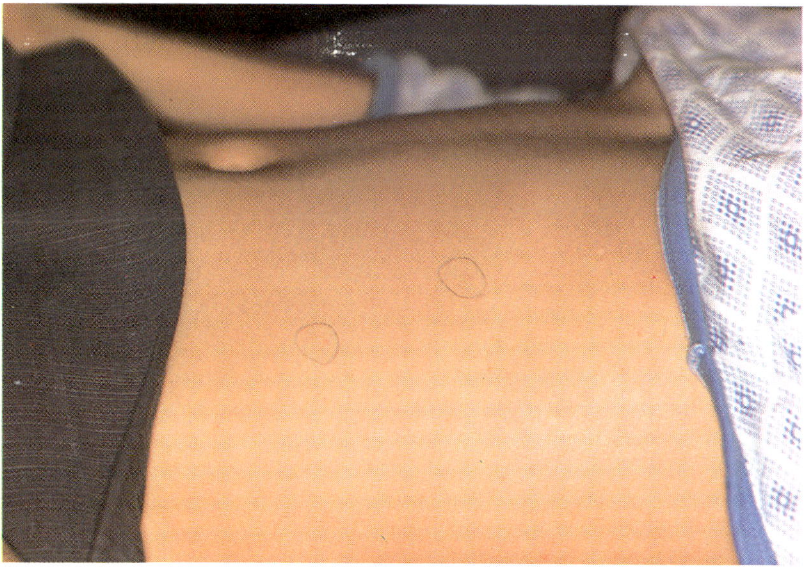

98 Nahaufnahme von Roseolen. Roseolen bestehen aus rosafarbenen Flecken oder Papeln, 2-4 mm im Durchmesser. Auf Druck blassen sie ab. Ein Tropfen Öl auf eine Roseole verstärkt die Intensität der Farbe und macht sie auffälliger.

99 Abdomen bei Typhus abdominalis. Während der ersten Krankheitswoche klagen die meisten Patienten über einiges Unbehagen im Leib. Bei fortschreitendem Prozeß wird der Leib aufgetrieben und ist bei Palpation empfindlich und gespannt.

Bei etwa einem Drittel der Fälle weicht die anfängliche Verstopfung einer Diarrhö.

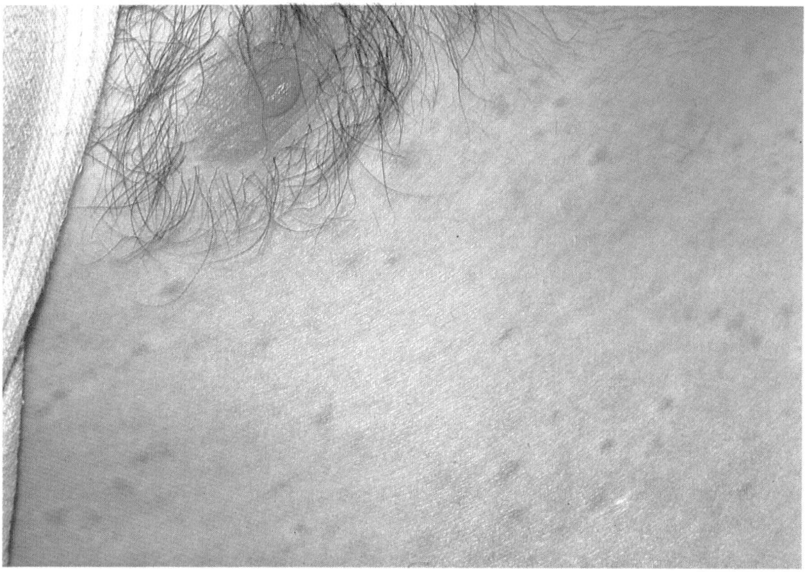

99

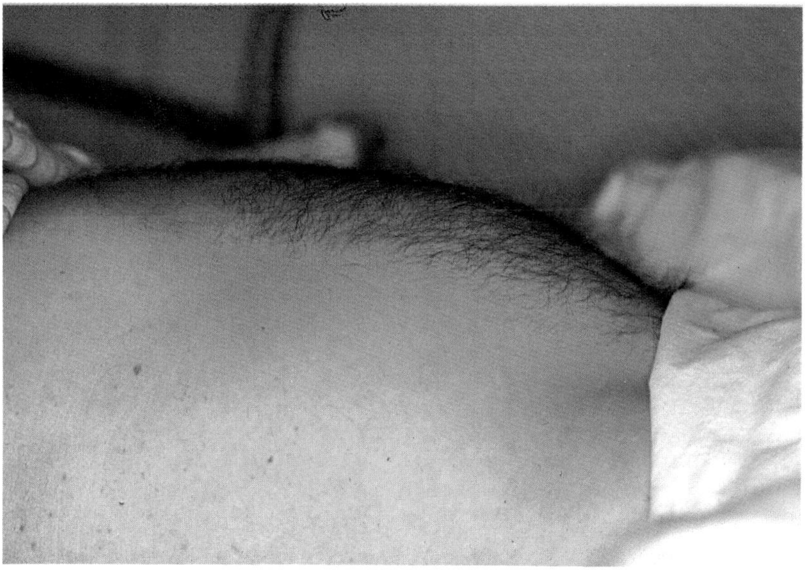

Komplikationen von Typhus und Paratyphus und anderer Salmonellainfektionen

100 Röntgen-Leeraufnahme des Abdomens bei paralytischem Ileus. In der 2. oder 3. Woche des Typhus abdominalis kann der Kranke einen paralytischen Ileus entwickeln mit zunehmender Auftreibung des Leibes und ständigem Erbrechen. Eine Röntgen-Leeraufnahme des Abdomens kann erweiterte Darmschlingen mit Flüssigkeitsspiegeln zeigen. Diese Komplikation reagiert gewöhnlich auf die interne Standardbehandlung mit Absaugen des Magensekrets und intravenöser Infusion, um das Wasser- und Elektrolytgleichgewicht aufrechtzuerhalten.

101 Ulzerierte Peyersche Plaques. Während der 1. Woche des Typhus abdominalis schwellen die Peyerschen Plaques im Dünndarm an und werden hyperämisch. Das lymphoide Gewebe ist infiltriert von einer großen Anzahl von Makrophagen, die aus dem retikulo-endothelialen System stammen. Die dazwischenliegende Mukosa erscheint im allgemeinen normal, sie kann aber auch akut entzündet sein.

In schweren Fällen wird das lymphoide Gewebe nekrotisch, und es bildet sich ein Schorf, der sich während der 3. Krankheitswoche abstößt, um ein charakteristisches Geschwür zu hinterlassen. Diese Geschwüre sind am häufigsten im terminalen Ileum und liegen in der Längsachse des Darms. Die Mehrzahl ist auf die Mukosa oder Submukosa beschränkt, einige Geschwüre durchdringen jedoch Muskulatur und Serosa und führen zu Blutung und Perforation. Im günstigen Falle heilen die Geschwüre durch Granulation mit geringer Narbenbildung.

102 Histologie des Darms bei Typhus abdominalis (HE-Färbung). Viele große, runde, mononukleäre Zellen sind vorhanden. Diese modifizierten Histiozyten haben ein breites Zytoplasma und werden zuweilen als »Typhus-Zellen« bezeichnet. Außerdem finden sich mäßig viele Lymphozyten. Polymorphkernige Leukozyten sind dagegen selten. (A = „Typhus-Zelle", B = Lymphozyt)

103 Leeraufnahme der Gallenblase. Dem akuten Typhus kann eine chronische Gallenblasenentzündung folgen. Diese geht oft mit einer Cholelithiasis einher mit folgendem chronischen Ausscheiden von Typhusbakterien. Die alleinige Cholezystektomie beseitigt in 68-90% die chronische Stuhlausscheidung von Typhusbakterien. Eine akute Cholezystitis findet sich bei weniger als 2% der Typhuskranken. Sie ist häufiger bei Frauen, insbesondere älteren und dicken Frauen.

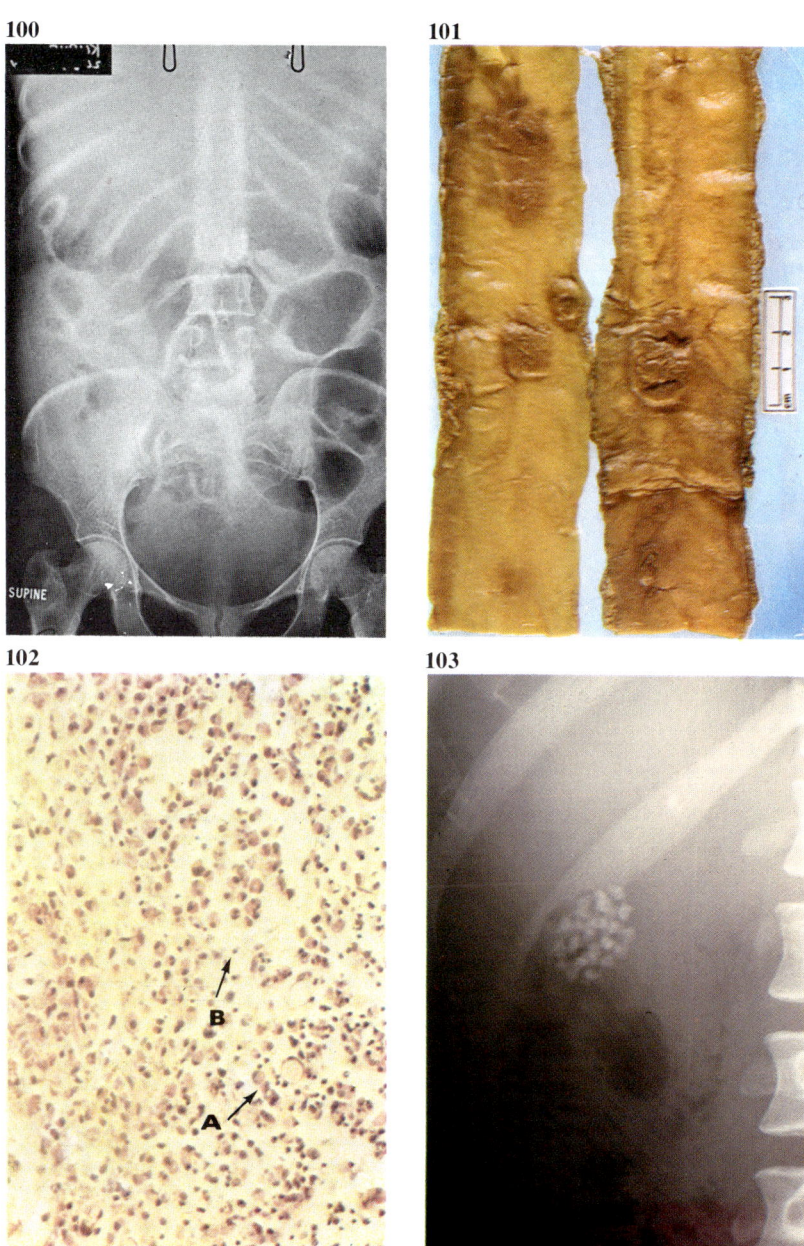

104   Fieberkurve. Reaktion auf Behandlung mit Chloramphenicol. Das Fieber fällt langsam lytisch über eine Zeit von 3 oder 4 Tagen ab.

105   Fieberkurve. Kombinierte Behandlung mit Chloramphenicol und Kortikosteroiden. Bei schwerkranken Typhuspatienten kann eine Kombination von Chloramphenicol und Kortikosteroiden einen plötzlichen Temperaturabfall und eine dramatische Besserung des Allgemeinbefindens herbeiführen. Hohe Dosen dieser Kombination können einen überstürzten Fieberabfall auf ein unternormales Niveau mit begleitender Kreislaufstörung verursachen, jedoch ergibt sich dieses Problem bei mittlerer Dosierung selten. Das Risiko einer Verschlimmerung oder Auslösung von Blutung und Perforation erscheint theoretisch.

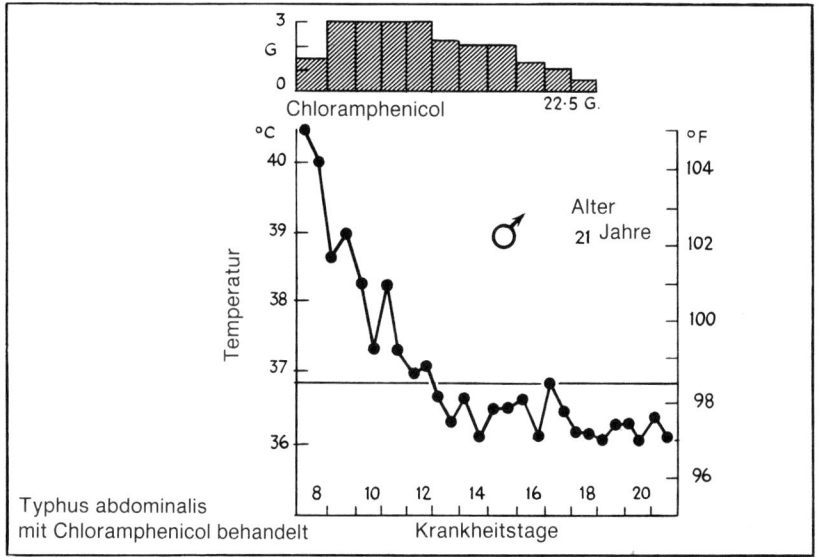

Chloramphenicol
22·5 G.

°C / °F

40 / 104
39 / 102
38 / 100
37 / 98
36 / 96

Temperatur

♂ Alter 21 Jahre

8 10 12 14 16 18 20

Krankheitstage

Typhus abdominalis
mit Chloramphenicol behandelt

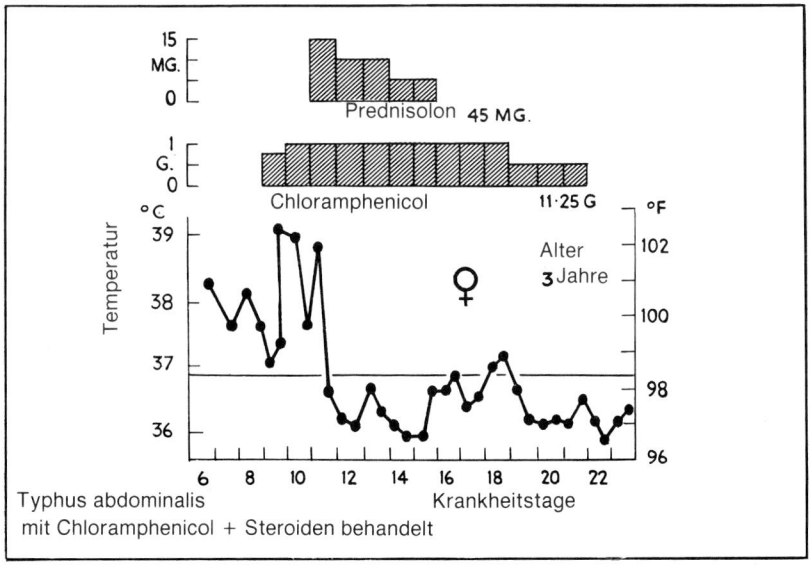

15 MG. 0
Prednisolon 45 MG.

1 G. 0
Chloramphenicol 11·25 G

°C / °F

39 / 102
38 / 100
37 / 98
36 / 96

Temperatur

♀ Alter 3 Jahre

6 8 10 12 14 16 18 20 22

Krankheitstage

Typhus abdominalis
mit Chloramphenicol + Steroiden behandelt

106   Fieberkurve. Rückfall und Behandlung. Die Rückfallsrate bei unbehandeltem Typhus abdominalis schwankt zwischen 5-15%. In Fällen, die weniger als 14 Tage mit Chloramphenicol behandelt wurden, ist die Rückfallsrate stark erhöht und kann 50% übersteigen. Wird Chloramphenicol längere Zeit gegeben, erleiden weniger als 10% einen Rückfall.

Rückfälle treten in der Regel 7-10 Tage nach Normalisierung der Temperatur auf, sie sind aber bei mit Chloramphenicol behandelten Kranken oft verspätet und selbst nach 3 Wochen normaler Temperatur noch beobachtet worden. Rückfälle sind im allgemeinen milder und kürzer als die erste Attacke, sie können aber letal ausgehen. Die Krankheit verläuft nach einem ähnlichen Muster wie die primäre Erkrankung, und Roseolen können wieder erscheinen.

107   Wirbelsäule bei Typhus abdominalis. Röntgenbild der Lumbalwirbelsäule – anteroposteriore Ansicht. Osteomyelitis und Arthritis sind seltene Komplikationen des Typhus abdominalis. Periostitis kann in der späten Rekonvaleszenz auftreten und betrifft gewöhnlich Tibia und Rippen. Es können sich Abszesse bilden, die Salmonella typhi enthaltenden Eiter absondern.

Osteomyelitis der Wirbelsäule kann einer Erkrankung an Typhus abdominalis folgen. In einigen Fällen wird sie direkt durch Typhusbakterien verursacht, in anderen aber ist eine Sekundärinfektion mit dem Tuberkelbazillus verantwortlich. Die a.p. Ansicht zeigt die Einbeziehung von L_4 und L_5.

106

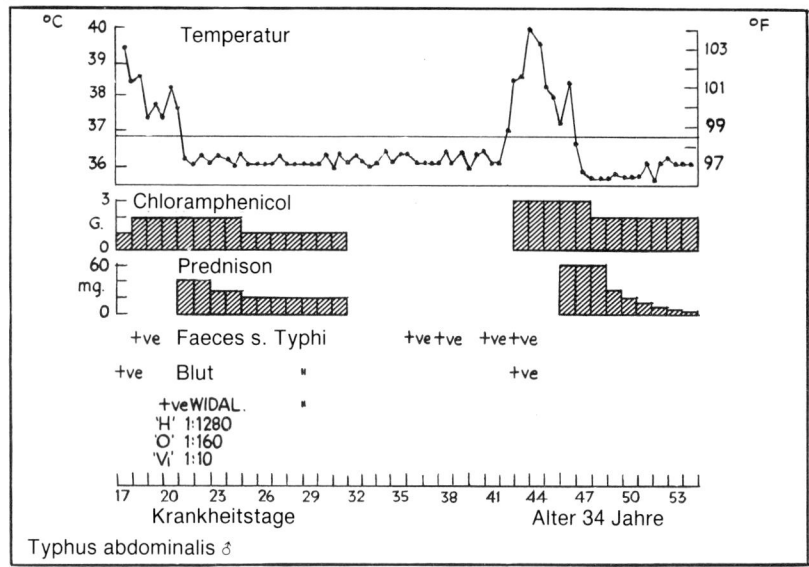

	°C						°F

Temperatur

Chloramphenicol
G.

Prednison
mg.

+ve Faeces s. Typhi   +ve +ve   +ve +ve

+ve Blut   "   +ve

+ve WIDAL.   "
'H' 1:1280
'O' 1:160
'Vi' 1:10

Krankheitstage   Alter 34 Jahre

Typhus abdominalis ♂

107

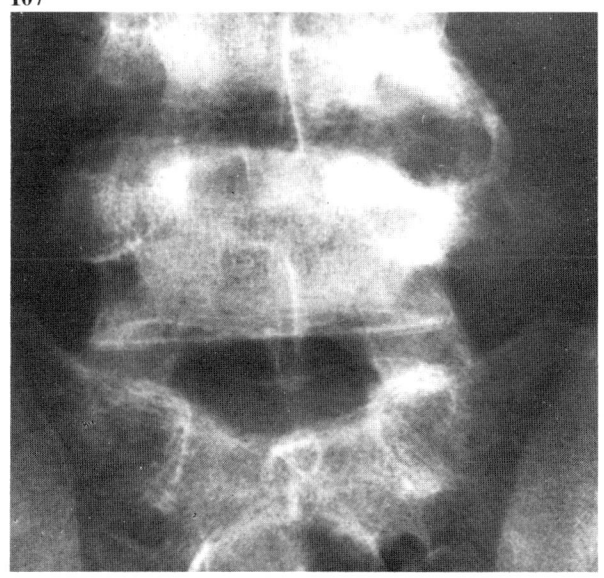

91

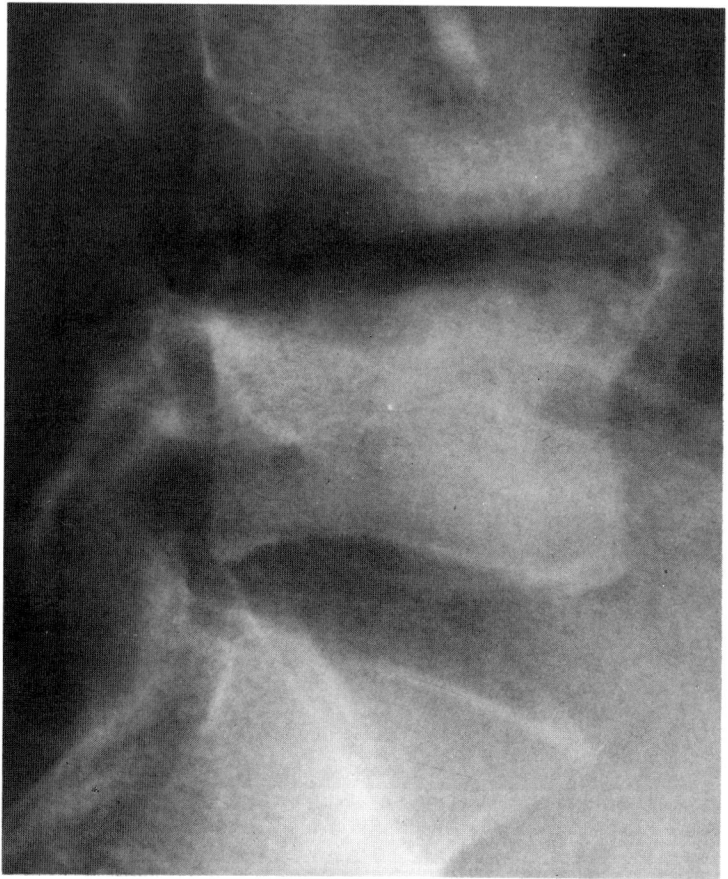

108 Wirbelsäule bei Typhus abdominalis. Röntgenbild der Lumbalwirbelsäule. Seitenansicht. Diese Ansicht der Wirbelsäule zeigt Entkalkungszonen und unregelmäßige Ablagerungen von neugebildetem Knochen im 5. Lumbalwirbel eines Patienten mit Typhus-abdominalis-Infektion.

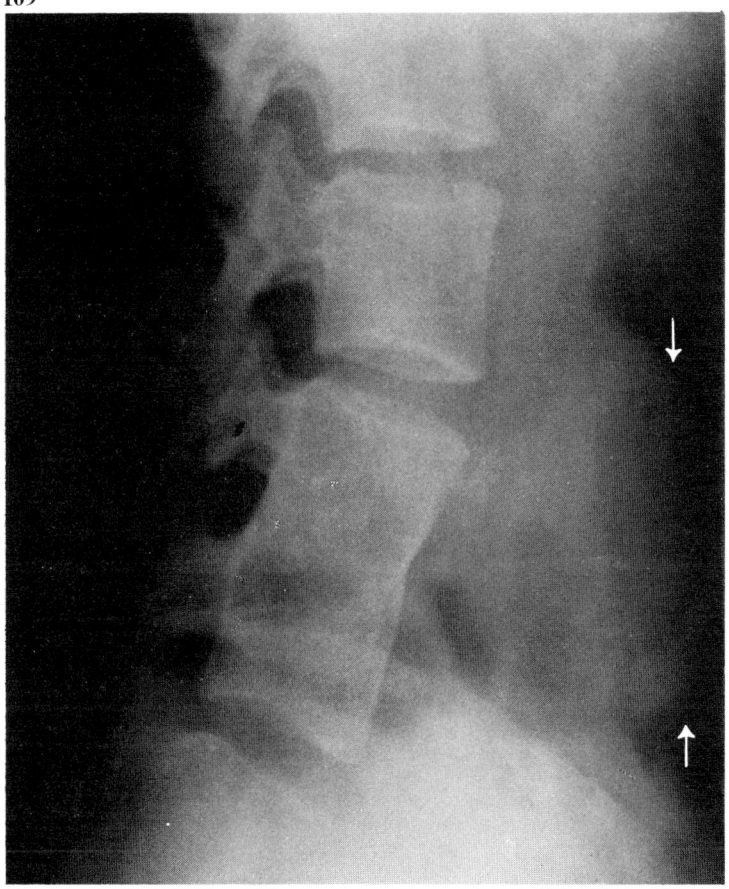

109 Osteomyelitis der Wirbelsäule und Psoasabszeß bei Paratyphus B.
Eine Infektion mit Paratyphus B führt eher zu einem eitrigen Prozeß, wie
z. B. einer Osteomyelitis, als Paratyphus A. Die Seitenansicht der Lumbalwirbelsäule zeigt einen großen Psoasabszeß, der von einer Para-
typhusinfektion von L_4 und L_5 seinen Ausgang nahm. Die Wirbelkörper
sind zusammengesintert. Obwohl die Paratyphuserkrankung viele Jahre
zurücklag, wurde der Keim interoperativ aus dem Eiter isoliert. (Die
Pfeile zeigen auf den Abzeß.)

110   Sichelzellanämie mit Paratyphus-Osteomyelitis. Kranke mit Sichelzellerkrankung sind besonders anfällig für Salmonellainfektionen des Knochens. Eine Salmonellainfektion kommt gewöhnlich bei Kindern vor. Im allgemeinen betrifft sie die langen Knochen, und sie kann mehr als einen befallen.

Das Röntgenbild zeigt die charakteristischen Veränderungen der Osteomyelitis von Radius und Ulna bei einem Kleinkind mit Paratyphus-B-Infektion. Beachte die fleckförmige Entkalkung und die periostale Reaktion.

111   Sichelzellerkrankung mit Osteomyelitis, die eine Nahrungsmittelvergiftung kompliziert. Röntgenbild der Tibia. Eine Osteomyelitis kann bei Patienten mit Sichelzellerkrankung eine Nahrungsmittelvergiftung komplizieren, die Diagnose ist nicht leicht, aber die Möglichkeit sollte immer dann erwogen werden, wenn ein Patient mit Sichelzellanämie im Anschluß an eine Nahrungsmittelvergiftung durch Salmonellen weiterbestehendes Fieber und örtliche Schmerzen hat. Blutkulturen können den Einbruch in die Blutbahn nachweisen. Es können jedoch 3 oder mehr Wochen vergehen, bevor röntgenologische Veränderungen entdeckt werden.

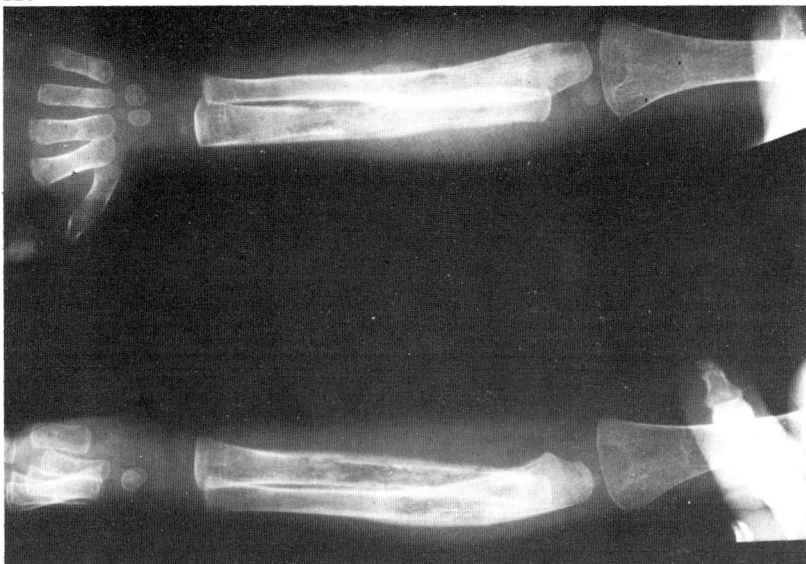

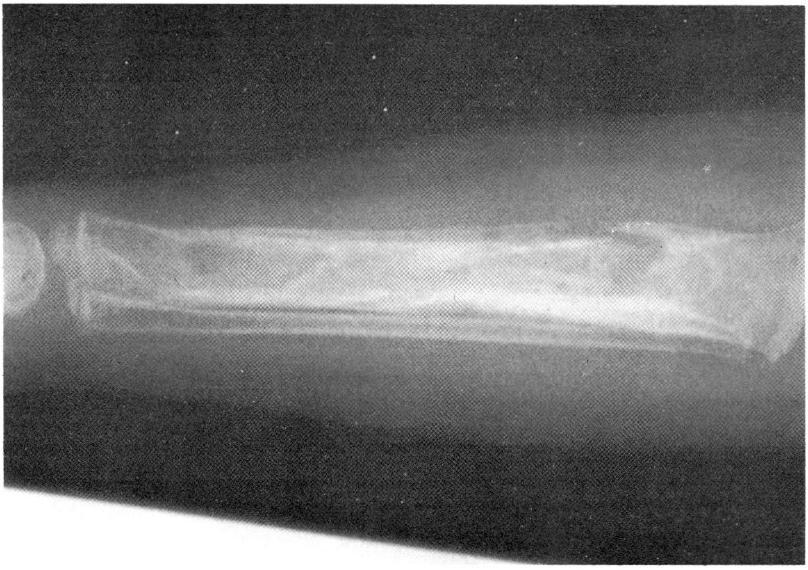

Gastroenteritis

Eine Gastroenteritis kann jede Altersgruppe befallen, aber die Krankheit verläuft am schwersten bei Kleinkindern, unter denen auch die meisten Todesfälle auftreten. In vielen Fällen ist es nicht möglich, einen bakteriellen Erreger anzuzüchten oder ein Virus nachzuweisen, gegen das eine Antikörperreaktion stattgefunden hat. Einige Ausbrüche gehen zurück auf spezielle, enteropathogene Stämme von E. coli. Diese Art von Gastroenteritis ist besonders häufig bei Kindern im Alter unter 2 Jahren und breitet sich sehr rasch in Heimen aus. Campylobacter-Keime, vibrioartige, gramnegative, mikroaerophile Bakterien, sind eine andere, sehr häufige Ursache von Gastroenteritis bei allen Altersklassen.

112 Elektronenoptische Aufnahme von Rotaviren. Durch Elektronenmikroskopie sind eine Reihe verschiedener Viren im Stuhl von Gastroenteritis-Patienten entdeckt worden. Die häufigsten sind vielleicht Rotaviren, doppelsträngige RNS-Viren mit elektronenoptisch typischer Radspeichenstruktur. Die Rotavirus-Gastroenteritis ist besonders häufig bei Kindern im Alter zwischen 6 Monaten und 2 Jahren. Sie kann jedoch auch ältere Kinder und Erwachsene betreffen.

113 Geringe Dehydratation. Weißes Kind. Bei geringer Dehydratation kann es Verluste bis zu 5% des Körpergewichts geben. Der Säugling ist reizbar und schreit kläglich. Als eine Folge der Vasokonstriktion ist die Haut blaß, aber die Lippen bleiben aufgrund der Hämokonzentration hellrosa.

114 Geringe Dehydratation. Schwarzes Kind. Die klinischen Symptome sind sehr ähnlich, jedoch kontrastiert die Farbe der Lippen nicht so lebhaft mit der schwarzen Haut.

112

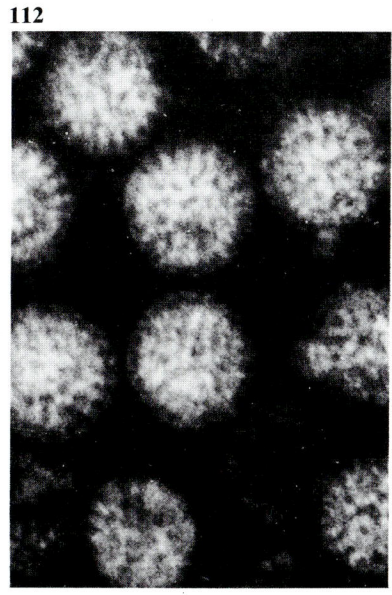

113

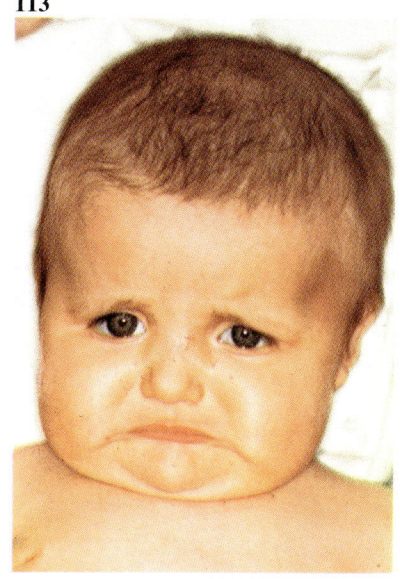

114

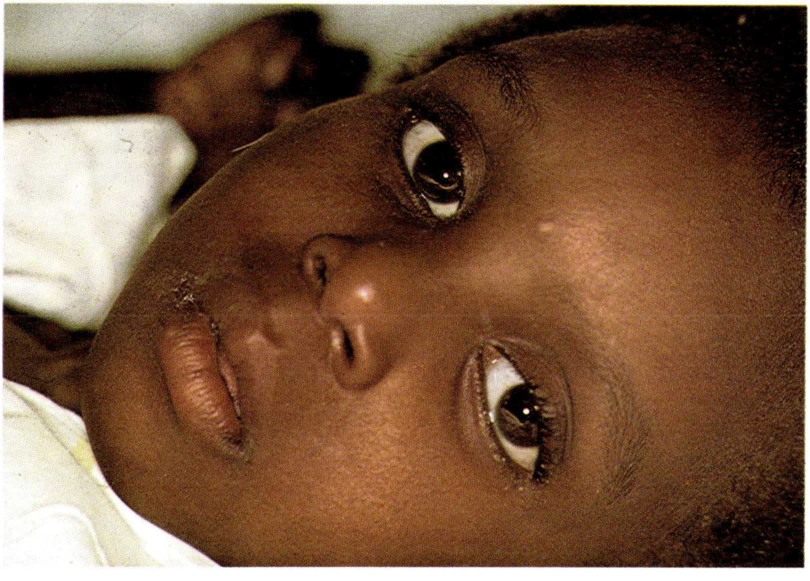

115 Mäßige Dehydratation. Indisches Kind. Bei mäßiger Dehydratation können bis zu 10% des Körpergewichtes verlorengehen. Blässe ist noch ein auffälliges Symptom, aber die Reizbarkeit weicht mit Zunahme der Austrocknung einer Apathie. Aus dem Retroorbitalfett geht Wasser verloren. Die Augen sinken ein. Die Fontanelle ist eingezogen und der Mund rissig.

116 Mäßige Dehydratation. Indisches Kind. Die Haut verliert Turgor und Elastizität. Wird eine Hautfalte angehoben und dann losgelassen, so vergeht sie normalerweise unmittelbar, bei Dehydratation vergeht sie sehr langsam. Dieses Phänomen kann man deutlich an der vorderen Bauchwand des Kindes sehen. Beachte die faltige Haut.

115

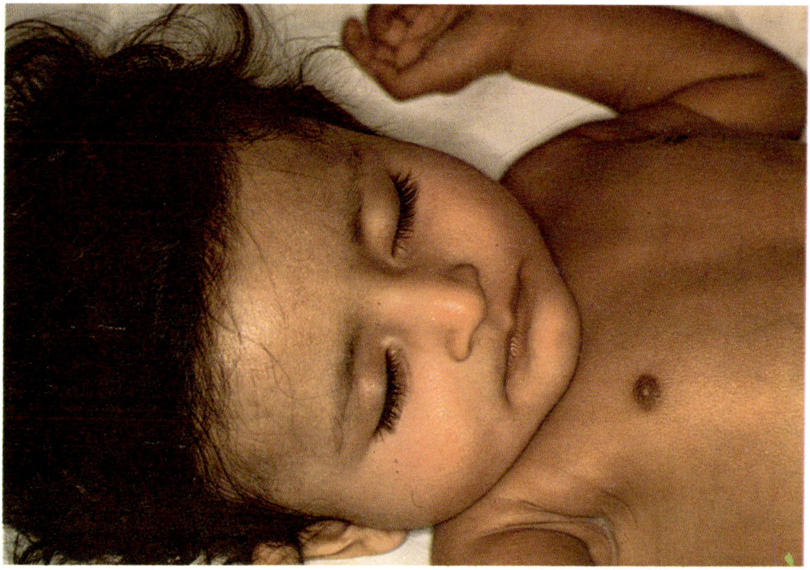

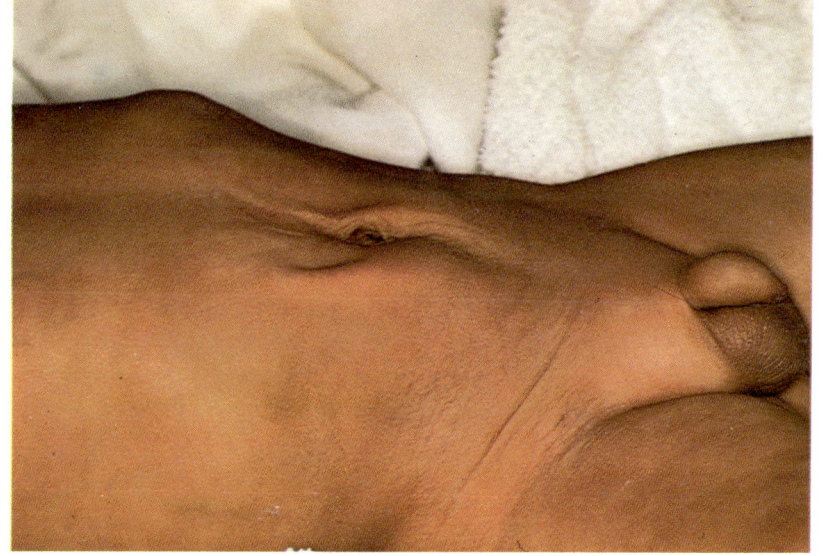

116

117 und 118   Schwere Dehydratation. Weißes Kind. Bei äußerster Austrocknung, wenn 10-15% des Körpergewichts verlorengegangen sind, überwiegt der periphere Kreislaufkollaps. Das Kind ist schlaff und apathisch. Die Extremitäten fühlen sich eiskalt an. Die peripheren Pulse fehlen. Benommenheit weicht Koma. Schließlich liegt das Kind wie tot, die Augäpfel nach oben gedreht und das Weiß der Skleren sichtbar zwischen den halbgeschlossenen Augenlidern. Immer kommt es zu einer Oligurie, und der Blutharnstoff steigt rasch an. Blutungen in den Magen-Darm-Trakt können auftreten. Gewöhnlich besteht eine Azidose. Die Sterblichkeitsrate beträgt bei so schwer dehydrierten Patienten 50%.

117

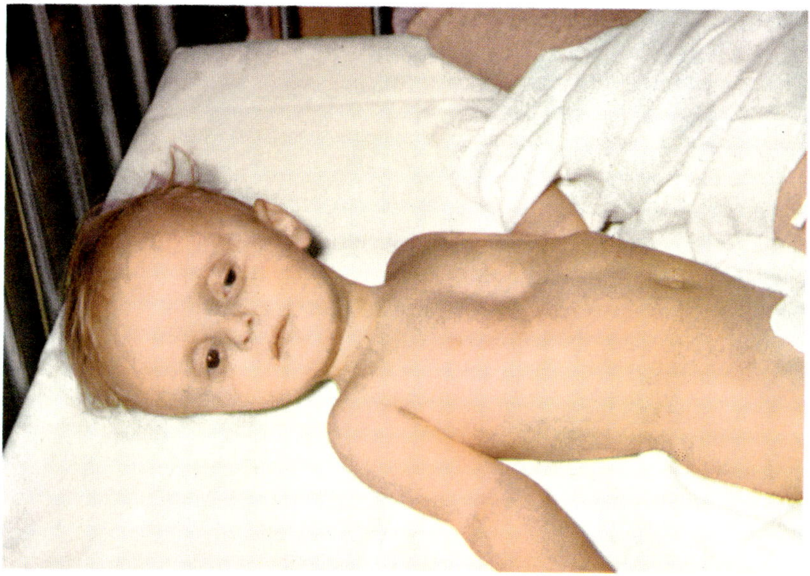

118

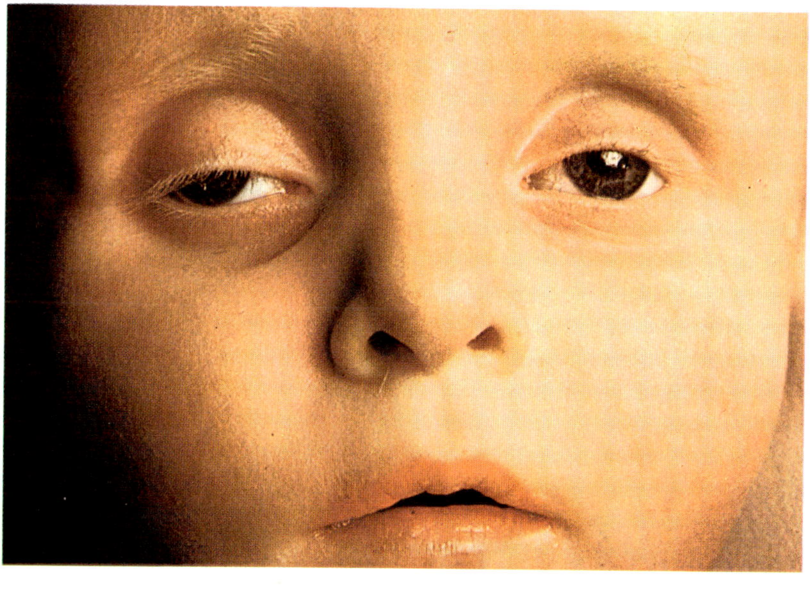

119   Hypernatriämie – Konjunktivalinjektion. Eine hypernatriämische Dehydratation kann klinisch vermutet werden, wenn ein ausgetrocknetes Kind ungewöhnlich reizbar ist und eine Nackensteifigkeit hat. Krämpfe sind in dieser Gruppe häufig, besonders dann, wenn die Dehydratation rasch mit hypotonischen Infusionen ausgeglichen wird. Bleibender Hirnschaden oder Tod können die Folge sein. Konjunktivalinfektion ist ein häufiger Befund bei diesen Patienten. Die Diagnose sollte durch Bestimmung der Elektrolytwerte im Serum bestätigt werden.

120   Marasmus als Folge einer Gastroenteritis bei einem indischen Säugling. Bei schwerer Gastroenteritis kann der Säugling jede Art von oraler Fütterung verweigern und in ein chronisches Stadium der Dehydratation und des Gewichtsverlusts infolge Unterernährung kommen. Trotz intravenöser Ernährung bleibt die Sterblichkeit hoch, wechselnd zwischen 10-50% bei verschiedenen Ausbrüchen. Zeitlich begrenzte Laktoseintoleranz ist nach schwerer Gastroenteritis nicht ungewöhnlich. Bei solchen Kranken verursacht die Wiedereinführung von Milch in die Diät eine erneute Durchfallperiode.

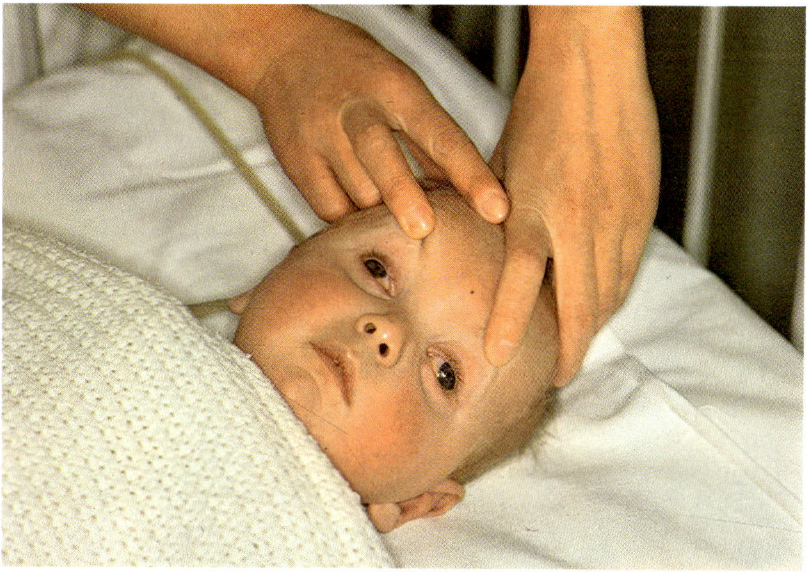

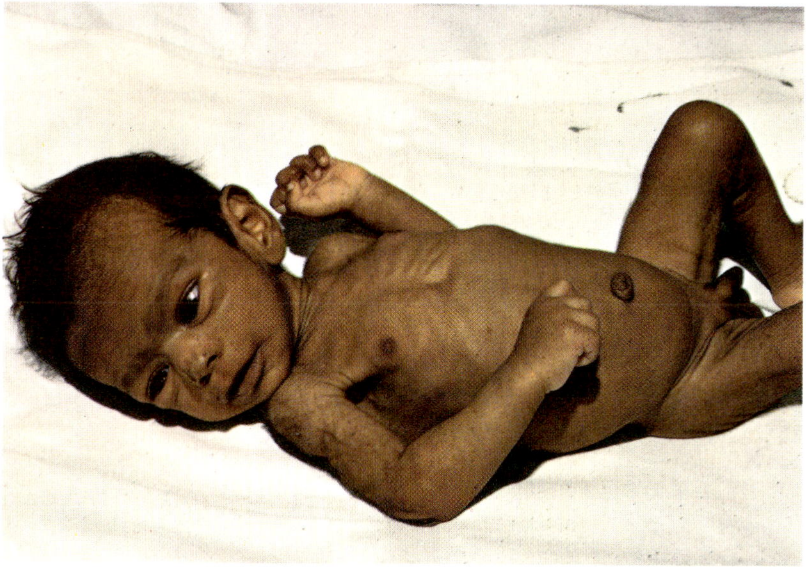

Diphtherie

Corynebacterium diphtheriae, der ursächliche Keim der Diphtherie, bildet ein starkes Exotoxin, das am Ort der Infektion, an der Oberfläche des Körpers, resorbiert wird und zum Herzen und Nervensystem gelangt, wo es schwere Schaden verursachen kann. Menschliche Krankheitsfälle oder Bakterienträger sind die einzige Infektionsquelle. Die Ausbreitung erfolgt bei engem Kontakt in der Schule oder zu Hause, wobei der Keim in Tröpfchen oder an kontaminierten Gebrauchsgegenständen weitergegeben wird. Die klinischen Erscheinungen wechseln mit Ort und Ausmaß der örtlichen Absiedlung und mit dem Grad des Toxinschadens an empfänglichen Organen.

Keim

121 Corynebacterium diphtheriae mitis (Albertsche Färbung eines Ausstriches). C. diphtheriae ist ein schlankes, unbewegliches, nicht sporenbildendes, grampositives Bakterium von 3-5 µm Länge. Es kann in 3 Typen unterteilt werden: mitis, intermedius und gravis, entsprechend a) des Aussehens der Kolonien auf Blut-Tellurit-Agar, b) der biochemischen Reaktionen und c) der Färbeeigenschaften.

Bei der Färbung nach der Methode von Albert sind häufig ungleiche und metachromatische Körnchen vorhanden. Diese können bipolar liegen oder unregelmäßig über das Protoplasma verstreut sein. Pleomorphismus ist die Regel. Im Gegensatz dazu sind diphtheroide Bakterien im Aussehen viel gleichmäßiger. Jedoch kann man sich auf das morphologische Aussehen nicht verlassen, um einen Typ des Diphtherie-Bakteriums vom anderen oder Diphtheriebakterien von Diphtheroiden zu unterscheiden. Dazu müssen kulturelle und biochemische Eigenschaften berücksichtigt werden.

122 Corynebacterium diphtheriae gravis (Kulturausstrich). Die Anordnung der Diphtheriebakterien ist unterschiedlich. Man findet sie einzeln oder in Gruppen. In Gruppen pflegen die Keime in Winkeln zueinander angeordnet zu sein, wahrscheinlich als Ergebnis einer unvollständigen Trennung im Augenblick der Teilung. Sie gleichen den Buchstaben L oder V, und die Kombinationen haben Ähnlichkeit mit chinesischer oder Keilschrift.

121

122

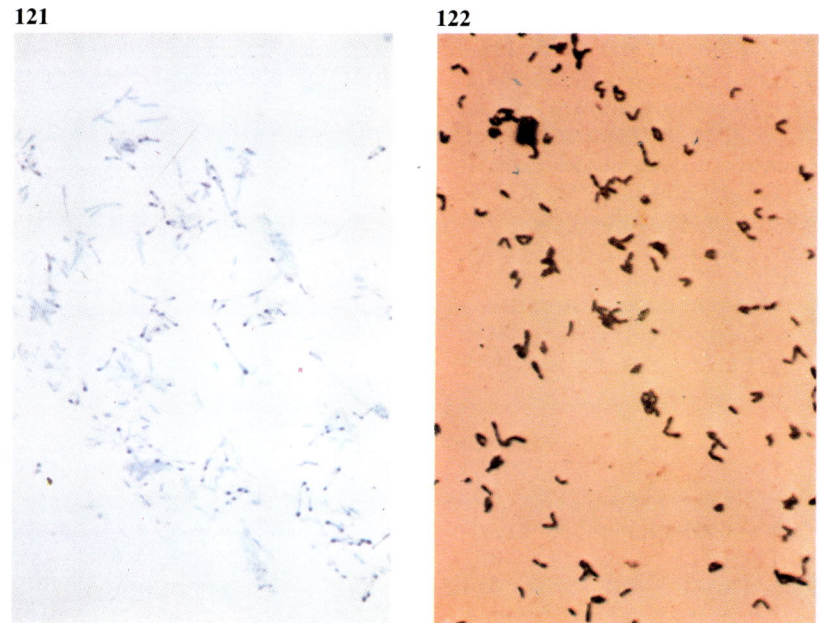

123 Kolonien von C. diphtheriae gravis auf McLeod-Nährboden (x 4,4). Auf McLeods-Schokoladen-Tellurit-Agar bilden die 3 Typen charakteristische Kolonien. Mitis-Kolonien sind schwarz, glänzend und kuppelförmig; Intermedius hat spitze, stecknadelkopfgroße Kolonien; Gravis hat stumpfmatte Kolonien mit zentraler Kuppel und gezacktem Rand, so daß sie wie Gänseblümchen aussehen.

Corynebacterium diphtheriae spaltet Glukose, nicht dagegen Saccharose. Allein der Gravis-Typ fermentiert Stärke.

Diphteriebakterien können serologisch in viele Untertypen unterteilt werden und lassen sich mittels Bakteriophagen in wenigstens 19 Typen einordnen. Einige Mitis-Stämme sind avirulent, können jedoch unter dem Einfluß von Bakteriophagen dazu gebracht werden, Exotoxin zu bilden.

124 Elek-Schale. Giftbildende Stämme lassen sich durch einen Geldiffusionstest identifizieren. Ein Streifen Filterpapier, das mit Antitoxin getränkt ist, wird auf den Kulturnährboden gelegt, und Diphtheriebakterien werden auf der Oberfläche im rechten Winkel zu dem Papier ausgestrichen. Toxin von den Diphtheriebakterien diffundiert seitlich der Ausstriche, und Antitoxin diffundiert vom Filterpapier. Eine dünne, weiße Präzipitatslinie markiert den Ort, wo Antitoxin sich mit Toxin verbindet. Diese Methode ist nicht so zuverlässig wie die In-vivo-Teste auf Virulenz.

In der abgebildeten Elek-Schale sind die 2 äußeren Keime nicht giftbildend, die inneren 2 sind bekannte giftbildende Stämme. Der mittlere Keim wird gegen diese als Kontrollen geprüft. Die übereinstimmende Reaktion läßt sich ablesen aus den Linien, die einerseits der vermutete Stamm, andererseits die 2 giftbildenden Stämme erzeugt haben. Die nicht giftbildenden äußeren Keime geben keine Reaktion.

125 Virulenzteste am Kaninchen. Kaninchen und Meerschweinchen sind hochempfänglich für Diphtherietoxin und können verwendet werden, um Stämme auf ihre Virulenz zu untersuchen. Die geringste tödliche Dosis wird bestimmt, indem man verschiedene Verdünnungen des Giftes subkutan injiziert, und die geringste reagierende Dosis wird festgelegt durch intradermale Inokulation. Gravis- und Intermedius-Stämme sind fast immer virulent, während Mitis-Stämme oft avirulent sind. Zwei Tage nach Inokulation zeigen sich auf der Haut eines Kaninchens einige positive Reaktionen, die meisten sind jedoch negativ.

123

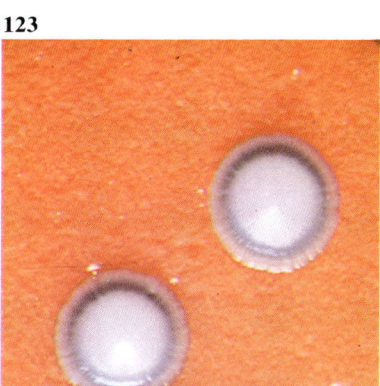

124

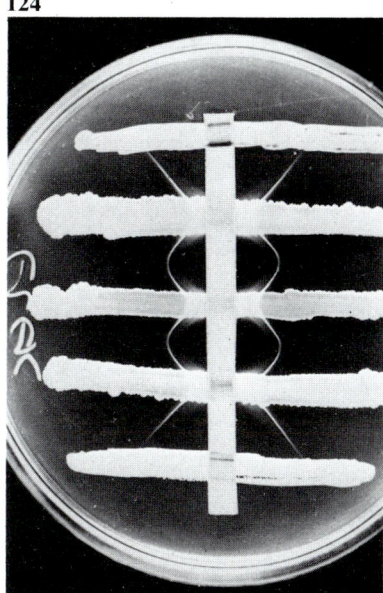

125

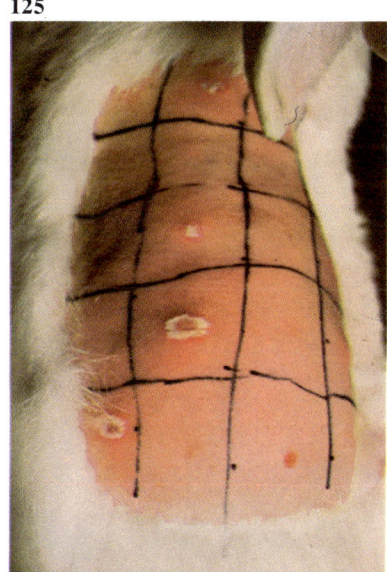

Klinische Symptome

126 Nasendiphtherie. Die Möglichkeit einer Diphtherie oder eines Fremdkörpers sollte immer dann in Erwägung gezogen werden, wenn ein Kind einen einseitigen, blutiggefärbten Nasenausfluß hat. Bei vorderer Nasendiphtherie kann die Haut um das Nasenloch oder an der Oberlippe aufgerissen sein und eine Membran- oder Krustenbildung in der Nase sichtbar werden.

Die Toxinresorption ist gering, so daß keine Lebensbedrohung besteht. Es werden jedoch große Mengen von Diphtheriebakterien ausgeschieden, so daß diese Kranken eine Bedrohung für andere sind.

127 „Cäsarenhals"-Diphtherie. Eine ausgedehnte Rachendiphtherie ist infolge Lymphknotenvergrößerung und Ödem des umgebenden Gewebes immer von einer erheblichen Halsschwellung begleitet. Die Schwellung fühlt sich derb an, und es ist schwierig, die einzelnen Lymphknoten zu palpieren. Es bestehen nur geringfügige Schmerzen.

128 Unterscheidung zwischen Mumps und „Cäsarenhals"-Diphtherie. Unterläßt man bei einem Kinde mit „Cäsarenhals"-Diphtherie die Inspektion des Rachens, so kann das zu der Fehldiagnose Mumps führen. Das Diphtherie-Kind sieht blaß, schlaff und toxisch aus, während das Mumps-Kind verhältnismäßig wohl aussieht. Außerdem liegt die Schwellung bei Mumps höher als die bei Diphtherie und füllt gewöhnlich die Grube hinter dem Unterkieferwinkel aus. Die sorgfältige Betrachtung des Rachens entscheidet die Diagnose.

126

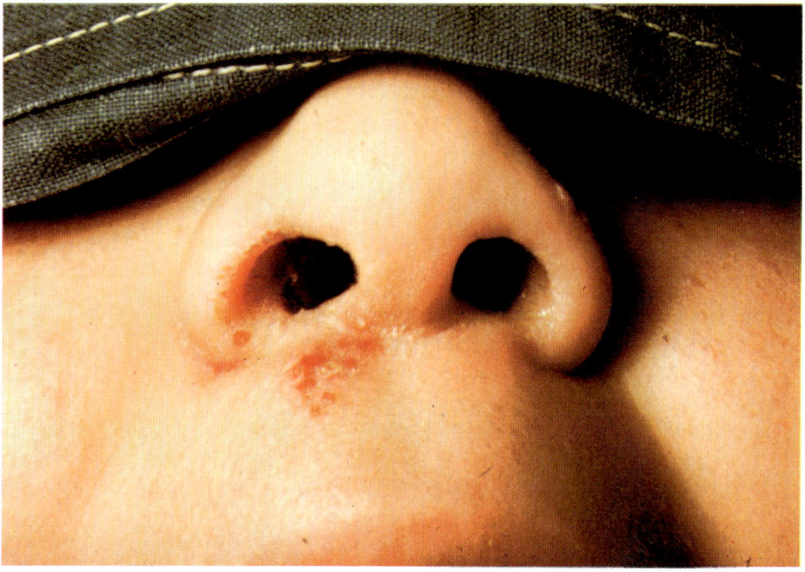

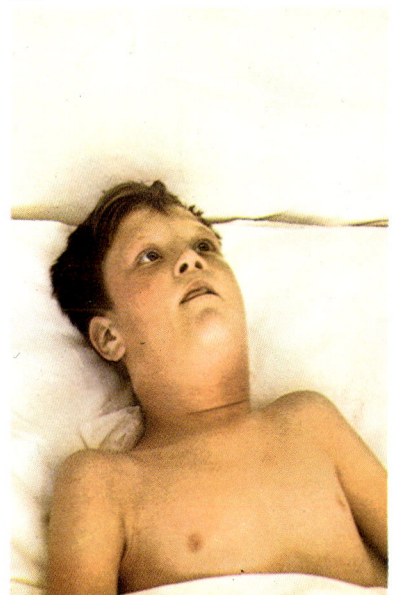

127

128

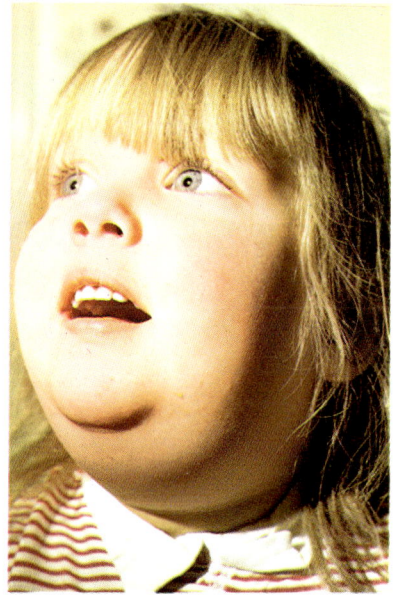

129 Tonsillardiphtherie. Die Membranbildung beschränkt sich auf die Tonsillen, von wo aus eine mäßige Toxinresorption erfolgt. Die Krankheit beginnt mit einem Stippchen auf einer Mandel, um sich auszubreiten und in der Regel beide Mandeln zu befallen. Der Belag ist elfenbeinweiß oder graugelb gefärbt. Sein Ende ist gefältelt, aber scharf begrenzt und von einem schmalen Entzündungssaum umgeben. Das Kind ist lustlos und abgeschlagen, aber es braucht nicht über Halsschmerzen zu klagen, und die Krankheitsursache kann übersehen werden. Fieber fehlt oder ist nur gering vorhanden.

130 Schwere Rachendiphtherie. Bei schwerer Diphtherie kann der Belag besonders an den sich ausbreitenden Enden dünn und durchscheinend sein. Die älteren Membranteile sind gewöhnlich graugelb. Hat jedoch eine Blutung stattgefunden, so kann die Membranfarbe nach grün oder schwarz wechseln.

Der Belag haftet fest. Eine zwangsweise Entfernung verursacht eine leichte Blutung. Die darunterliegende Mukosa ist nicht ulzeriert, und der Belag bildet sich nach 24 Stunden neu. Der Schlund ist ödematös.

131 Ausbreitung des Belags bei Rachendiphtherie. Der Belag breitet sich schnell von den Mandeln über den weichen Gaumen auf Uvula und über den Rachenrand in den Nasopharynx aus.

Das Toxin wird rasch resorbiert, die Allgemeinerscheinungen sind schwer mit Wachsblässe, äußerster Abgeschlagenheit und Bewußtseinstrübung, die bis zum Stupor fortschreitet. Die Körpertemperatur kann subnormal sein, und der Tod kann plötzlich infolge Kreislaufversagens eintreten.

129

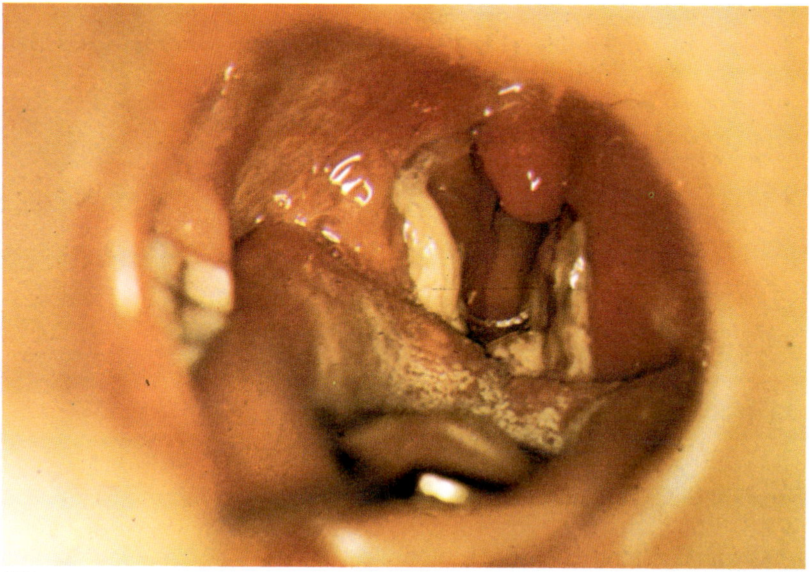

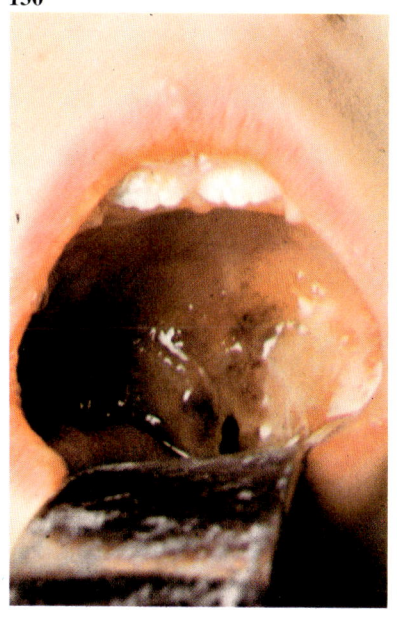

130

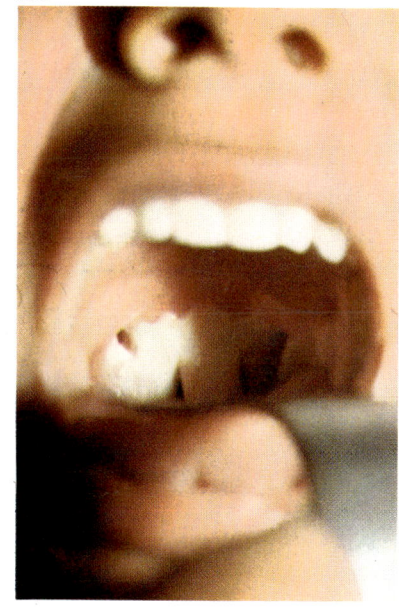

131

132 Anginöser Verlauf der Mononucleosis infectiosa. Der anginöse Verlauf einer infektiösen Mononukleose kann ein sehr ähnliches Bild wie die Diphtherie bieten, jedoch behält das Exsudat in der Regel seine strahlendweiße Farbe und breitet sich nicht über die Tonsillen hinaus aus. Trotz des alarmierenden Exsudats auf den Mandeln bleibt der Allgemeinzustand des Kranken gut. Generalisierte Lymphdrüsenvergrößerung und Splenomegalie weisen auf die richtige klinische Diagnose hin, welche durch den Nachweis charakteristischer mononukleärer Zellen im Blut und einen positiven Paul-Bunnell-Test bestätigt wird.

133 Larynxdiphtherie. Larynxdiphtherie kann primär auftreten oder sekundär nach Rachendiphtherie. Die Toxinresorption ist gering, und die Krankheit wird beherrscht von der respiratorischen Obstruktion durch Membranbildung. Wenn die Atmung schwieriger wird, werden die Hilfsmuskeln eingesetzt. Die weichen Teile der Brustwand und die Supraklavikulargruben sind eingezogen. Das Kind wird ruhelos, ängstlich und ringt nach Luft. Schließlich kann die schwere Muskelanstrengung nicht länger ertragen werden, das Kind fällt erschöpft zurück, und der Tod folgt rasch.

Die Diagnose der Larynxdiphtherie ist leicht, wenn ein Belag im Pharynx sichtbar ist, bietet aber Schwierigkeiten, wenn das nicht der Fall ist. Virusbedingte Laryngitiden sind mit katarrhalischen Zeichen in anderen Teilen des Atemtrakts verbunden und beginnen gewöhnlich nicht so plötzlich wie Diphtherie.

134 Histologische Veränderungen bei diphtherischer Tracheobronchitis. Diphtheriebakterien, die sich in der respiratorischen Schleimhaut vermehren, verursachen eine Entzündung. Die oberflächlichen Gewebe werden von Leukozyten infiltriert, und ein fibrinreiches Exsudat tritt aus den gestauten Gefäßen aus. Die Epithelzellen sterben ab und werden mit den Bakterien in ein Eiweißgerinnsel eingefangen, das den Belag bildet. Im tieferen Respirationstrakt, in welchem das Flimmerepithel nur lose festsitzt, wird der Belag leicht frei und kann bei der Tracheotomie ausgehustet oder in den Larynx gestoßen werden. (A = Belag, B = Submukosa von Leukozyten durchsetzt, C = Knorpelring)

132

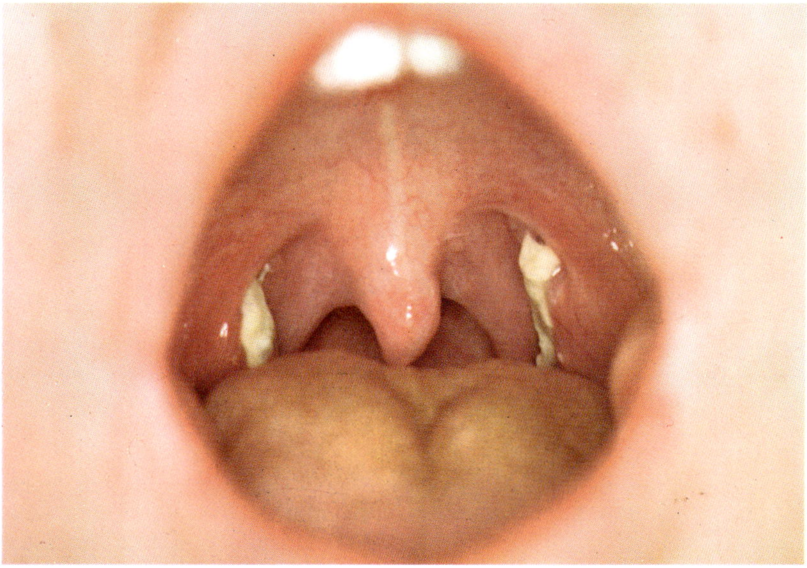

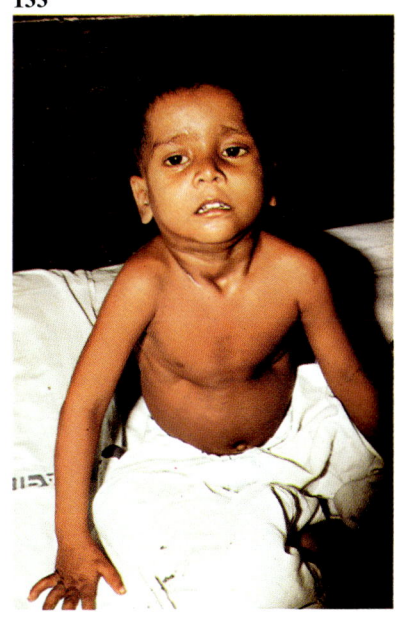

133

134

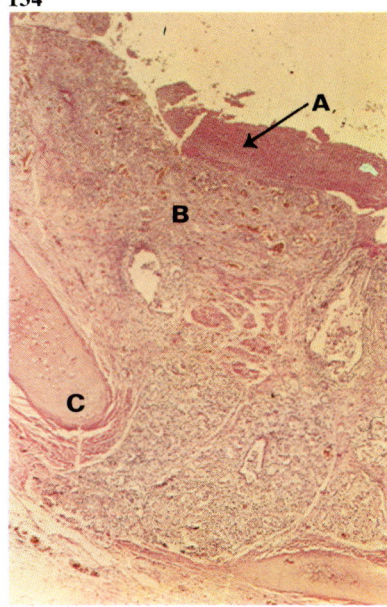

113

135 Histologie des Herzens bei Diphtherie. Das Diphtherietoxin scheint primär auf die Herzmuskelzellen zu wirken und eine fettige Degeneration zu verursachen. Diese fleckförmigen Gebiete geschädigten Myokards werden bald umgeben und durchsetzt von Leukozyten, von denen viele Makrophagen sind. Bei überlebenden Patienten folgen der fibroblastischen Wiederherstellung mikroskopische Narben, die jedoch die Herzfunktion nicht zu beeinträchtigen scheinen.

136 Elektrokardiographische Veränderungen bei Diphtherie. Der toxische Herzschaden äußert sich klinisch um den 8.-10. Tag, kann aber in schweren Fällen auch früher auftreten. Die ersten Zeichen sind Tachykardie und unregelmäßiger Pulsschlag. Umkehr der T-Zacken oder Veränderungen im S-T-Segment sind im frühen Stadium zu erwarten, und ein kompletter Herzblock kann folgen. Unruhe, Blässe, Erbrechen, präkordialer Schmerz und Oligurie sind ernste prognostische Zeichen. Der Tod erfolgt gewöhnlich um den 15. Tag. Ein Überleben darüber hinaus läßt Hoffnung schöpfen.

Das Elektrokardiogramm zeigt schwere Veränderungen bei einem tödlichen Fall von Diphtherie, die durch einen Mitis-Stamm verursacht wurde. Nachweisbar ist eine Knotenbradykardie mit ventrikulären Extrasystolen, Senkung des S-T-Segments und Umkehr der T-Zacken.

135

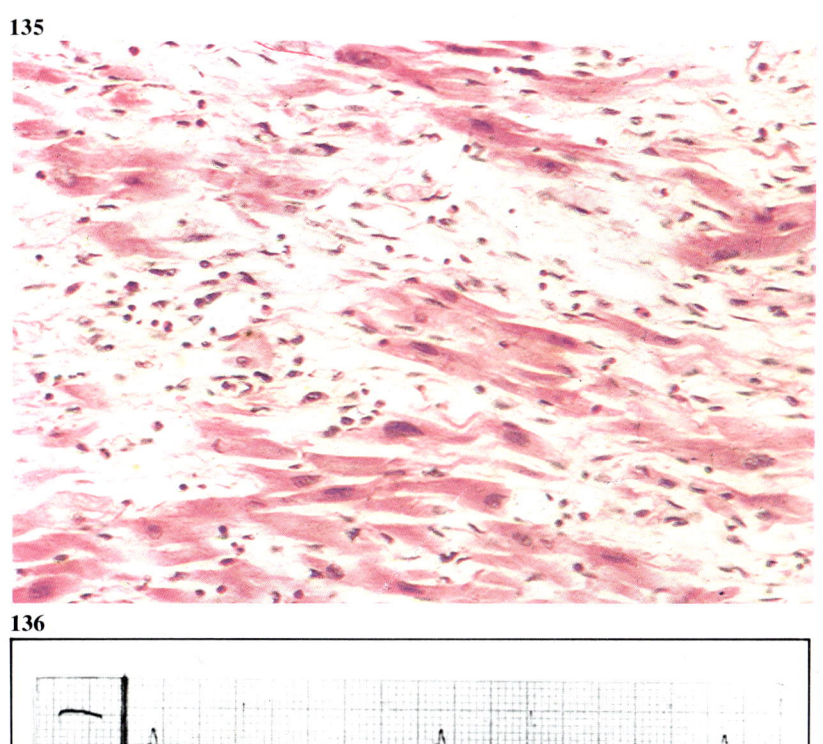

136

Vincent-Infektion

137 Vincent-Keime. Verdünntes Karbol-Fuchsin. Eine Spirochäte und ein fusiformer Bazillus werden in großer Anzahl bei bestimmten Mundhöhleninfektionen und bei ulzerösen oder nekrotischen Prozessen anderswo gefunden. Die Spirochäte, Borrelia (Treponema) vincentii ist 7-18 μm lang und hat 3-8 weitgestellte, offene Spiralen. Sie ist aktiv beweglich und ein obligater Anaerobier. Der Begleitbazillus, Fusobacterium fusiforme (nucleatum), hat Zigarrenform und mißt 5-14 μm. Er ist unbeweglich und ein strenger Anaerobier.

Beide Keime sind in Ausstrichen, gefärbt mit verdünntem Karbol-Fuchsin, leicht zu entdecken, aber schwierig anzuzüchten.

138 Vincent-Angina. Vincent-Keime können in kleiner Zahl auf gesundem Zahnfleisch gefunden werden. Sie wirken gewöhnlich nicht als primär pathogene, sondern als sekundäre Eindringlinge, wenn Oberflächengewebe beschädigt wurde oder in Verlust geriet durch Trauma, anderweitige Infektionen, Unterernährung, Agranulozytose oder Leukämie. In gemäßigten Klimaten beschränkt sich die Infektion auf die Mundhöhle oder den Atemtrakt, aber in tropischen Gebieten können die Keime in Hautgeschwüren gefunden werden (siehe 356). Bei Vincent-Angina können membranöse Geschwüre auf den Tonsillen oder im Rachen vorhanden sein. Übler Mundgeruch ist ein Symptom, die Störung des Allgemeinbefindens ist jedoch geringfügig. Die Infektion kann sich auf die angrenzenden Gebiete des Gaumens ausbreiten.

139 Akute ulzeröse Gingivitis. Ist das Zahnfleisch ergriffen, so kommt es zu einer Zerstörung der Interdentalpapillen und in deren Folge zu flachen, konkaven Geschwüren mit weißen nekrotischen Rändern. Die Vincent-Infektion kann eine ausgedehnte Zerstörung mit tiefer Geschwürbildung verursachen. Die regionalen Lymphknoten sind vergrößert.

137

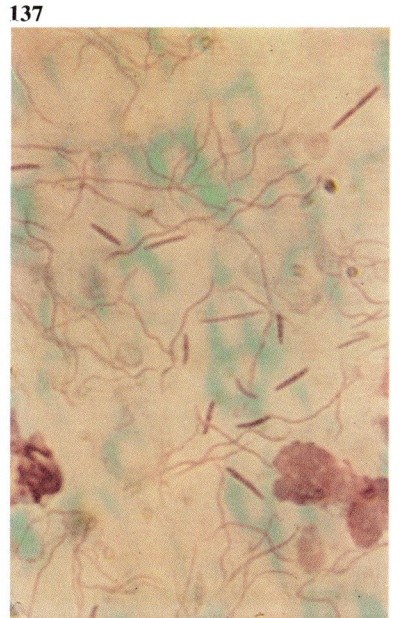

138

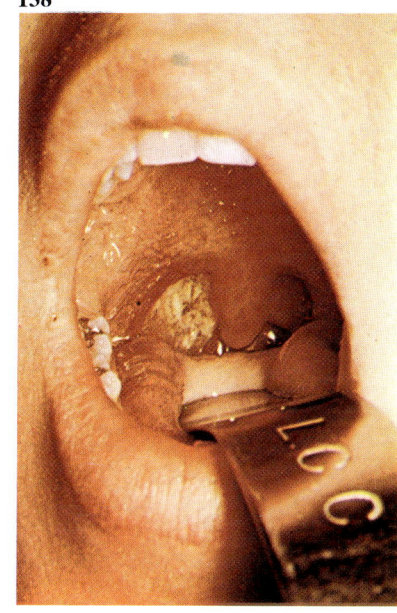

139

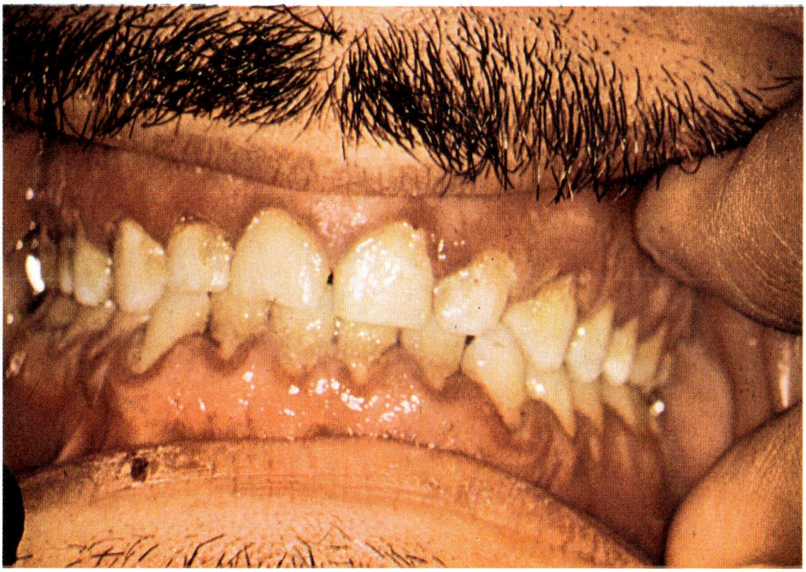

Soor

140 Candida albicans. Sind die Bedingungen günstig, erscheint der Pilz in Form runder oder ovaler Hefezellen, die Blastosporen genannt werden und sich durch Sprossung fortpflanzen. Sind die Bedingungen jedoch weniger günstig, wächst der Keim als Pseudomyzel mit nicht verzweigenden filamentösen Zellen, die sich durch Abschnürung teilen. Weitere Hefezellen bilden sich durch Sprossung an den Teilungsstellen. Beide Formen sind dünnwandig. Einige Hefezellen werden größer, entwickeln dicke Wände und treten in eine Ruhephase ein. Die ruhenden Zellen werden Chlamydosporen genannt. Candida albicans ist grampositiv.

141 Candida albicans. Gramfärbung eines Ausstrichs einer 48stündigen Kultur auf Blutagar bei 37° C. Candida albicans ist ein hefeartiger Pilz, der bei Mensch, Tieren und Vögeln gefunden wird. Der Keim ist ein gewöhnlicher Oberflächen-Kommensal beim Menschen und ist bei 20-30% gesunder Personen im Mund und in den Fäzes nachweisbar. Oberflächliche Infektionen von Haut und Schleimhäuten kommen bei geschwächten Patienten vor oder nach einer örtlichen Störung infolge Infektion oder antibiotischer Therapie. Tiefsitzende Infektionen und chronische Oberflächeninfektionen können Immunitätsdefekte komplizieren.

142 Mundsoor. Eine Soorinfektion der Mundhöhle kann bei Kleinkindern auftreten als Kreuzinfektion von der Mutter oder von anderen Kleinkindern, besonders bei flaschenernährten Säuglingen. Bei Erwachsenen ist die Infektion gewöhnlich endogener Natur und wird bei ausgetrockneten oder geschwächten Patienten gefunden oder dann, wenn die bakterielle Mundhöhlenflora durch antibiotische Behandlung gestört wurde. Die rohe entzündete Schleimhaut ist fleckförmig bedeckt mit cremeweißem Exsudat.

140

141

142

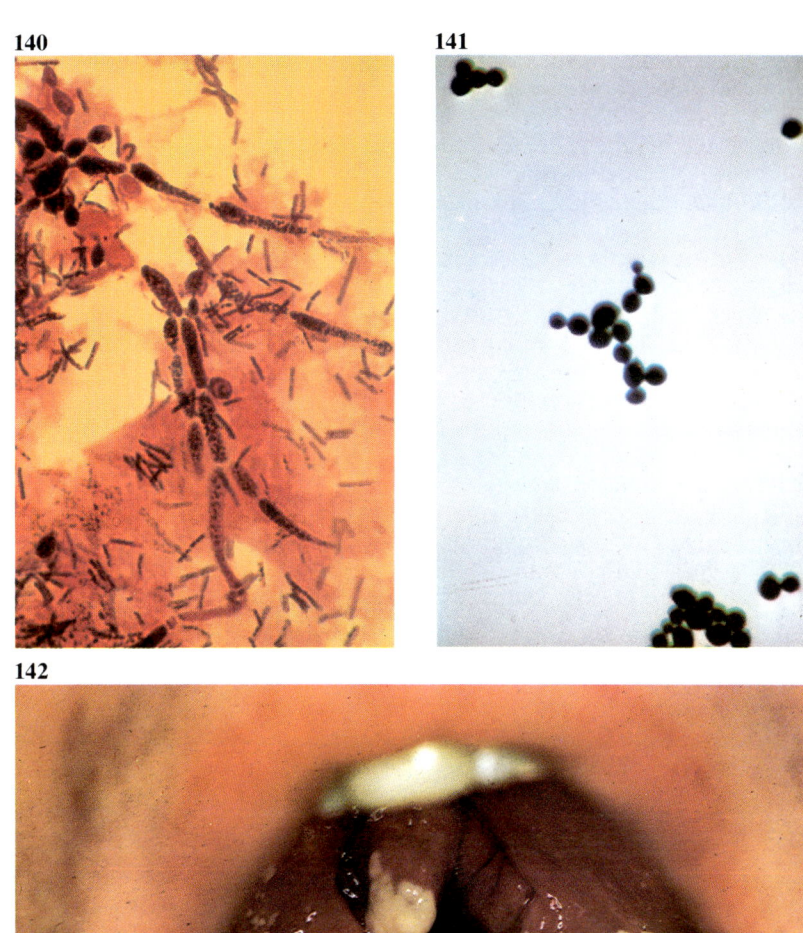

143 Chronischer Mundsoor. Eine chronische Mundinfektion kann bei Immundefizienz, wie dem erworbenen Immundefizienzsyndrom (AIDS) auftreten. Man findet in der Mundhöhle festhaftende, diffus verteilte, weiße Plaques oder zahlreiche weiße Papeln mit dazwischenliegendem Erythem, die je nach der Natur der ursächlichen Immunschwäche Monate oder selbst Jahre bestehen bleiben.

144 Vulvovaginitis. Windelausschlag bei Babies kann durch Candida verursacht werden. Er ist besonders häufig bei Säuglingen mit Diarrhö oder solchen, die eine antibiotische Behandlung erfahren. Der Ausschlag beginnt um den Anus herum und breitet sich in Kontakt mit der Windel auf der Haut des Perineums aus. Es kommt zu einer schorfbegrenzten Rötung mit erhabenen Rändern. Tochterläsionen können als kleine Pusteln auftreten, die später aufbrechen und rohe Stellen hinterlassen. Die Haut ist mazeriert. Bei einem durch Ammoniak bedingten Ausschlag bleiben die Hautfalten meist ausgespart.

Genitaler Soor kann sehr störend sein bei Frauen, die orale Kontrazeptiva einnehmen, oder während der Schwangerschaft. Eine Rötung von Vagina und Schamlippen kann einhergehen mit heftigem Juckreiz und spärlichem oder dickflüssigem weißen Ausfluß.

143

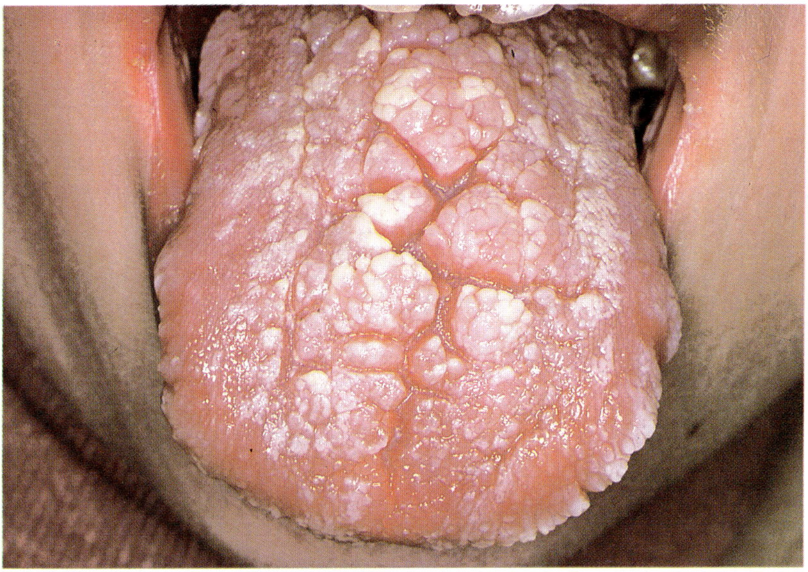

144

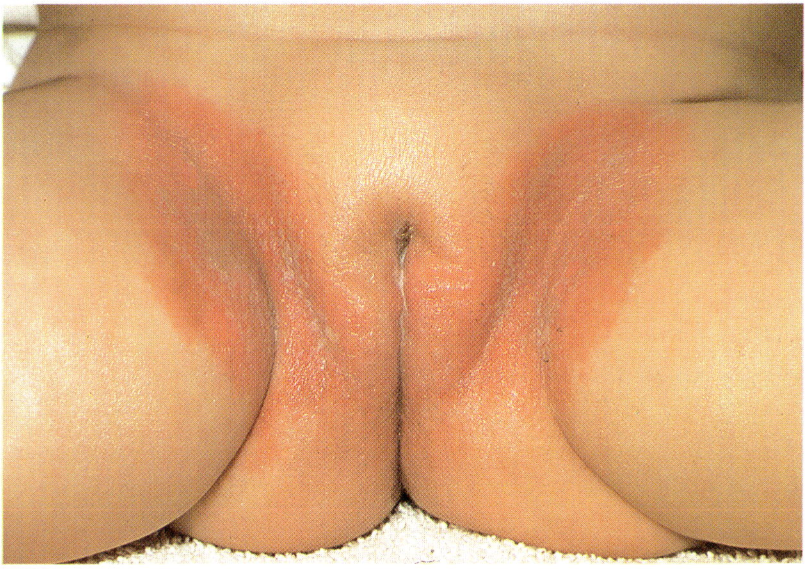

121

145 Balanitis. Ungenügende Hygiene kann zu heftiger Reizung von Vorhaut und Eichel führen mit Bläschenbildung und Soorherden.

146 Paronychie. Eine Candida-Infektion kann sich von der Nagelfalte unter dem Nagel ausbreiten und diesen deformieren oder sogar abstoßen. Eine solche Infektion ist besonders häufig bei Menschen, die ihre Hände viel mit Wasser in Berührung bringen, sowie bei Patienten mit Diabetes oder endokrinen Störungen. Nagelsoor kann als Ausdruck einer chronischen mukokutanen Candidiasis bei Patienten mit Immundefekten vorkommen. Bei diesem Kind wurde die Infektion durch ausdauerndes Daumenlutschen verursacht.

145

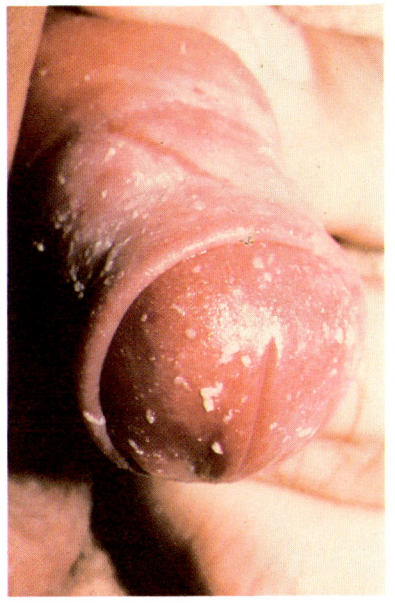

146 Paronychie Candiole
Inf.

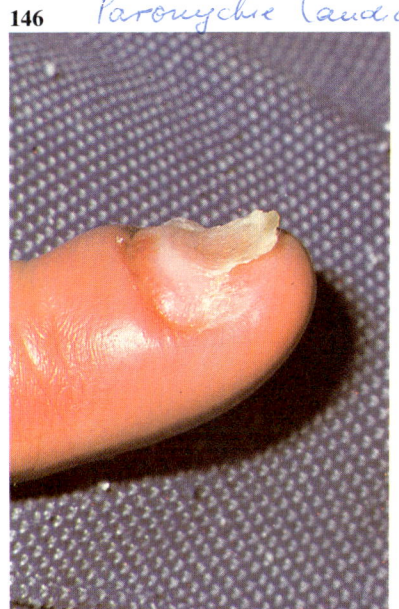

Lepra

Lepra wird durch Mycobacterium leprae verursacht. Der Mensch ist der einzige natürliche Wirt. Die Krankheit tritt hauptsächlich in den Tropen und Subtropen auf. Für ihre Ausbreitung ist ein enger und andauernder Kontakt in der Wohngemeinschaft erforderlich. Die Infektion stammt in der Regel von den Nasensekreten eines infektiösen Patienten. Bei den meisten infizierten Menschen kommt es nicht zur Erkrankung. Bei denen, die erkranken, äußert sich die Krankheit in einem Spektrum, das von der tuberkuloiden Form mit bemerkenswerter verzögerter Hypersensibilität reicht bis zur lepromatösen Form, bei welcher der Wirt praktisch keinerlei zelluläre Reaktion zeigt.

147 Keim. M. leprae ist ein schlankes, säurefestes Bakterium, welches weder auf künstlichen Nährböden noch in Gewebekulturen gezüchtet werden kann, das jedoch – extrem langsam – in den Fußballen von Mäusen und Gürteltieren (Armadillos) wächst. Es vermehrt sich mit einer Verdopplungszeit von etwa 13 Tagen und ist ein obligat intrazellulärer Parasit in Makrophagen. Die große Anzahl von Keimen in diesem Hautschnitt spricht für eine lepromatöse Lepra.

148 Histologie. Die phagozytären Schwann-Zellen der peripheren Nerven können Bakterien enthalten. Bei vorhandener Wirtsreaktion bildet sich ein Granulom, das aus Epitheloid- und Riesenzellen besteht, welche von Lymphozyten umrahmt werden. Letztendlich kann der Nerv dadurch komprimiert und geschädigt werden. In Abhängigkeit von einzelnen Nerven kann es zu motorischen oder sensiblen Störungen oder zu beiden kommen.

149 Lepromin-Reaktion nach 4 Wochen. Die Lepromin-Reaktion ist eine Hautreaktion, die nach intradermaler Injektion eines Leprabakterienextrakts beobachtet wird. Es handelt sich um einen verzögerten Hypersensibilitätstyp, der sich von der Tuberculin-Reaktion dadurch unterscheidet, daß er nicht nach 48 Stunden, sondern erst nach mehreren Wochen auftritt. Er ist stark positiv bei Patienten mit tuberkuloider Lepra und negativ gegen oder am lepromatösen Ende des Spektrums.

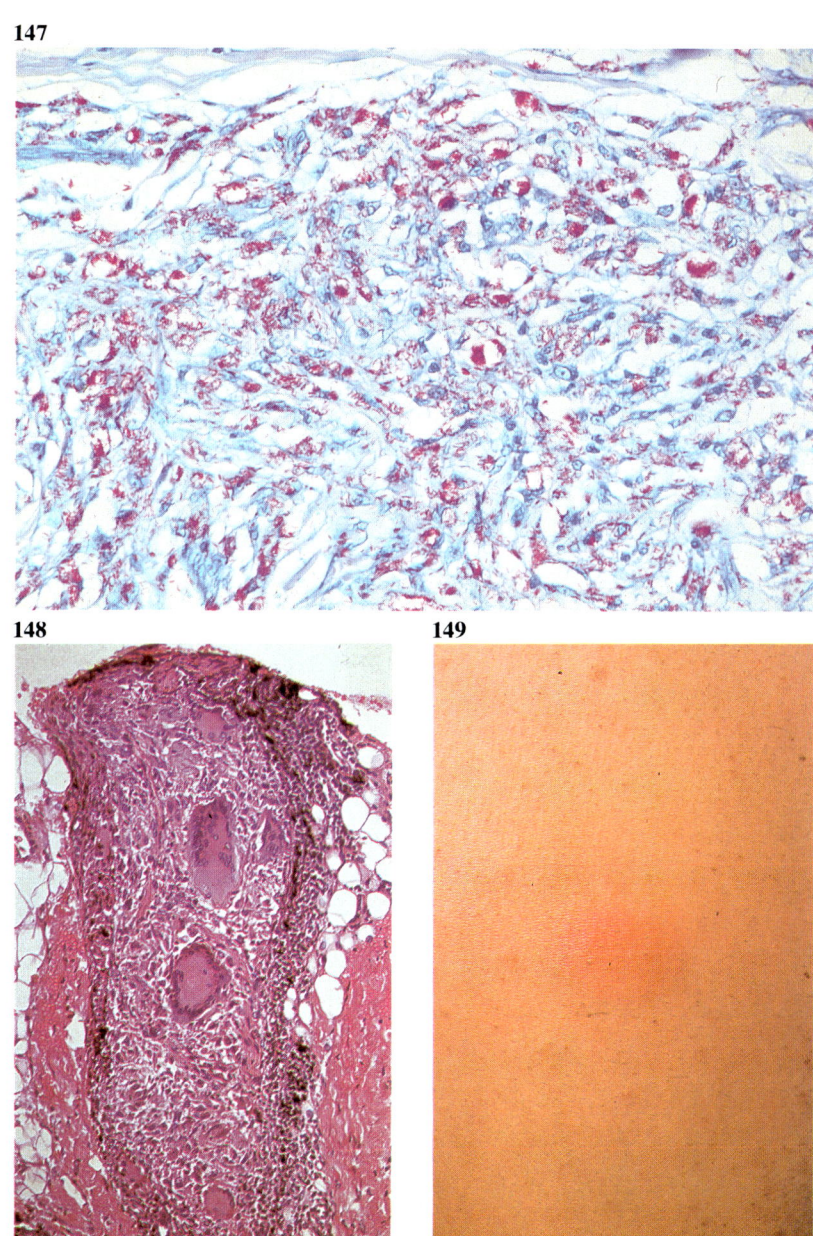

150   Das Aussehen des Gesichts. Die Facies leontina ist charakteristisch für eine lepromatöse Lepra. Die Haut ist verdickt und faltig, die Nase breit, die Ohrläppchen verdickt. Man findet leicht Bakterien in großer Zahl in Hautausstrichen und auch in den hier gezeigten Knoten.

151   Erythema nodosum leprosum (ENL). Patienten mit lepromatöser Lepra leiden oft an ENL. Der Ausschlag ist schmerzhaft und besteht aus multiplen, geröteten kutanen Knoten. Er kann begleitet sein von allgemeiner Abgeschlagenheit, Proteinurie und Orchitis. Häufigkeit und Schwere der Attacken wechseln beträchtlich unter den Patienten. Sie können durch eine Reihe von Umständen, auch emotional, eingeleitet werden. Als zugrundeliegende Pathologie wird eine Vaskulitis vermutet, die im Gefolge von Immunkomplexablagerungen auftritt.

152   „Aufstockungs"-Reaktion. Patienten, deren Krankheit nicht an den beiden äußersten Enden des Spektrums liegt, können ihre Stellung im Spektrum entsprechend ihrer Reaktion auf den Erreger ändern. Hier zeigt ein Patient vom lepromatösen Ende mehr Reaktion als zuvor und bewegt sich in einer Aufstockungsreaktion vom lepromatösen Ende fort. Klinisch sieht man dabei Erythemfelder. Obwohl diese ihrer Natur nach als Schutzreaktion anzusehen sind, kann es infolge stärkerer zellulärer Reaktion dadurch zu Nervenkompression und vermehrten neurologischen Ausfällen kommen.

150

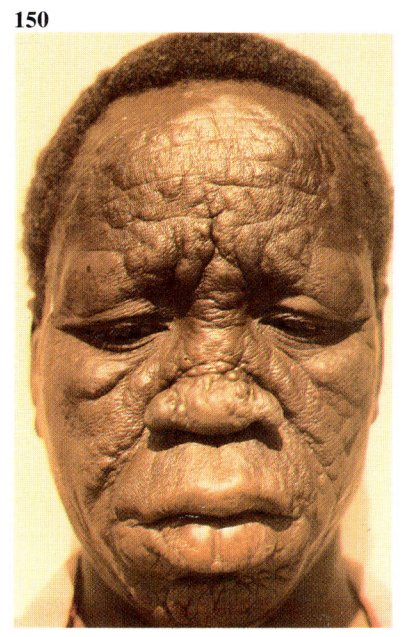

151

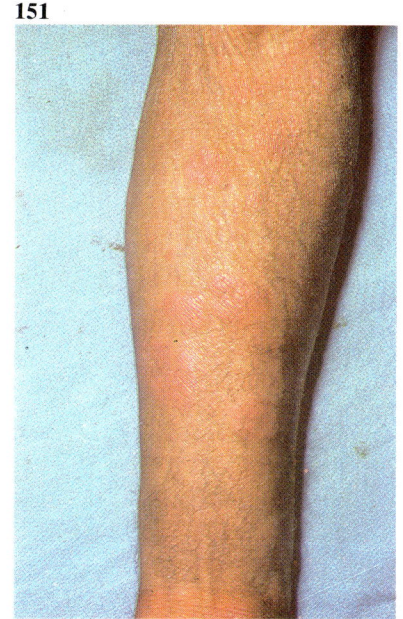

152

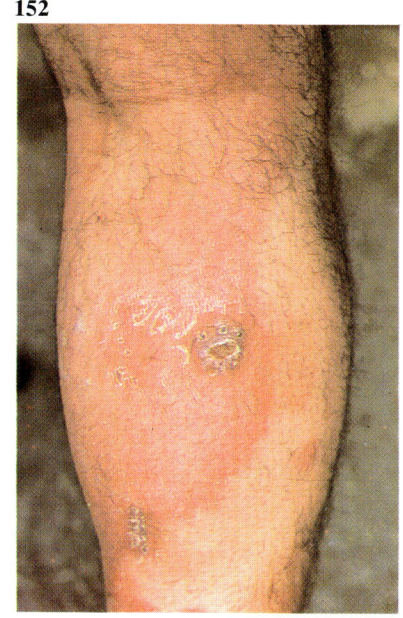

153 Tuberkuloide Lepra. Dieser Patient wird eingeordnet gegen das tuberkuloide Ende des immunologischen Spektrums. Hautveränderungen
gibt es relativ wenige. Sie sind asymmetrisch, erhaben, anästhetisch und
schwitzen nicht. Keime sind sehr selten. Histologisch finden sich Granu-
lome. Der Lepromin-Test ist stark positiv.

154 Nerveninfektion. Bei einigen Patienten ist die Krankheit rein nerv-
lich. Es gibt keine Hautveränderungen. Bei diesen Patienten ist der Nervus radialis betroffen mit Fallhand und Anästhesie des Daumens als
Folge.

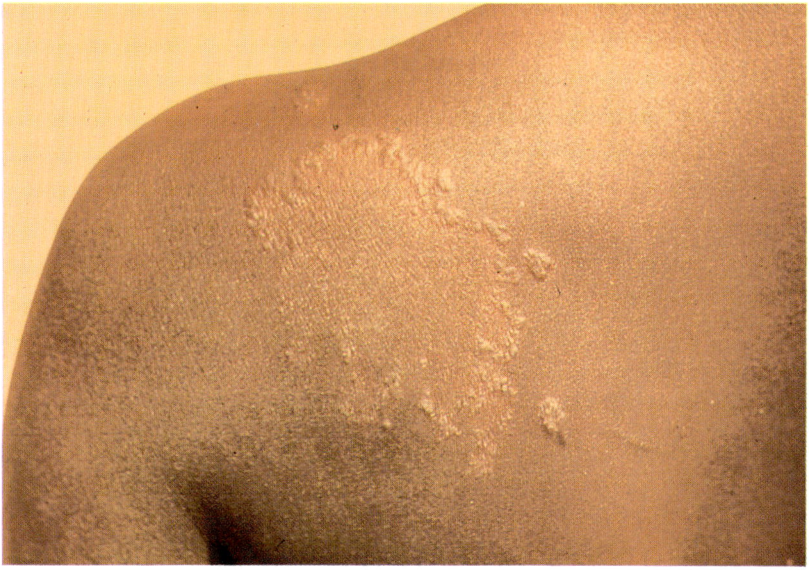

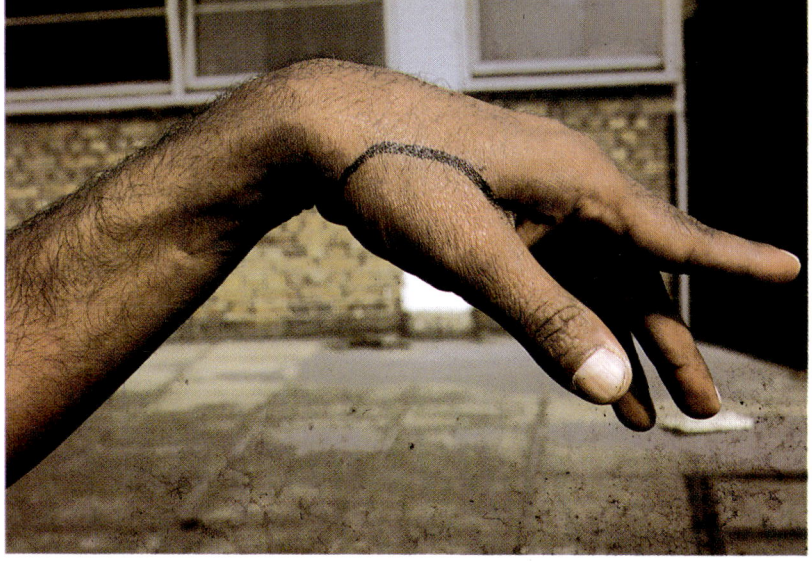

155   Krallhand. Die Krallhand ist ein typisches Zeichen bei Lepra, insbesondere bei Patienten, die als Borderline-Fälle in die Mitte des Spektrums eingeordnet werden. Betroffen ist der Nervus ulnaris. Die Patienten sind nicht imstande, die Metakarpophalangealgelenke zu beugen, Thenar und Hypothenar zeigen einen deutlichen Muskelschwund. Kontrakturen können das Leiden verschlimmern. Der sensible Ausfall betrifft das Ulnaris-Gebiet.

156   Geschwüre. Fußgeschwüre sind bei Lepra häufig. Es kann sich um perforierende Geschwüre der Fußsohle handeln, ähnlich denen bei Diabetes, oder um runde Geschwüre am Knöchel, wie dem hier gezeigten. Wegen seiner Gefühllosigkeit ist der Fuß gegenüber längerem Druck, Verbrennungen und allgemeinen Schäden besonders verletzlich. Die Geschwüre heilen langsam, neigen zu Wiederaufbruch und gehen mit erheblicher Gewebseinbuße, Narbenbildung und Deformierung einher.

155

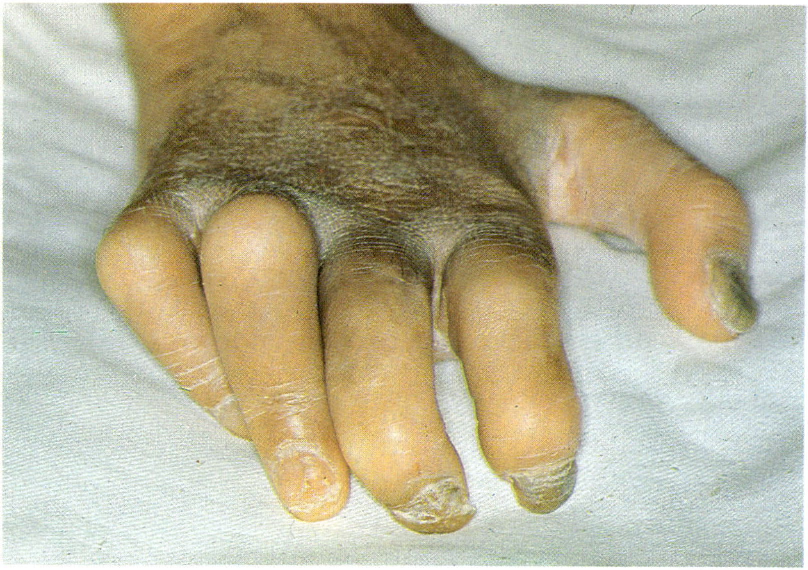

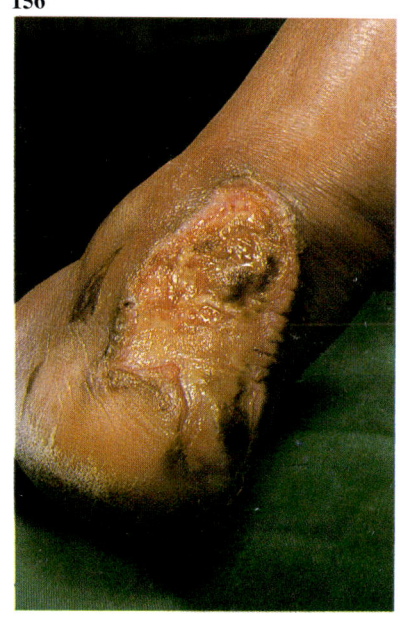

156

131

Wundstarrkrampf (Tetanus)

157 Clostridium tetani. Negativfärbung mit Nigrosin. Der Tetanus-
keim ist ubiquitär verbreitet, er ist in Boden und Staub vorhanden, wobei der Grad der Verseuchung von Gebiet zu Gebiet wechselt. Der Keim
wird häufig im Darmtrakt von Tieren und manchmal beim Menschen
gefunden. Clostridium tetani ist ein grampositives Stäbchen, das 2-5 µm
mißt und ein strenger Anaerobier ist. Es bildet runde Endsporen, die gegen Hitze und Desinfektionen hochresistent sind.

Der vegetative Bazillus bildet ein kräftiges Exotoxin mit einer besonderen Affinität für Nervengewebe. Der Keim dringt in der Regel durch
eine Wunde ein und vermehrt sich örtlich im geschädigten Gewebe, wobei er Exotoxin produziert. Letzteres wird resorbiert und dem Nervensystem zugeleitet, wo es die Regulation der Reflexbögen stört und die re-
ziproke Innervation aufhebt. Entsprechend erzeugen afferente Reize
eine überschießende Antwort.

158 Trismus. Das erste Symptom von Tetanus ist in der Regel die
Schwierigkeit, den Mund zu öffnen infolge eines gesteigerten Masseter-
tonus. In diesem frühen Stadium kann eine Verwechslung mit Mumps
vorkommen, aber die Reflexerhöhung kann meist auch anderswo nachgewiesen werden; zudem besteht kein Zeichen für eine Speicheldrüsen-
beteiligung.

Schmerz und Nacken- sowie Rückensteifigkeit können eine Meningitis vortäuschen, jedoch wird bei Fortschreiten der Krankheit die richtige
Diagnose bald klar.

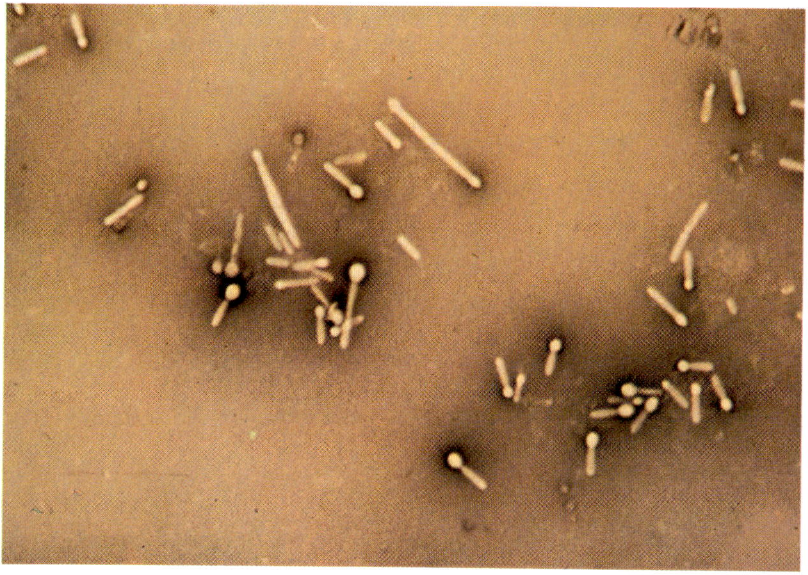

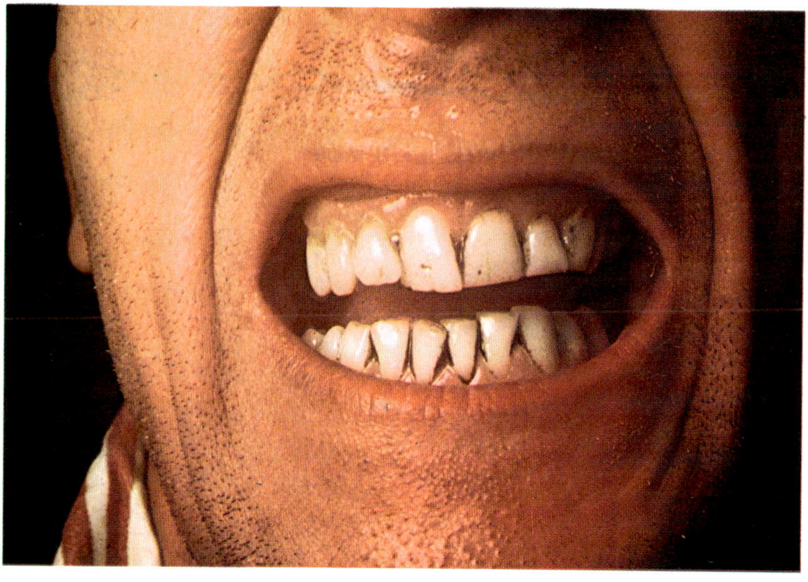

159   Risus sardonicus. Ein Spasmus der Gesichtsmuskulatur verursacht eine Retraktion der Mundwinkel. Dabei werden die zusammengebissenen Zähne sichtbar und ein mahlendes Geräusch hörbar.

160   Opisthotonus beim Kind. Das Tetanustoxin erzeugt eine Überaktivität der motorischen Nervenzellen mit dem Ergebnis von Steife und Krampf. Tonische Steifigkeit ist in jedem Fall vorhanden und bleibt während der Krankheit bestehen. Sind die Spinalmuskeln schwer betroffen, kommt es zum Opisthotonus. Bei leichtem Verlauf kann die Krankheit im Stadium der Steifigkeit stehenbleiben.

Schreitet die Krankheit fort, dann treten Krämpfe auf und werden häufiger und schwerer. Mit Beginn eines Krampfes wird der ganze Körper durch die anhaltende Kontraktion aller somatischen Muskeln in einen schweren Spasmus versetzt. Die Kiefer sind fest verbissen, der Rücken zum Bogen gekrümmt und die Glieder in der Regel gestreckt. Jeder Krampfanfall kann von so schweren Muskelkrämpfen begleitet sein, daß der Patient voller Angst auf den nächsten Anfall wartet. Die Patienten bleiben bei vollem Bewußtsein.

161   Tetanus neonatorum. Der Stumpf der Nabelschnur kann durch den Gebrauch unsteriler Instrumente oder Verbände infiziert werden. So entsteht Neugeborenentetanus. Ein frühes Zeichen ist die Unfähigkeit zu saugen, es folgen vermehrter Tonus und Muskelkrämpfe. Trotz Behandlung liegt die Sterblichkeitsrate häufig über 50%.

159

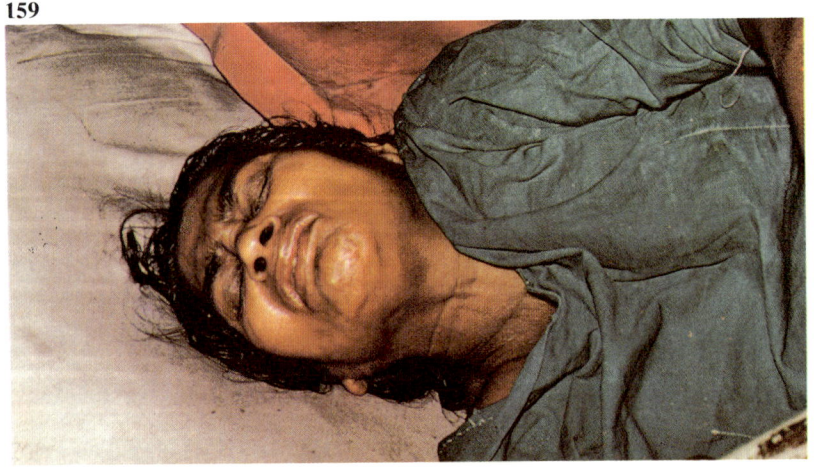

160

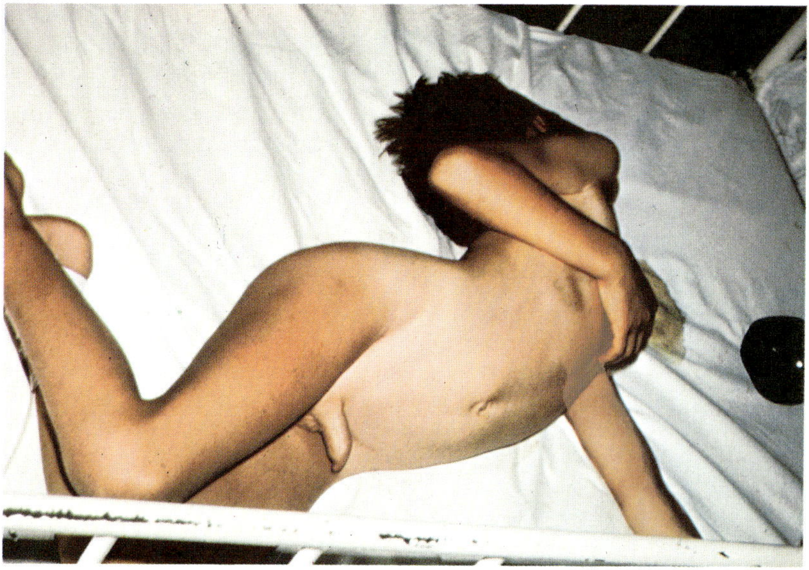

161

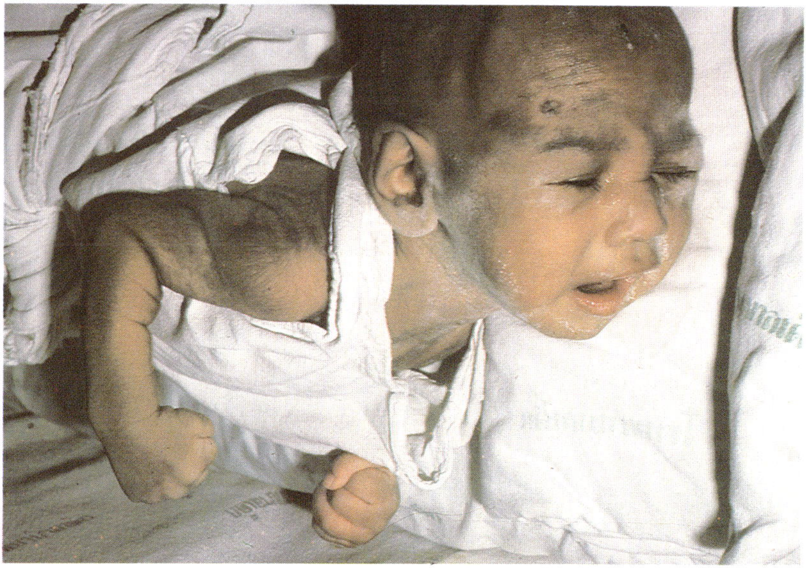

Milzbrand

162 Ausstrich einer Kultur von Anthraxbazillen. Milzbrand ist primär eine Tierkrankheit, hervorgerufen durch einen Bazillus, der in Gegenwart von Sauerstoff hochresistente Sporen bildet. In tropischen Ländern, wo die klimatischen Bedingungen eine rasche Sporenbildung mit schwerer Verseuchung des Erdreichs begünstigen, wird Milzbrand hauptsächlich über infiziertes Weideland übertragen. In gemäßigten Zonen erfolgt die Sporenbildung dagegen weniger schnell. Die Bodenbakterien zerstören einen Teil der vegetativen Bazillen, infolgedessen ist die Verseuchung nur gering.

Unter diesen Bedingungen wird Milzbrand nur selten auf der Weide erworben. Hauptinfektionsquelle sind vielmehr importierte Nahrungsmittel. Schafe, Rinder, Pferde und Ziegen sind sehr anfällig.

Der Milzbrandbazillus ist ein unbewegliches, grampositives Stäbchen. Er ist 4-10 µm lang und 1-15µm breit und damit einer der größten pathogenen Bakterien. In Ausstrichen von infizierten Tieren haben die Bazillen Kapseln und liegen einzeln oder in kurzen Ketten. In Kulturen auf Nähragar aber werden keine Kapseln gebildet, und der Keim ist in langen Verbänden angeordnet. Bei Sauerstoffexposition bildet er Sporen, die oval geformt sind und eine doppelschichtige Außenmembran haben.

163 Anthraxbazillen in Lungenkapillaren (Gramfärbung, x 880). Lungenmilzbrand oder Hadernkrankheit ist eine seltene Erkrankung des Menschen, die durch Inhalation von Milzbrandsporen erworben wird, welche sich im Staub von infizierter Wolle oder Haaren befinden. Die Krankheit beginnt plötzlich, hat einen schnellen Verlauf mit häufigen Hämoptysen, akuter Atemnot und raschem tödlichen Ende in 2 oder 3 Tagen.

Bei der Autopsie findet sich ein schweres Lungenödem bei ausgedehnter hämorrhagischer Bronchopneumonie. Man sieht eine große Anzahl von Milzbrandbazillen: Sie sind aufgrund ihrer Größe und ihrer tiefblauen Farbe sehr auffällig in gramgefärbten Präparaten.

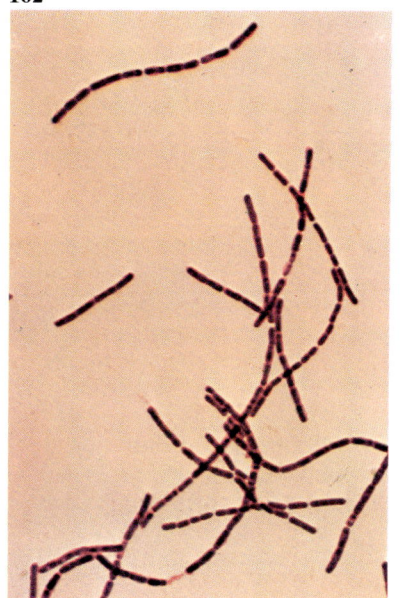

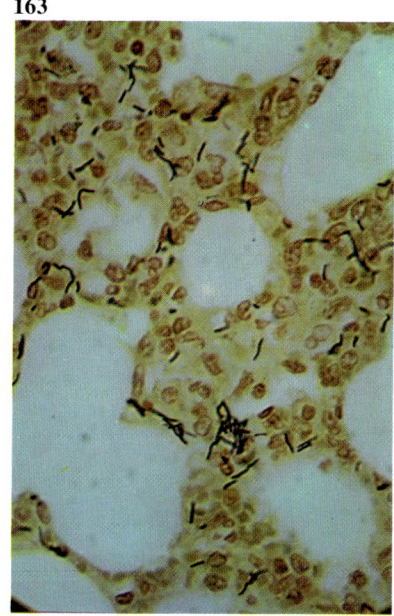

164 Hautmilzbrand (Pustula maligna). Frühe Infektion am Nacken.
Die Haut ist bei 98% aller menschlichen Infektionen betroffen. Die Ver-
änderungen finden sich am häufigsten an den exponierten Teilen des
Körpers. Hautmilzbrand ist im wesentlichen eine Berufskrankheit. Die
Infektion kann direkt von Tieren erworben sein, häufiger jedoch stammt
sie von Häuten, Wolle, Haar, Rohknochenmehl oder anderen tierischen
Produkten.

Milzbrand des Nackens ist eine Berufskrankheit der Häuteträger. Eine
juckende Papel entwickelt sich an der Eintrittspforte und ist innerhalb
von 1 oder 2 Tagen von einem Ring hämorrhagischer Bläschen umgeben. Das Ödem ist ein auffallendes Symptom bei Hautmilzbrand. Es beginnt um die Eintrittspforte herum und breitet sich dorthin aus, wo das
subkutane Gewebe locker ist. Die Haut kann ihre normale Farbe behalten oder intensiv rot werden. Blutkulturen können positiv ausfallen.

165 Milzbrandveränderungen am Hals. Während die Infektion fortschreitet, zerfällt das Zentrum geschwürig und bildet einen dicken, leder-
artigen, dunklen Schorf, der sich später in die Bläschenzone ausdehnt.
Die Kruste ist fest mit dem darunterliegenden Gewebe verbunden. Sie
löst sich nur allmählich im Laufe von 2 oder 3 Wochen und hinterläßt
ein tiefes Geschwür, das sich langsam mit Granulationsgewebe füllt. Der
Prozeß ist schmerzlos. Es bildet sich selten Eiter, außer wenn eine Sekundärinfektion erfolgt. Vor Einführung der antibiotischen Therapie war
die Mortalität an Halsmilzbrand viel größer als die an Stirnmilzbrand.

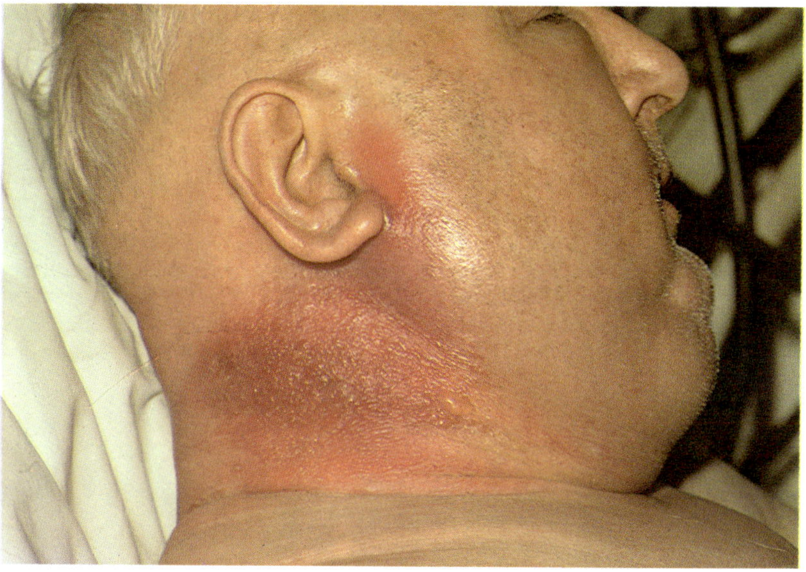

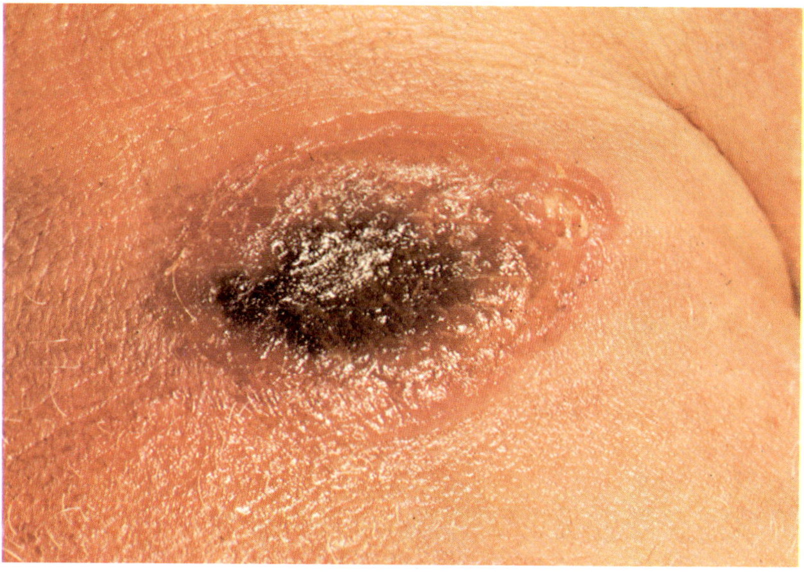

166   Milzbrand am Unterarm. Milzbrand des Unterarms kann vorkommen bei Fleischern, die mit infiziertem Schlachtvieh umgehen, oder bei Gärtnern, die verseuchtes Knochenmehl benutzen. Das Ödem kann nur geringfügig sein. Die Fotografie erfolgte zum Zeitpunkt, als sich der Schorf zu lösen begann.

167   Milzbrand des Rückens. Die untere Extremität und der Stamm sind nur in 1,9% der Fälle betroffen. Die gegenüber abgebildete Kranke arbeitete in einer Fabrik, die Farbpinsel herstellte. Sie entwickelte ein großes Geschwür über ihrem linken Schulterblatt, zeigte aber eine nur sehr geringe Störung des Allgemeinbefindens. Zum Zeitpunkt der Fotografie waren die Bläschen bereits geplatzt und in den noch fest anhaftenden Schorf aufgegangen.

140

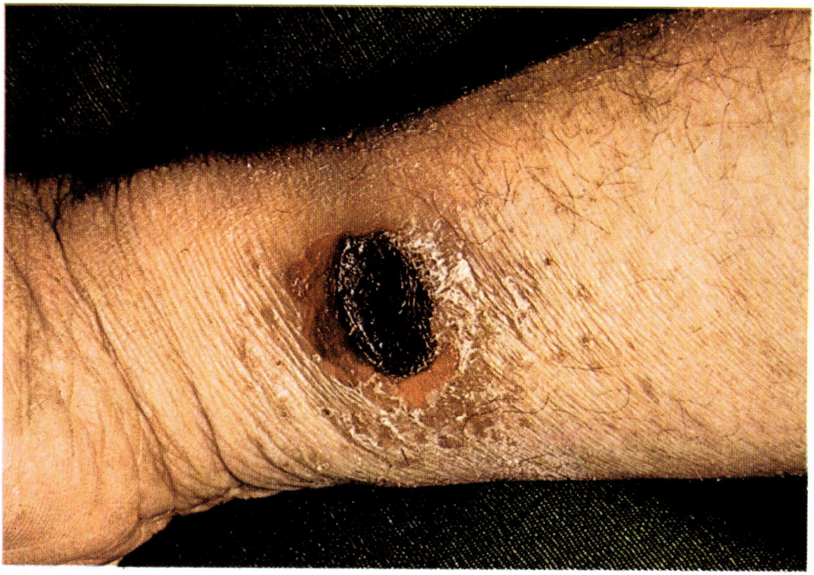

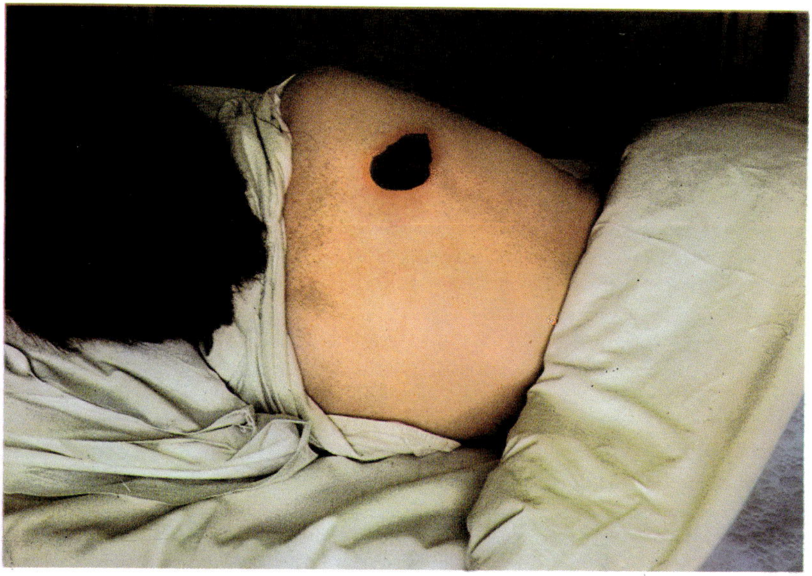

Leptospirosis

168 Ausstrich einer Kultur von Leptospira ictero-haemorrhagiae (Silberimprägnation). Das Genus Leptospira umfaßt 2 Hauptarten: L. interrogens und L. biflexa. Beide Arten enthalten viele Serotypen (Serovare), von denen einige pathogen, andere saprophytisch sind. Parasitische Leptospiren sind weder morphologisch noch kulturell unterscheidbar, können aber serologisch unterteilt werden. Mehr als 50 Serotypen sind bereits identifiziert worden. Leptospiren sind etwa 7-14 µm lang und haben einen enggedrungenen Körper mit hakenartigen Enden. Bei elektronenmikroskopischer Betrachtung erkennt man, daß sich das Zytoplasma um ein einzelnes, gerades und starres Axostyl windet. Der Keim ist lebhaft beweglich. Er ist aerob, und parasitische Stämme wachsen schnell in flüssigen, tierisches Serum enthaltenden Kulturmedien.

Die Leptospirose ist eine Zoonose, die bei vielen Nagern und anderen Tieren einschließlich Hunden, Katzen, Schweinen und Rindern vorkommt. Leptospiren brauchen beim Hauptwirt, bei welchem sie in den Nierenkanälchen siedeln und in großen Mengen mit dem Urin ausgeschieden werden, nur wenig Schaden zu verursachen. Der Mensch und entsprechend disponierte Tiere können indirekt durch Wasser oder Gegenstände, welche mit solchem Urin verseucht worden sind, infiziert werden. Die Keime treten durch kleine Risse in Haut oder Schleimhaut ein. Ein besonderes Risiko besteht für Bauern und Kanalarbeiter.

169 Leberschnitt mit Leptospiren (Silberimprägnation). Es gibt keine augenfällige Reaktion an der Eintrittspforte, und die Keime gelangen rasch in die Blutbahn. Tritt der Tod in der ersten Krankheitswoche ein, so können Leptospiren in vielen Geweben gefunden werden. Nach diesem Zeitpunkt jedoch werden sie am einfachsten in den Nieren entdeckt. Sie werden am besten mit der Fluoreszenz-Antikörper-Technik nachgewiesen.

Es besteht ein deutlicher Gegensatz zwischen der Höhe der Gelbsucht in schweren Fällen von Leptospirosis und den histologischen Veränderungen in der Leber. Der Leberzellschaden ist sehr viel geringer als bei Virushepatitis, und die Transaminasenwerte im Serum sind oft nur wenig erhöht. Cholostase ist das herausragende Zeichen. In postmortalen Präparaten sieht man die Parenchymzellen voneinander getrennt liegen und erkennt eine große Anzahl von Mitosen.

In diesem Schnitt, der nach der Silberimprägnationsmethode von Levaditi gefärbt ist, kann man eine große Anzahl von Leptospiren mit den charakteristischen enggewundenen Spiralen zwischen den Leberzellen verstreut sehen. (Pfeil = Leptospire)

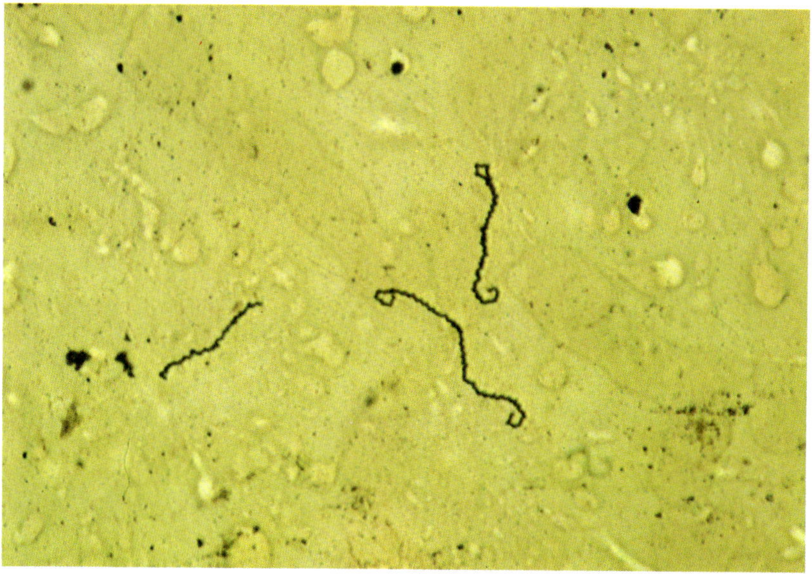

169

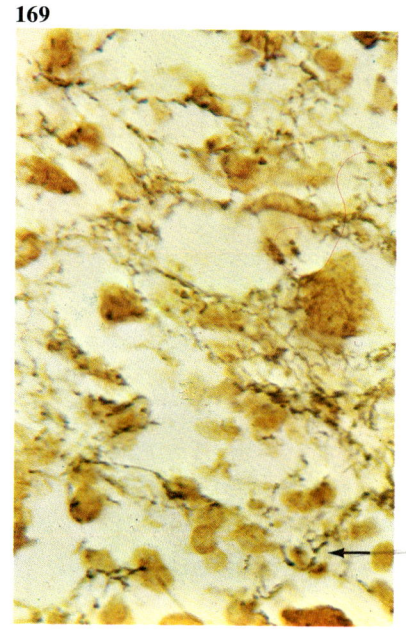

170 Suffusion der Bindehäute. Leptospirose beim Menschen ist mit einer ganzen Reihe klinischer Syndrome verbunden, einschließlich klassische Weilsche Krankeit, aseptische Meningitis, influenzaartige Erkrankung und ungeklärtes Fieber. Der Beginn ist plötzlich mit Frösteln, gefolgt von Fieber. Kopf-, Muskel- und Gelenkschmerzen sind häufige Symptome. Konjunktivale Suffusion ist oft vorhanden und kann von Lichtscheu begleitet sein. Meist besteht eine schwere, unverhältnismäßige Hinfälligkeit.

171 Nahaufnahme des Auges bei Kanikolafieber. Menschen entwikkeln Kanikolafieber gewöhnlich durch Kontakt mit Schweine- oder Hundeurin, der L. canicola enthält, obgleich die Leptospire manchmal auch bei anderen Tieren gefunden wird. Schweres und jeder Behandlung trotzendes Kopfweh ist ein hervorstechendes und quälendes Symptom. Eine aseptische Form der Meningitis haben 75% der Kranken. Etwa 20% haben Gelbsucht oder Zeichen eines Nierenschadens. Fast 50% haben eine Injektion der Bindehäute.

170

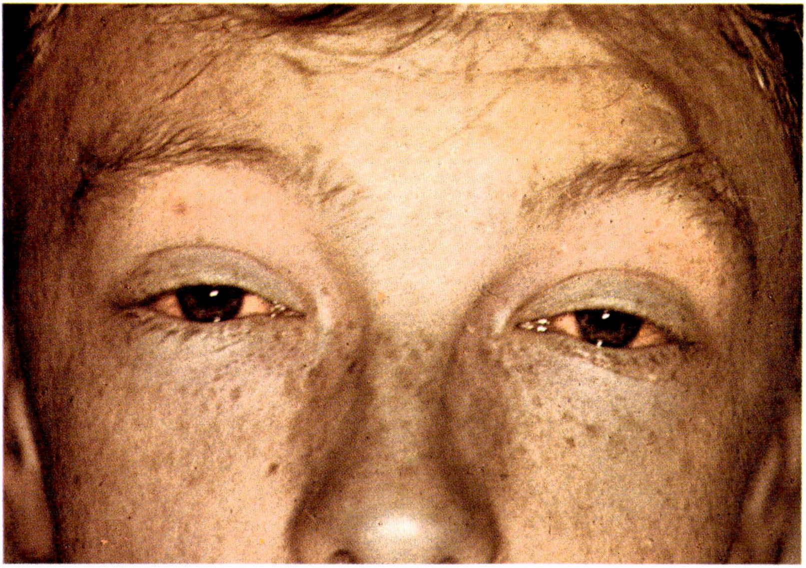

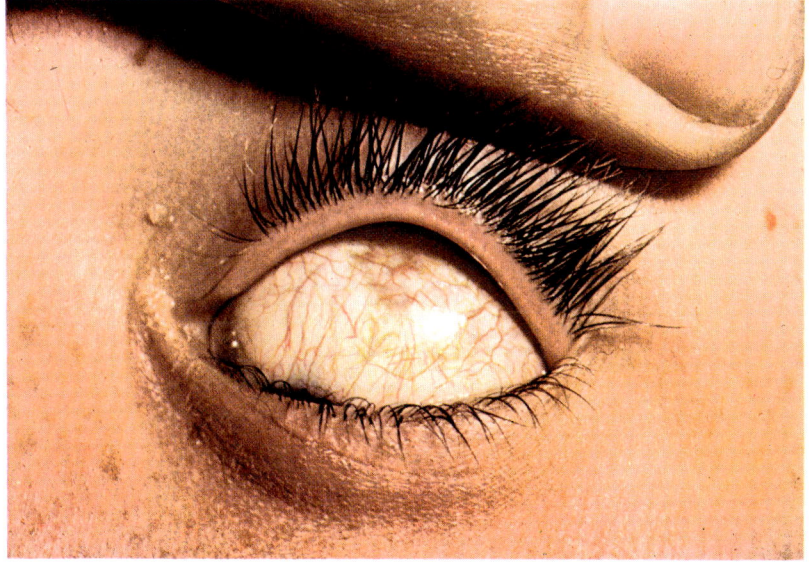

171

145

172 Schwere Weilsche Krankheit. Die Weilsche Krankheit ist eine schwere Form der Leptospirose mit sowohl einem Leber- als auch einem Nierenschaden. Sie wird gewöhnlich durch L. icterohaemorrhagiae verursacht, welche von Ratten stammt, jedoch sind auch andere Serotypen verdächtigt worden. Das Syndrom ist verhältnismäßig selten und tritt in etwa 15% der menschlichen Leptospirosen auf. Selbst mit dem virulentesten Serotyp sind leicht verlaufende oder inapparente Infektionen nicht ungewöhnlich.

Die erste Krankheitswoche wird beherrscht von Fieber, Kopfschmerz, schwerer Abgeschlagenheit und Muskelschmerzen. Übelkeit und Erbrechen können von Hämatemesis begleitet sein, und die heftigen Bauchschmerzen lassen an einen chirurgischen Notfall denken. Gelbsucht kann das früheste Zeichen sein, braucht sich aber auch nicht bis zum Ende der ersten Krankheitswoche zu entwickeln. Zu derselben Zeit können Blutungen in Haut und Schleimhäuten auftreten und – wenn sie ausgedehnt sind – eine ungünstige Prognose anzeigen. Die zweite Woche ist kritisch. Die Gelbsucht wird stärker, die Blutungen nehmen zu, und es entwickelt sich eine renale Insuffizienz. Die meisten Todesfälle ereignen sich zu diesem Zeitpunkt durch Nierenversagen, und mancher Patient kann durch eine wirksame Dialyse gerettet werden. Während der dritten Woche läßt die Krankheit nach, die Nierenleistung bessert sich, und die Gelbsucht geht zurück. Schließlich ist die volle Nieren- und Leberleistung wieder hergestellt.

173 Gesicht bei Weilscher Krankheit. Blutungen sind die Regel bei schwerkranken Patienten mit Gelbsucht und Nierenversagen. Petechien und Ekchymosen können in der Haut, in Binde- und Schleimhäuten gefunden werden. Nasenbluten kann ein hervorstechendes Symptom sein, und während der zweiten Krankheitswoche kann es zu einer profusen Darmblutung kommen. Eine geringgradige Hämoptyse ist nicht ungewöhnlich.

172

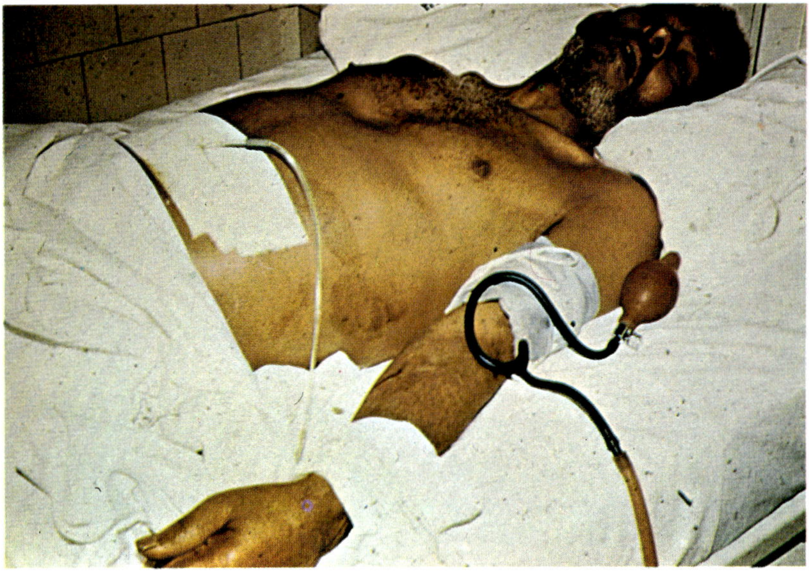

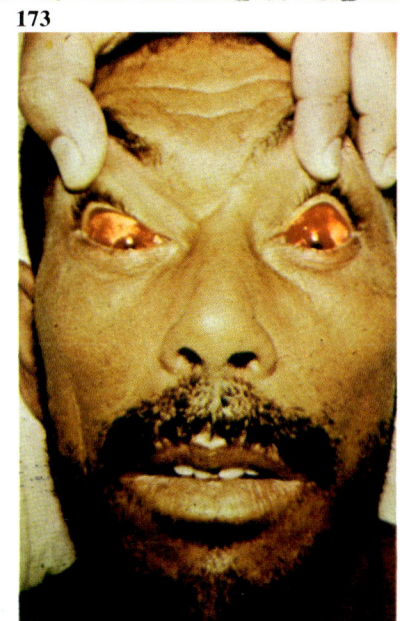

173

Gonorrhö

Gonorrhö wird durch Neisseria gonorrhoeae verursacht, eine ausschließliche Infektionskrankheit des Menschen. Bei Erwachsenen erfolgt die Übertragung durch sexuellen Kontakt, bei Kindern durch nichtsexuellen Kontakt und über Gebrauchsgegenstände. Die Erwachsenen-Gonorrhö kann sich äußern als Lokalinfektion von Urogenitaltrakt, Rektum, Bindehaut oder Oropharynx oder aber als Allgemeininfektion von Haut, Gelenken, Hirnhäuten und Endokard. Die Übertragung von der Mutter während einer Entbindung kann zu einer akuten Konjunktivitis führen. Die Verseuchung von Lappen oder Handtüchern kann bei jungen Mädchen eine akute Vulvovaginitis zur Folge haben.

174 Keimausstrich (Gramfärbung). Neisseria gonorrhoaeae ist ein gramnegatives Bakterium, welches in der Regel gegen menschliches Serum empfindlich ist und von neutrophilen, polymorphkernigen Leukozyten gierig phagozytiert wird, wie auf diesem nach Gram gefärbten Ausstrich zu sehen ist, wo sie als intrazelluläre Diplokokken auftreten. Gonokokken haben wählerische Wachstumsansprüche.

175 Urethritis. Diese ist das häufigste Erscheinungsbild der menschlichen Gonorrhö. Ein eitriger Harnröhrenausfluß tritt wenige Tage nach der Übertragung auf und geht mit Dysurie einher. Unbehandelt kann er für viele Wochen bestehen bleiben, bevor er spontan versiegt. Die bleibende Entzündung prädisponiert zu Harnröhrenstriktur. Die gonorrhoische Urethritis ist klinisch nicht zu unterscheiden von einer durch Chlamydien verursachten nichtgonorrhoischen Urethritis. Eine Unterscheidung ist jedoch möglich durch Untersuchung eines Harnröhrenabstrichs. In 15% der Fälle kommt es zu einer schmerzhaften Lymphadenitis. Bei Homosexuellen kann eine Proktitis führendes Symptom sein.

176 Zervizitis. 80% der mit Gonokokken infizierten Frauen sind asymptomatisch. Eine infizierte Zervix kann normal aussehen mit schleimartigem Ausfluß, oder sie kann entzündet sein mit schleimig-eitrigem oder profusem eitrigen Ausfluß. Harnröhre und Rektum können durch den vaginalen Ausfluß infiziert werden. Eine Ausbreitung im Becken kann zu Endometritis, Salpingitis oder Peritonitis führen.

177 Abszeß der Bartholinischen Drüsen. Ein dramatisches Erscheinungsbild ist bei Frauen die Infektion einer Bartholinischen Drüse. Die Adenitis ist in der Regel einseitig. Sie kann bis zur Abszeßbildung fortschreiten. Auch die Skene-Drüsen können befallen werden.

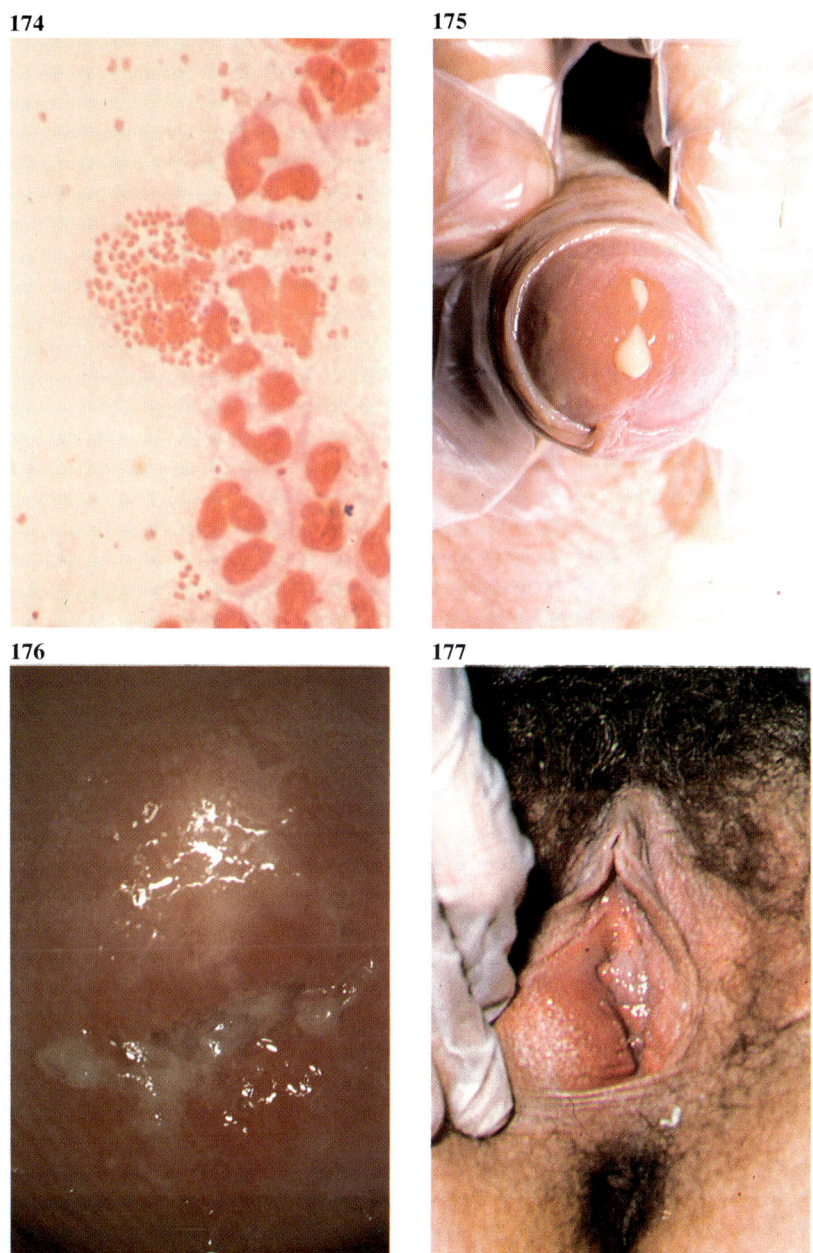

178 Gonorrhö-Hautveränderungen. Generalisierte Infektionen werden durch Gonokokken-Stämme verursacht, die gegen Serum resistent sind. 2% alle gonorrhoischen Infektionen verlaufen generalisiert. Diese Verlaufsform ist häufiger bei Frauen. Die Bakteriämie kann zu septischer Arthritis, Tendosynovitis, Meningitis, Endokarditis oder Hautausschlägen führen. Hautveränderungen sind das häufigste Erscheinungsbild. Sie bestehen aus einem Streuausschlag über die Glieder, der Gesicht und Rumpf ausspart.

179 Gonorrhö-Hautveränderungen. Die typischste Läsion ist ein Eiterbläschen auf Erythembasis. Leichtes Fieber ist die Regel. Einige Patienten haben kein allgemeines Krankheitsgefühl, andere können hochfieberhaft sehr krank sein.

180 Gonorrhö-Hautveränderung. Die Hautläsionen wechseln und können aus Flecken, Papeln, Pusteln, hämorrhagischen Blasen oder – wie hier gezeigt – Nekrosen bestehen. Von den Hautveränderungen werden Gonokokken selten kultiviert, sie können jedoch aus dem Blut oder aus eitrigen Gelenkergüssen angezüchtet werden. Die meisten Patienten haben während der ersten Krankheitswoche wandernde Arthralgien hauptsächlich der großen Gelenke. In einigen Fällen führt dies zu septischer Arthritis. In 25% der Fälle findet sich eine Tendosynovitis.

181 Konjunktivitis. Eine Ophthalmie kann vom direkten Kontakt mit einem infizierten Geburtskanal herrühren. Sie folgt der Geburt nach 2 bis 5 Tagen und kann zu einer Septikämie führen. Die Infektionsübertragung von andersortigen Ausflüssen kann bei Erwachsenen eine Konjunktivitis verursachen. Junge Mädchen, die in beengten Verhältnissen leben, sind sehr anfällig für eine gonorrhoische Vulvovaginitis, die mittels feuchter Lappen oder Handtücher übertragen wird. Eine Infektion über Gebrauchsgegenstände ist bei Erwachsenen sehr selten.

178

179

180

181

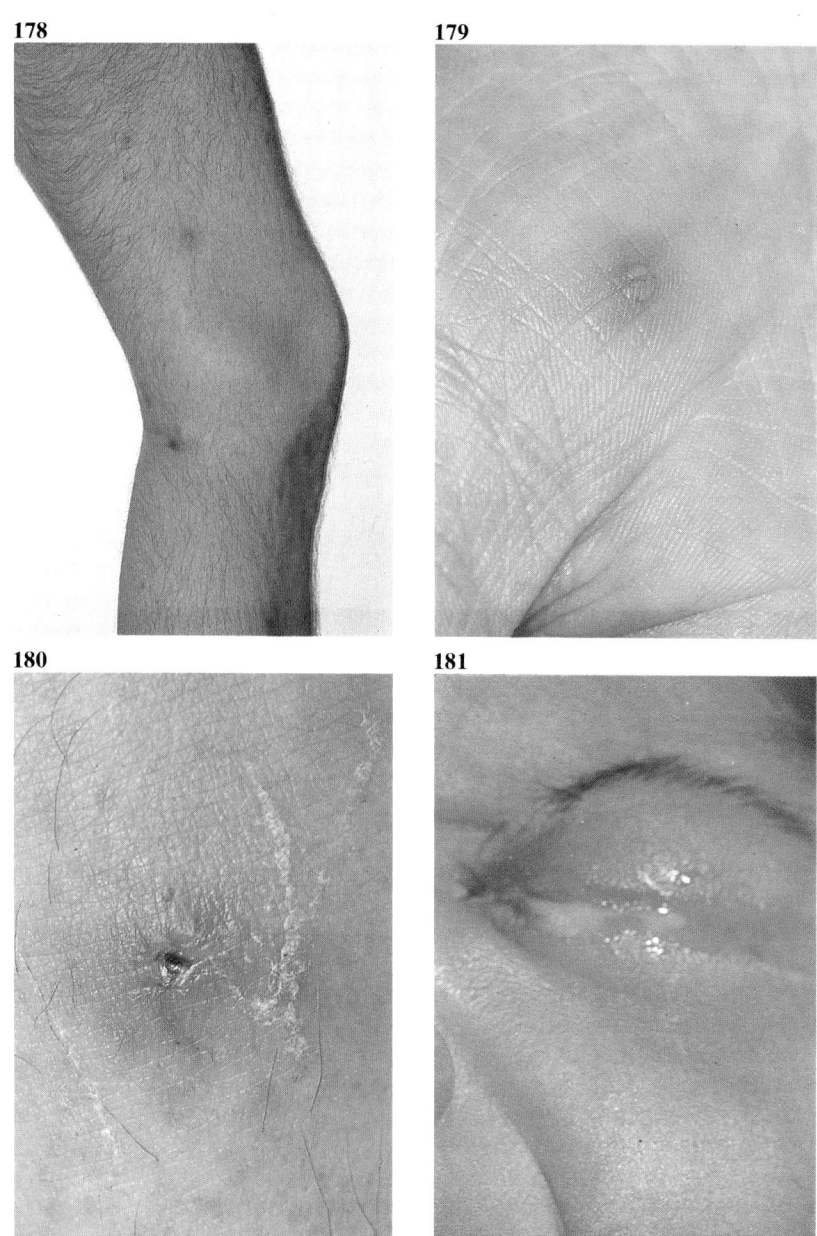

Chlamydieninfektion

Chlamydien sind intrazelluläre Parasiten, deren Genom sowohl DNS als auch RNS enthält. Sie werden als spezialisierte Bakterien angesehen mit einer komplexen Art der Vermehrung, welche in Zweiteilung endet, und eingeteilt in 2 Gruppen mit einem gemeinsamen komplementbindenden Antigen. Chlamydia trachomatis (Gruppe A) ist verantwortlich für Genitalinfektionen, Konjunktivitis in jedem Alter sowie Säuglingspneumonie. Chlamydia psittaci (Gruppe B) verursacht Ornithose.

182 Chlamydieninfektion – Konjunktivalabstrich. Konjunktivalgeschabsel von Patienten mit neonataler Einschlußkonjunktivitis können bei Färbung nach Gramscher Methode intrazytoplasmatische Einschlußkörperchen zeigen. Diese Technik ist weniger brauchbar bei Einschlußkonjunktivitis von Erwachsenen. Sie hat geringen oder keinen Wert bei Genitalinfektion. Gewebekulturen unter Verwendung von vorbehandelten Zellen wie die von McCoy sind zuverlässiger. Humorale Antikörper können durch Immunfluoreszenz nachgewiesen werden; jedoch bedürfen die Ergebnisse der serologischen Testung einer vorsichtigen Deutung.

183 Konjunktivitis beim Neugeborenen. Eine Infektion des Auges von der Zervix der Mutter während der Geburt kann beim Neugeborenen zu einer Einschlußkonjunktivitis führen. Eine mukopurulente Konjunktivitis entwickelt sich innerhalb von 2 Wochen nach der Geburt. Sie kann ein oder beide Augen betreffen. Es gibt keine bestimmten Unterscheidungsmerkmale. Das akute Stadium schwindet nach etwa 2 Wochen. Die Augenveränderungen können jedoch mehrere Monate bis zur Abheilung brauchen. Auch kann die Entzündung zum leichten Trachom werden.

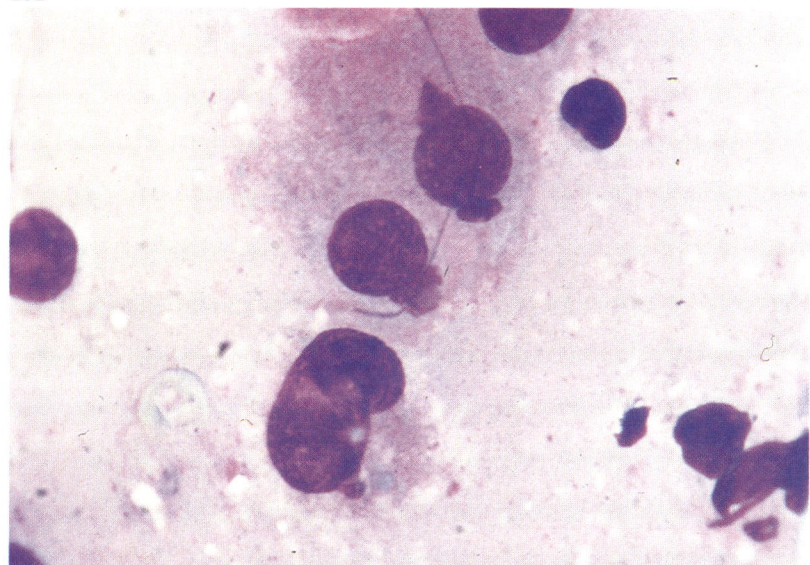

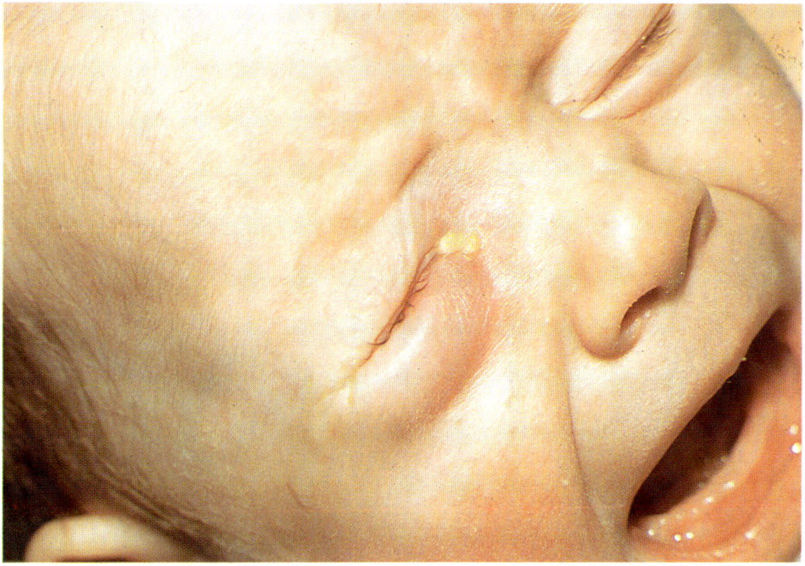

184 Konjunktivitis beim Erwachsenen. Die Einschlußkonjunktivitis der Erwachsenen beginnt ebenfalls akut und geht einher mit schleimig-eitrigem Ausfluß, Bindehautfollikeln und einer oberflächlichen, punktuellen Keratitis. Die Follikel sind im Unterlid immer prominenter als im Oberlid. Sie erscheinen als rundliche Schwellungen, 1-2 mm im Durchmesser, und werden durch lymphozytäre Herde in der subepithelialen, adenoiden Schicht gebildet. Ihre Abheilung vollzieht sich langsam über einen Zeitraum von 1 bis 2 Jahren.

185 Trachom wird ebenfalls verursacht durch TRIC- oder Nicht-LGV-Stämme von Chlamydia trachomatis. Die Krankheit ist in vielen Teilen der Welt endemisch, überall dort, wo Menschen in gedrängten Verhältnissen unter schlechten hygienischen Verhältnissen leben. Die Infektion wird übertragen von den Konjunktivalsekreten über Finger oder Handtücher und vor allem durch Fliegen. Der Krankheitsbeginn ist in der Regel subakut. Der Verlauf wird bestimmt durch Vorhandensein oder Fehlen einer Sekundärinfektion. Die Bindehaut ist entzündet. Follikel erscheinen an den Umschlagsfalten. Sie breiten sich aus über die palpebrale, seltener über die bulbäre Konjunktiva und messen bis zu 5 mm im Durchmesser. Die trachomatöse Infiltration kann tief in die subepithelialen Gewebe der palpebralen Bindehaut eindringen. Die Hornhaut wird in einem frühen Stadium als oberflächliche Keratitis besonders in ihrem oberen Anteil befallen. Bei Krankheitsfortdauer vernarbt die Hornhaut. Es entwickelt sich Pannus mit Trübung und Vaskularisierung der Hornhaut.

184

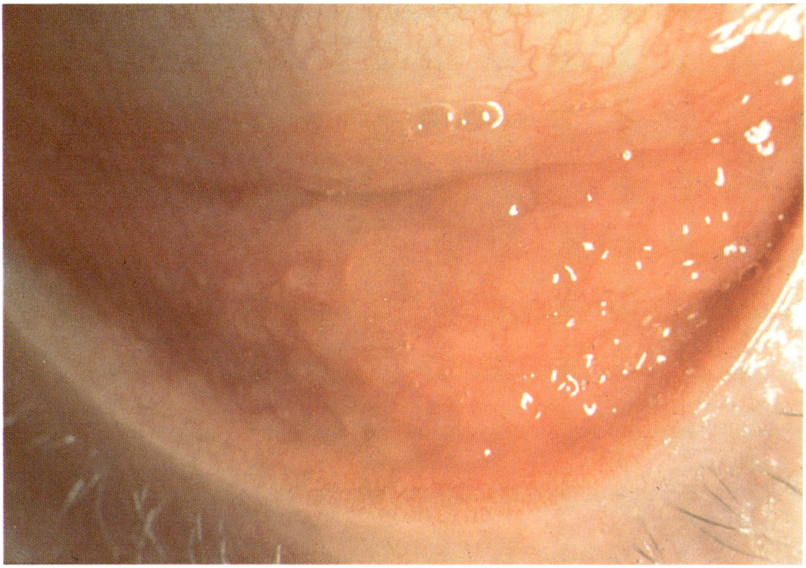

185

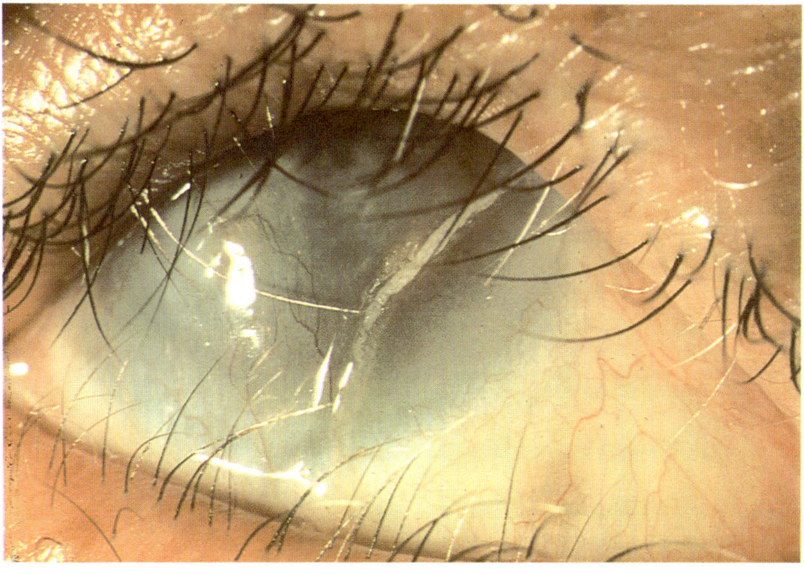

155

186 Urethritis. Chlamydia trachomatis kann von der Urethra isoliert werden bei bis zu 5% symptomloser Männer, bei 20% von Männern mit Gonorrhö und bei 30-50% von Männern mit nichtgonorrhoischer Urethritis. Die Chlamydia-Urethritis ist klinisch von der gonorrhoischen nicht zu unterscheiden, obwohl sie milder zu verlaufen pflegt. Die Chlamydiainfektion kann mit Epididymitis und mit Reiterscher Krankheit einhergehen.

187 Zervizitis. Eine Chlamydiainfektion ist bei Frauen häufig. Der Keim wurde bei bis zu 5% gesunder Frauen und bis zu 60% Frauen mit Gonorrhö gefunden. Die Chlamydia-Zervizitis geht einher mit einem schleimig-eitrigen Ausfluß aus dem Muttermund und einer geröteten und ödematösen Zervix. Chlamydien sind verantwortlich für einige Fälle von Salpingitis und Proktitis bei Frauen. Eine bei der Geburt erworbene Infektion kann beim Neugeborenen eine Einschlußkonjunktivitis, beim Säugling eine Pneumonie zur Folge haben.

188 Lymphogranuloma venereum. Diese sexuell übertragbare Krankheit wird durch den LGV-Stamm von Chlamydia trachomatis verursacht. Nach einer Inkubationszeit von 1 bis 3 Wochen kann bei etwa 10% der Patienten ein Primäraffekt an den Genitalien entdeckt werden. Dieser besteht aus einem kleinen Knötchen oder Bläschen, welches exulzeriert, dann aber – ohne eine Narbe zu hinterlassen – in wenigen Tagen abheilt.

Nach 2 bis 10 Wochen tritt der Patient in ein Sekundärstadium ein mit schmerzhafter Schwellung der regionalen Lymphknoten. Dieses ist gelegentlich begleitet von allgemeinem Unwohlsein mit Fieber, Kopfschmerzen und Gelenkbeschwerden. Mit fortschreitender Kankheit verbacken die Lymphknoten mit der darüberliegenden Haut, die sich rötet. Die Bubonen können vereitern und ihr Sekret durch Fisteln an die Oberfläche der Haut, in die Scheide oder den Darm entleeren.

Die Krankheit kann nach 3 bis 4 Monaten enden, oder sie kann in ein drittes Stadium mit Strikturen an Harnröhre, Scheide oder Mastdarm fortschreiten. Fisteln und perirektale Abszesse können sehr störend sein. Die Verlegung der Lymphwege kann chronisches Ödem mit Vergrößerung von Penis und Vulva zur Folge haben.

186

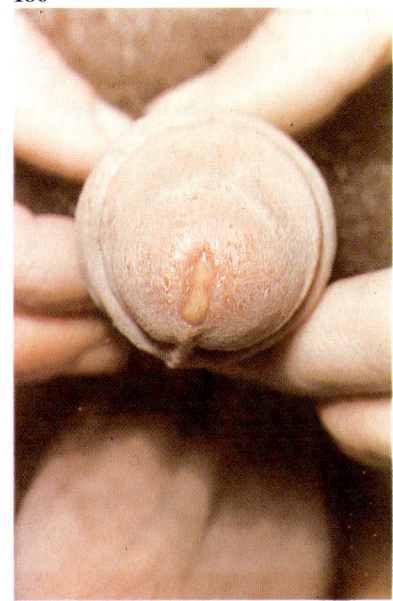

187

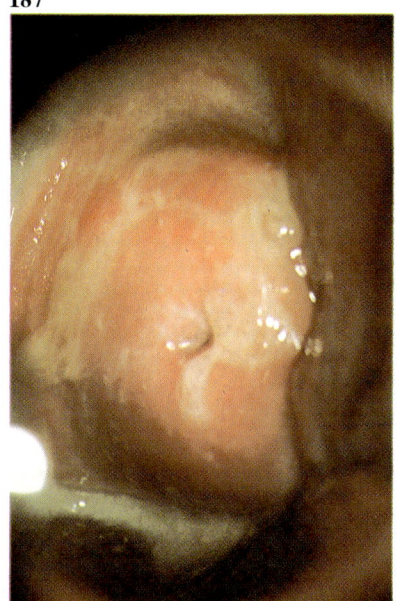

188

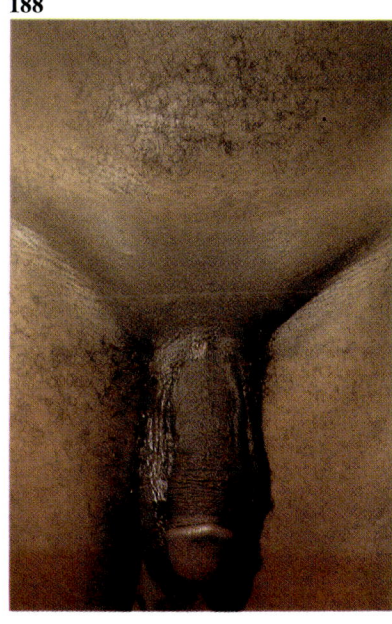

189 **Ornithosis** ist eine weltweite Zoonose, die durch Chlamydia psittaci verursacht wird. Die Krankheit ist häufig bei Menschen, die berufsmäßig mit psittakinen Vögeln in Liebhaberläden oder Vogelhandlungen zu tun haben oder aber mit anderen Vögeln in Puter oder Enten verarbeitenden Fabriken. Die Infektion wird selten von Mensch zu Mensch übertragen.

Die Infektion verläuft häufig subklinisch oder leicht wie eine Grippe. Auch die schweren Verläufe beginnen wie eine influenzaähnliche Krankheit. Während der 1. Krankheitswoche hat der Patient hohes Fieber mit relativer Bradykardie und gegebenenfalls gastrointestinale Beschwerden mit Durchfall. Ein trockener Husten kann vorhanden sein, jedoch sind die physikalischen Zeichen einer Lungenerkrankung spärlich. Eine Anschoppung der Lungen kann während der 2. Krankheitswoche deutlich werden, es besteht jedoch ein Mißverhältnis zwischen physikalischen Befunden und dem röntgenologischen Ausmaß der Pneumonie. Die Blutsenkungsreaktion ist meist erheblich beschleunigt. Die Diagnose wird serologisch bestätigt. Die Krankheit erlischt nach 7 bis 14 Tagen, jedoch pflegt die Rekonvaleszenz verzögert zu sein. Die röntgenologische Klärung kann mehrere Wochen in Anspruch nehmen.

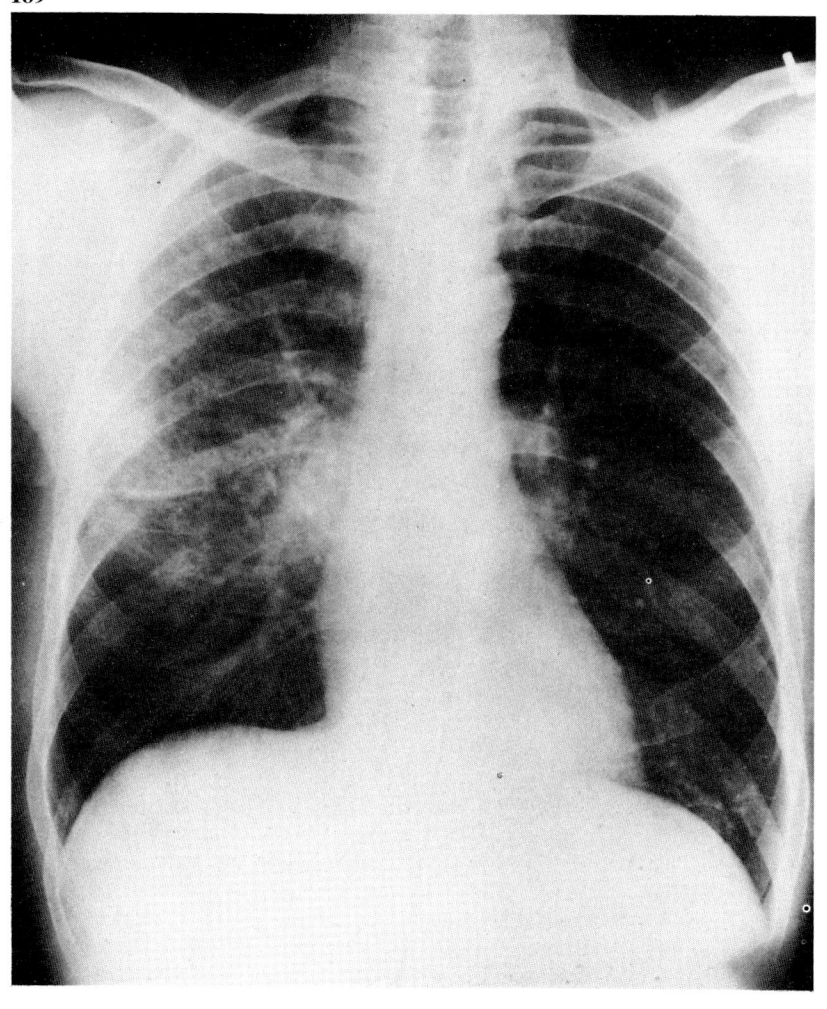

Syphilis

Syphilis wird durch die Spirochäte Treponema pallidum verursacht. Die erworbene Infektion ist fast immer auf Sexualkontakt zurückzuführen. Die kongenitale Infektion stammt von der Mutter, die während oder kurz vor der Schwangerschaft angesteckt wurde.

190 Keim – Treponema pallidum. Treponema pallidum ist eine schlanke, etwa 10 μm lange Spirochäte mit ca. 10 Windungen seiner Spirale. Sie hat eine wellenförmige Bewegung und dreht sich um ihre Längsachse. Sie ist empfindlich gegen Austrocknung, stirbt rasch oberhalb von 42° C, kann aber bei 4° C einige Tage überleben. In einem gewöhnlichen Mikroskop ist sie nicht zu sehen. Am besten sichtbar ist sie bei Dunkelfeld-Beleuchtung, wie hier gezeigt wird. In Gewebeschnitten kann sie mit Silber gefärbt werden. Sie ist ein Parasit des Menschen. Morphologisch und serologisch ist sie nicht zu unterscheiden von den Treponemen, die Yaws, Pinta oder Bejel hervorrufen.

191 Syphilis – Schanker bei einem Mann. Bei heterosexuellen Männern findet sich der Primäraffekt der Syphilis, der Schanker, am häufigsten an der Eichel des Penis oder im Sulcus, weniger häufig am Penisschaft. Der Schanker ist induriert, aber nicht schmerzhaft. Er geht oft einher mit vergrößerten, aber indolenten, inguinalen Lymphdrüsen. Dunkelfeldpräparate werden vom Serum, das der Schanker ausschwitzt, angefertigt.

192 Syphilis – Schanker bei einer Frau. Klassischerweise erscheint der Schanker nach einer Inkubationszeit von 21 bis 35 Tagen (Extreme 9 bis 90 Tagen) in 50% der Fälle als einzelne Läsion. Er entwickelt sich rasch von einer Macula zu einer Papel. Letztere bricht auf und bildet ein rundes, schmerzloses Geschwür mit sauberer Oberfläche und einem derben Rand. Das Ulcus heilt in 3 bis 10 Wochen ab. Es hinterläßt in einigen Fällen eine dünne, atrophische Narbe. Schanker der Vulva werden leicht erkannt, während Läsionen der Zervix häufig übersehen werden.

193 Syphilis – Analer Schanker. Bei homosexuellen Männern ist der Anus der Hauptsitz des Primäraffekts. Anale Läsionen können auch bei Frauen gefunden werden. Mundschanker kommen bei beiden Geschlechtern vor.

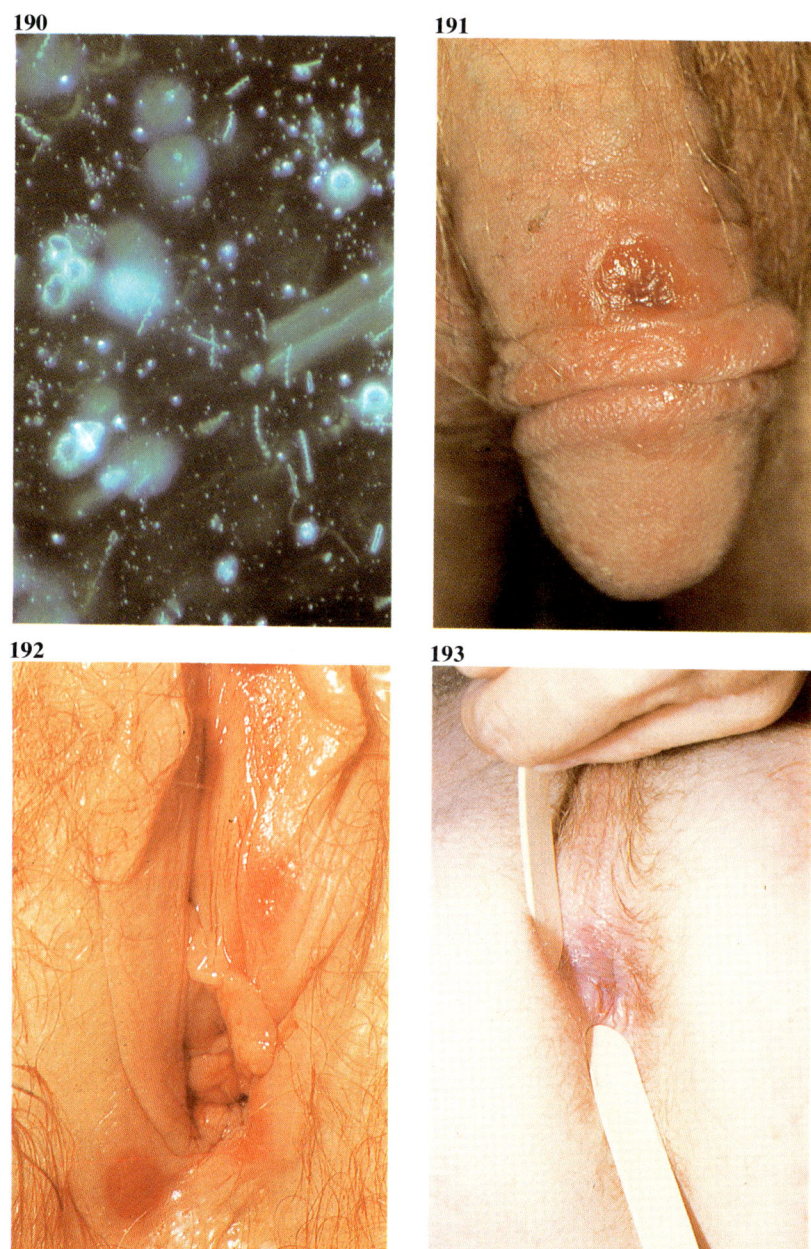

194 Syphilis – Ausschlag. Ein Ausschlag erscheint in 70% der Fälle 6 bis 8 Wochen nach der Infektion, während der Primäraffekt sich zurückbildet oder abgeheilt ist. Der Ausschlag kann einhergehen mit allgemeinen Symptomen wie Fieber, Kopfschmerzen, Abgeschlagenheit und Arthralgien und begleitet sein von Enanthem, Lymphadenitis und Meningitis. Der Ausschlag wechselt stark nach Intensität und Erscheinungsbild. Er tritt gewöhnlich zunächst am Stamm und den proximalen Teilen der Glieder auf in Form einzelstehender, rosafarbener Flecken, die sich zu roten Papeln entwickeln können. Der Ausschlag juckt nicht. Er bleibt 4-8 Wochen bestehen.

195 Syphilis – Ausschlag. Zuweilen besteht der Ausschlag aus einzelnen, größeren und dunkelroten Papeln.

196 Syphilis – Ausschlag. Bei wenigen Patienten kann der Ausschlag schließlich pustulös werden und verschorfen. Bläschenausschläge gehören nicht zum Bild der sekundären Syphilis.

197 Syphilis – Ausschlag. Der Ausschlag kann sich ausbreiten und den gesamten Körper bedecken, einschließlich der Handflächen und Fußsohlen. Diese Verteilung sollte an eine etwaige sekundäre Syphilis denken lassen. Bei Beteiligung der Haarfollikel kann es zu einer fleckförmigen Alopezie kommen.

Nach Abklingen des Sekundärstadiums kommt der Patient in das Stadium der latenten Syphilis. Hier gibt es keinen klinischen Beweis für eine aktive Erkrankung, jedoch bleiben die serologischen Reaktionen positiv. Einige Patienten mit latenter Syphilis kommen nach einem Intervall von 3 bis 10 Jahren oder länger in das Tertiärstadium.

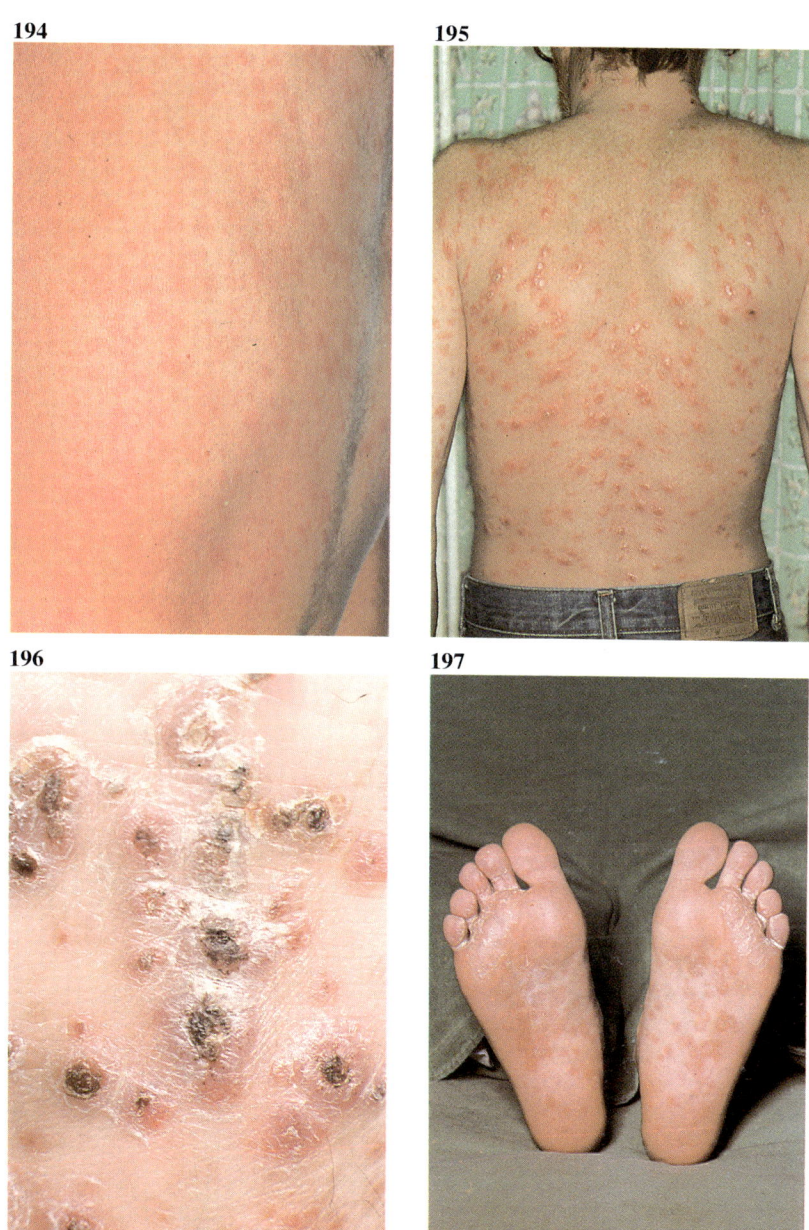

198   Syphilis – Thorax-Röntgenbild eines Aneurysma. Vor der Einführung des Penicillins in die Behandlung der Syphilis erreichten 10-40% der Patienten das Tertiärstadium. Die kardiovaskuläre Erkrankung trat 10 bis 30 Jahre nach der Infektion auf und war in 30% der Fälle von einer Neurosyphilis begleitet. Eine die Vasa vasorum befallende Vaskulitis der Aorta führt zum Verlust von elastischem Gewebe und zu einer nachfolgenden Dilatation der Arterie. Bei Befall der Aortenwurzel erweitert sich der aortale Ring und es kommt zu einer Aortenklappeninsuffizienz.

199   Syphilis – Gumma. Die Standardveränderung der tertiären Syphilis ist das chronische Granulom – bekannt als Gumma. Dieses ist lokalisiert, asymmetrisch verteilt und von destruktivem Charakter. Ein Gumma kann jeden Körperteil befallen. Gelegentlich erscheint ein Solitärgumma im subkutanen Gewebe und wächst, bevor es aufbricht, um ein gummatöses Geschwür zu bilden. Solch ein Geschwür ist schmerzlos und hat ein charakteristisches Aussehen. Es ist fast rund, hat scharfe, wie „ausgestanzte" Ränder und einen indurierten Grund. Anfänglich besetzt ein Schorf von nekrotischem Gewebe, wie ein Stück Waschleder, den Geschwürskrater und haftet dort fest. Später wird dieser abgestoßen unter Hinterlassung von blassen Granulationen. Spirochäten lassen sich im Geschwür nicht nachweisen.

200   Angeborene Syphilis – frühe Erscheinungen. Angeborene Syphilis ist in den entwickelten Ländern jetzt äußerst selten. Der klinische Verlauf ist sehr wechselnd. Viele Fälle zeigen keine deutlichen klinischen Zeichen. Eines der frühesten Symptome kann ein schleimig-eitriger Nasenausfluß sein. Dieser kann über viele Monate bestehen bleiben. Er ist unter dem Namen „Schnupfeln" bekannt. Hautaufbrüche sind häufig während der ersten beiden Lebensjahre, und viele Organe einschließlich Schleimhäute, Knochen und Zähne können Schaden leiden.

Der Ausschlag ist meist makulopapulös. Ihm folgt eine ausgedehnte Epithelverschorfung an Handflächen und Fußsohlen sowie um Mund und Anus. Bei kongenitaler, selten bei erworbener Syphilis können pemphigusartige Veränderungen gefunden werden. Die Hautausschläge strotzen von Treponemen.

Diese frühen Erscheinungen heilen ab. Es folgt eine Periode der Latenz, bevor späte Erscheinungen auftreten. Letztere betreffen die Schädigung von Zähnen, Knochen, Augen und Hörnerv sowie Gummata und Neurosyphilis.

198

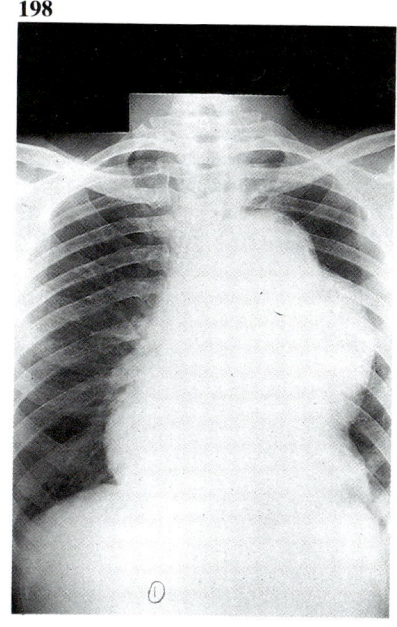

199

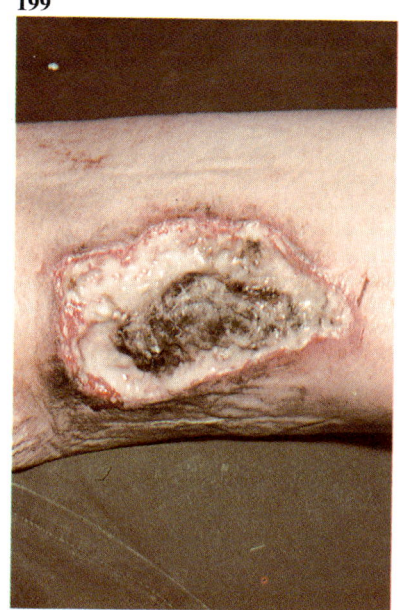

200

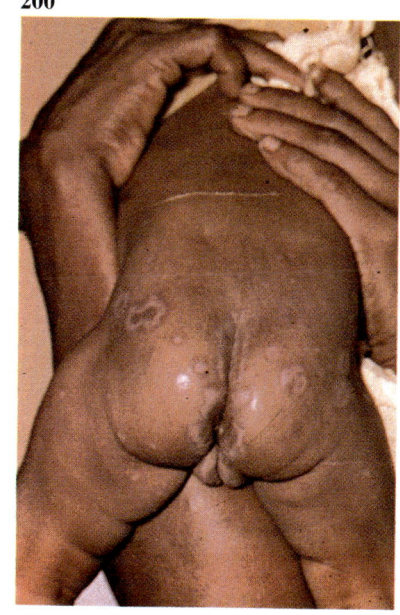

201

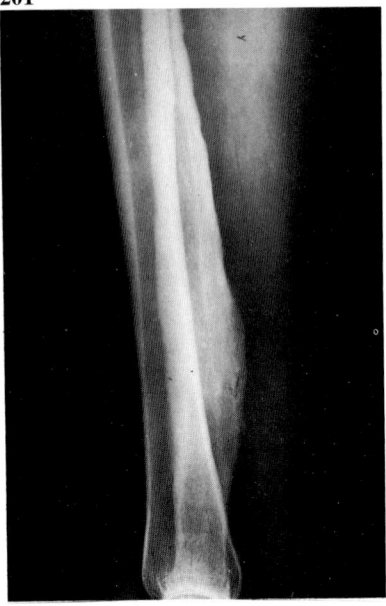

201 Röntgenbild von Tibia und Fibula bei der Spätform der syphilitischen Periostitis. Eine weitgestreute Knochenerkrankung ist bei Kleinkindern mit angeborener Syphilis sehr häufig. Sie kann als Osteochondritis, Periostitis oder als Osteitis und Osteomyelitis auftreten und besonders die langen Knochen und den Schädel befallen. Diese frühe Form der Erkrankung kann jederzeit zwischen Geburt und einem Alter von 3 bis 4 Jahren entdeckt werden. Sie verschwindet in der Regel spontan.

Eine Knochenerkrankung kann erneut im Alter von 5 bis 15 Jahren auftreten. Diese späte Form ist gewöhnlich therapieresistent und bleibt für unbestimmte Zeit bestehen. Die röntgenologischen Bilder von syphilitischer, tuberkulöser und chronisch-eitriger Knochenerkrankung sind einander sehr ähnlich, so daß vor der Diagnosestellung andere Gegebenheiten mit berücksichtigt werden müssen. Bei der juvenilen Form der syphilitischen Periostitis oder Osteitis wird neuer Knochen in lamellierten Lagen parallel zum Knochenschaft oder auch auf der Konvexität des Schaftes abgelagert. Die Tibia ist gemeinhin betroffen. Die Verdickung der Vorderseite der proximalen Hälfte des Knochens kann zum Bild der Säbelscheiden-Tibia führen.

Ulcus molle (Schankroid)

Der weiche Schanker ist eine sexuell übertragbare Krankheit, die durch den gramnegativen Kokkobazillus Haemophilus ducreyi verursacht wird. Die Infektion tritt weltweit auf. Sie ist besonders häufig unter schlechten sozialen, ökonomischen und hygienischen Bedingungen.

Die Läsionen sind in der Regel auf die Genitalien und das Perianalgebiet beschränkt mit Sekundärabsiedlungen in die Leistendrüsen. Der Primäraffekt ist eine weiche Papel, die zur Pustel wird, dann aufbricht, um ein nichtinduriertes, schmerzhaftes Geschwür zu bilden.

202 Genitale Läsionen bei Ulcus molle. Die Läsionen gehen am Penis mit vergrößerten Lymphdrüsen einher. Die Lymphadenitis ist in der Regel einseitig. Die Schwellung ist schmerzhaft. Sie kann aufbrechen und eine sezernierende Fistel hinterlassen. Die Veränderungen am Penis können schwierig zu unterscheiden sein von denjenigen bei Granuloma inguinale (Donovanosis). Sie können auch mit dem syphilitischen Primäraffekt verwechselt werden, unterscheiden sich jedoch durch das Auftreten von Schmerzen und durch fehlende Induration. Beide Infektionen kommen bei bis zu 10% der Patienten gleichzeitig vor. Die Diagnose Ulcus molle kann durch den Nachweis des Erregers in Abstrichen oder kulturell bestätigt werden.

202

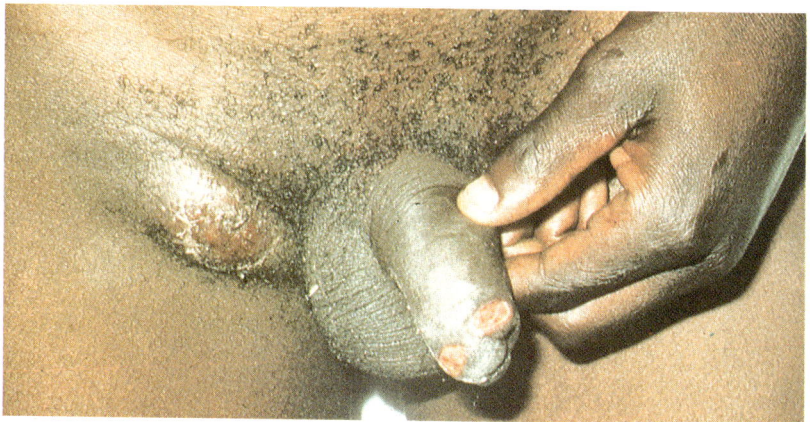

Donovanosis

Donovanosis, Granuloma inguinale und Granuloma venereum sind Namen für eine Krankheit, die durch Calymmatobacterium granulomatis verursacht wird, ein gramnegatives, mit Kapsel versehenes Bakterium, dessen Beziehung zu anderen Keimen ungewiß ist. Die Infektion wird in der Regel durch sexuellen Kontakt übertragen, jedoch nicht ausschließlich, da auch Kleinkinder betroffen sein können. Die Krankheit ist häufiger in den tropischen Teilen der Welt.

203 Donovanosis – Keim. Typischerweise werden die Erreger in großen, mononukleären Zellen gefunden. Sie können als dunkelgefärbte Donovan-Körperchen in Geschwürsabstrichen nachgewiesen werden. Dieser Abstrich wurde von einem Geschwür am Penis angefertigt. Der Keim läßt sich schwer auf künstlichen Nährböden anzüchten.

204 Donovanosis – Läsionen. Die Krankheit beschränkt sich in der Regel auf die Genitalien, jedoch können auch andere Gebiete befallen sein. Beim Mann ist der Penis, bei der Frau sind die Labien der häufigste Sitz. Der Primäraffekt ist ein induriertes Knötchen, das exulzeriert. Die einzelstehenden Läsionen können miteinander verschmelzen und zu größeren Geschwürsarealen führen. Autoinfektion kann vorkommen. Bei diesem Patienten von Papua Neuguinea hat die ursprüngliche Läsion am Penis auf die Inguinaldrüsen übergegriffen und zu einer ausgedehnten Geschwürsbildung in den Leisten geführt. Sekundärinfektionen können weiteren Schaden verursachen. Narbenbildung kann zu Deformierungen führen.

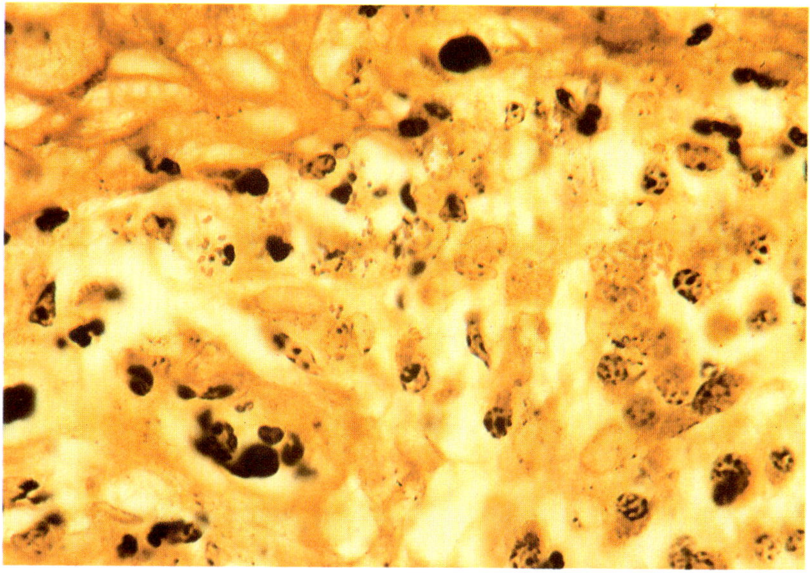

204

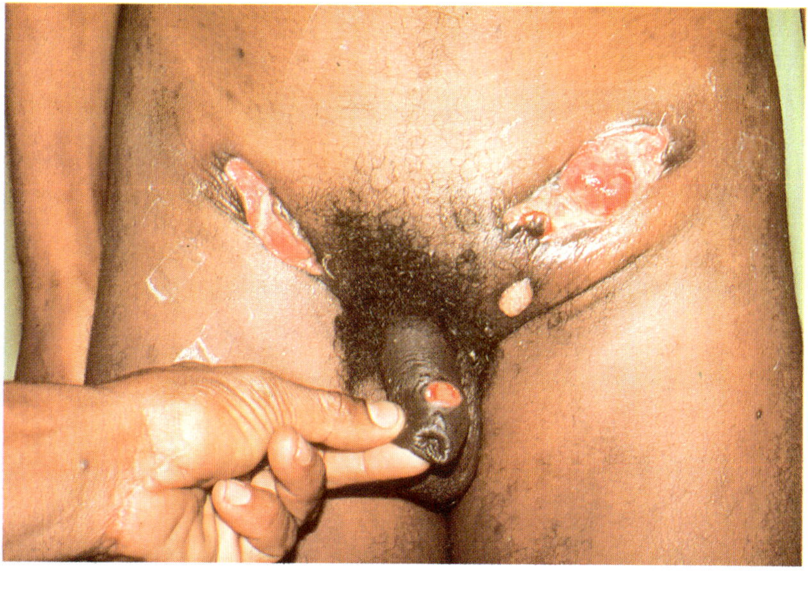

Virusinfektionen

Herpesvirus-Gruppe

Mitglieder dieser Gruppe verursachen wichtige Infektionen bei Mensch und Tier. Die mit menschlicher Krankheit verbundenen Erreger sind:
• Herpesvirus varicellae/zoster – die Ursache von Windpocken und Herpes zoster
• Herpes-simplex-Virus
• Herpesvirus simiae – eine seltene Ursache von Enzephalitis beim Menschen.
• Zytomegalo-Virus – gutartige Lymphadenitis und andere Syndrome
• Epstein-Barr-Virus – verbunden mit infektiöser Mononukleose und neoplastischer Erkrankung

Die Herpesviren sind relativ groß, 120-180 nm, mit einem zentralen Kapsid, das DNS enthält, und einer äußeren Hülle, welche von der Wirtszelle stammt. Sie sind ätherempfindlich. Sie entwickeln sich im Kern der Wirtszelle und können ohne weiteres in das Zytoplasma gelangen. Sie verlassen die Zelle, ohne sie notwendigerweise zu zerstören. Ein azidophiles Einschlußkörperchen, das von einem Halo umgeben ist (Cowdry-Typ A), bleibt charakteristischerweise als Erinnerung an die Virusreplikation im Kern zurück. Viele Viren dieser Gruppe haben eine ausgesprochene Neigung zur Latenz und können reaktiviert werden, wann immer die Wirtsimmunität geschädigt wird.

Varicella (Windpocken)

Varicella ist eine hochinfektiöse Krankheit, die hauptsächlich Kleinkinder befällt, obwohl keine Altersgruppe ausgenommen ist. Die Infektion wird in der Regel durch direkten Kontakt mit einem Fall in den ersten frühen Krankheitstagen erworben, wenn das Virus via Atemwegsschleimhaut und Haut ausgeschieden wird. Wahrscheinlich wird das Virus durch Tröpfcheninfektion übertragen und tritt über die Atemwege ein. Die Inkubationszeit wechselt, liegt jedoch gewöhnlich zwischen 15 und 18 Tagen. Bei Kindern sind Windpocken im allgemeinen leicht, Komplikationen sind selten. Bei Erwachsenen neigt die Erkrankung zu schwererem Verlauf mit einem höheren Prozentsatz an Komplikationen.

Die Viren, welche Windpocken und Herpes zoster hervorrufen, scheinen identisch zu sein und sind als Herpesvirus varicellae/zoster bezeichnet worden.

Virologie und Pathologie

205   Elektronenmikroskopische Aufnahme eines Herpesvirus varicellae/zoster. Im elektronenoptischen Bild sind die Viren von Windpokken, Herpes zoster und Herpes simplex identisch. Die ganz reifen Teilchen in der Bläschenflüssigkeit messen etwa 150-200 nm im Durchmesser. Man erkennt ein elektronenoptisch dichtes Inneres aus DNS, das von einer Schale oder Kapsid umschlossen ist. Dieses Kapsid hat die Struktur eines Ikosaheders mit einer axialen Symmetrie von 5:3:2 und besteht aus 162 Kapsomeren, die als Hohlzylinder mit einem polygonalen Querschnitt erscheinen. Die äußere Virushülle stammt von der Kernmembran der Wirtszelle. Herpesviren können im Elektronenmikroskop leicht vom Pockenvirus unterschieden werden.

206   Herpesvirus varicellae/zoster in menschlichen Amnionzellen. Das Windpockenvirus wächst nicht auf der Chorioallantois des Hühnerembryos. Es kann aber auf einer Vielzahl von Erstkulturen menschlicher Gewebearten und auf einigen Affengewebekulturen gezüchtet werden. Auf menschlicher Amnionkultur erscheinen herdförmige Veränderungen im Zellverband, die sich langsam nach außen ausbreiten, sobald Nachbarzellen infiziert werden. Typische intranukleäre Einschlußkörperchen finden sich in den zugrundegehenden Zellen. Die überstehende Flüssigkeit bleibt virusfrei. Das Windpockenvirus wächst üppig in menschlichen Schilddrüsenzellen und kann aus deren Überstand für Neutralisationsteste gewonnen werden. (Pfeil = Zelle mit intranukleärem Einschluß)

207   Riesenzelle in menschlicher Amnionzellkultur. Vielkernige Riesenzellen sind ein Charakteristikum in menschlichem Gewebe oder in Kulturen, die mit Windpockenvirus infiziert wurden. Die Kerne dieser Zellen enthalten typische eosinophile Typ-A-Einschlüsse. (Pfeil = Kern mit Einschluß)

205

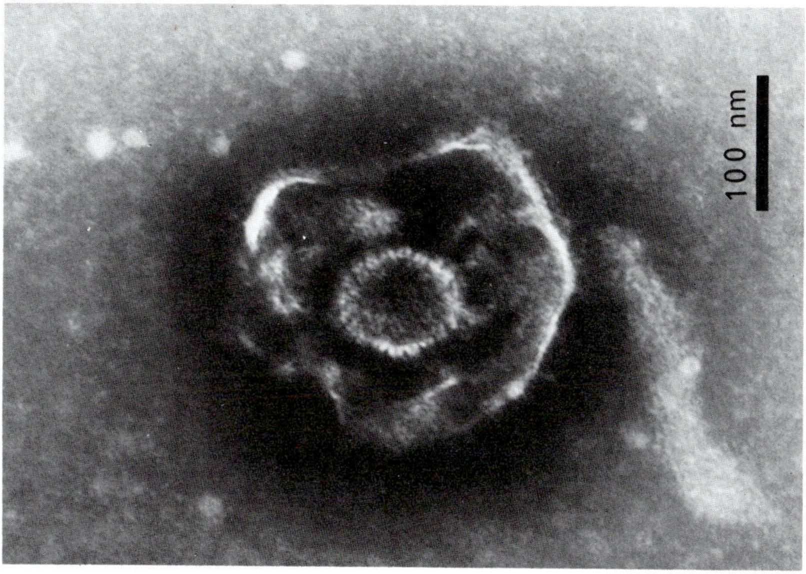

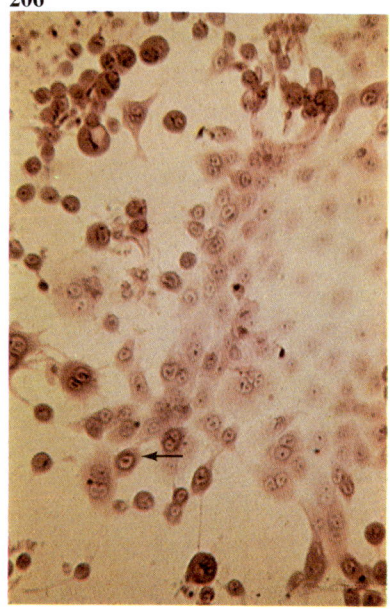

206

207

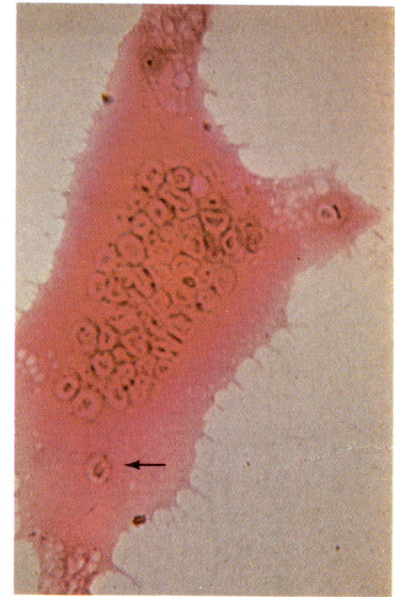

208 Histologie eines frühen Windpockenbläschens. Die Bläschen von Windpocken, Zoster und Herpes simplex können histologisch voneinander nicht unterschieden werden, jedoch lassen sie sich durch die Gegenwart von vielkernigen Riesenzellen von den Bläschen von Pocken, Kuhpocken und Vakzinia trennen.

Bläschen bilden sich in der Epidermis als Ergebnis einer Zelldegeneration, die von einem intrazellulären Ödem begleitet ist. Zunächst sammelt sich die Flüssigkeit in kleinen Inseln, die sich schließlich vereinigen, um ein reifes Bläschen zu bilden.

Zwei Formen der Degeneration finden sich: ballonartig und netzförmig. Die erstere ist typisch für Virusinfektionen, während die letztere auch bei einigen Dermatitisformen vorkommt. Bei der ballonartigen Degeneration schwellen die Epidermiszellen an, verlieren ihre interzellulären Stacheln und trennen sich voneinander. Das Zytoplasma ist stark eosinophil. Bei der netzförmigen Degeneration schwellen die Zellen an, bleiben aber klar. Einige können schließlich platzen. (A = Intraepidermales Bläschen, B = vielkernige Riesenzellen)

209 Reifes Bläschen. Die kleinen Herde, die man in **208** sieht, sind jetzt zusammengeflossen, um ein großes Bläschen zu bilden. Es gibt in der Haut wenig zelluläre Reaktion, und gewöhnlich überleben die Epithelzellen intakt, so daß es selten zu einer Narbenbildung kommt. Gelegentlich finden sich in der Bläschenflüssigkeit polymorphkernige Zellen. (A = Intraepidermales Bläschen, B = Haut)

Klinische Zeichen

210 Verteilung des Ausschlags. Bei Kindern tritt selten eine Prodromalerkrankung auf, bei Erwachsenen können dem Exanthem jedoch gelegentlich Fieber, Kopfschmerz und Halsweh vorausgehen.

Den Hautausschlag sieht man zunächst am Stamm und den Innenseiten der Oberschenkel. Er breitet sich jedoch schnell aus und bezieht Gesicht, Kopf und die proximalen Abschnitte der Glieder ein. Die Verteilung des Ausschlages hatte für die Unterscheidung der Windpocken von Pocken größte Bedeutung. Der Windpockenausschlag ist am stärksten am Stamm und verliert an Intensität zur Peripherie hin. Er ist ausgeprägt auf den Beugeoberflächen und reicht bis in die Höhlen des Körpers.

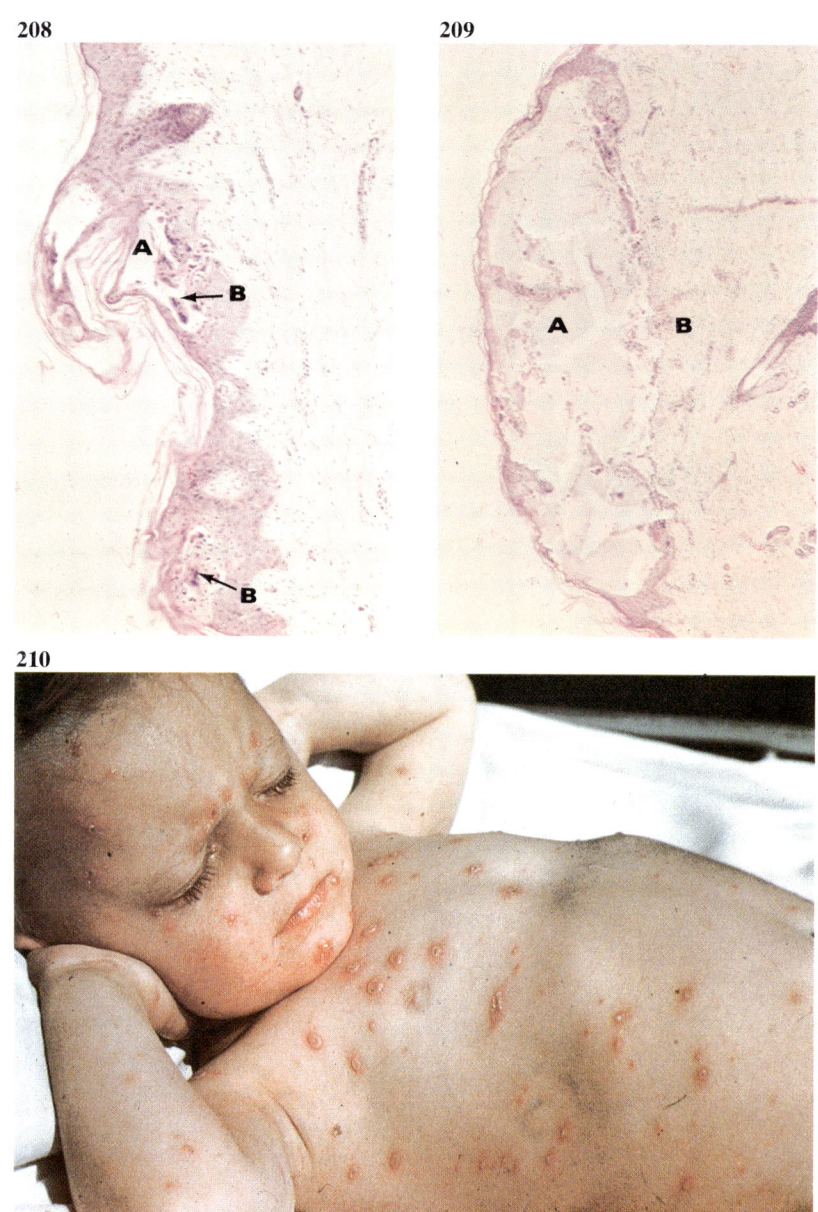

211 Windpockenausschlag auf dunkler Haut. Einen Windpockenausschlag auf dunkel pigmentierter Haut zu entdecken ist einfach: Obwohl die individuellen Veränderungen geringgradig unterschiedlich sein können, gehorcht der Ausschlag dem Gesetz der zentripetalen Verteilung. In der Abbildung stehen die Flecken am Oberarm dicht, vermindern sich am Unterarm und werden auf der Hand selten.

212 Pleomorpher Ausschlag. Der Ausschlag durchläuft rasch die Stadien: Makula, Papula, Bläschen, Pustel und Kruste. Die ersten zwei Stadien sieht man selten, und der Ausschlag hat in der Regel das Bläschenstadium erreicht, bevor er entdeckt wird. Viele Hautveränderungen verschwinden, ohne die Entwicklung ganz durchgemacht zu haben.

Bei Windpocken tritt der Ausschlag in unregelmäßigen Aussaaten bis zu einer Woche zutage. Infolgedessen hat der Ausschlag einen pleomorphen Charakter, wobei die einzelnen Effloreszenzen in verschiedenen Stadien der Entwicklung sind. Pruritus kann während der ersten Tage sehr störend sein.

211

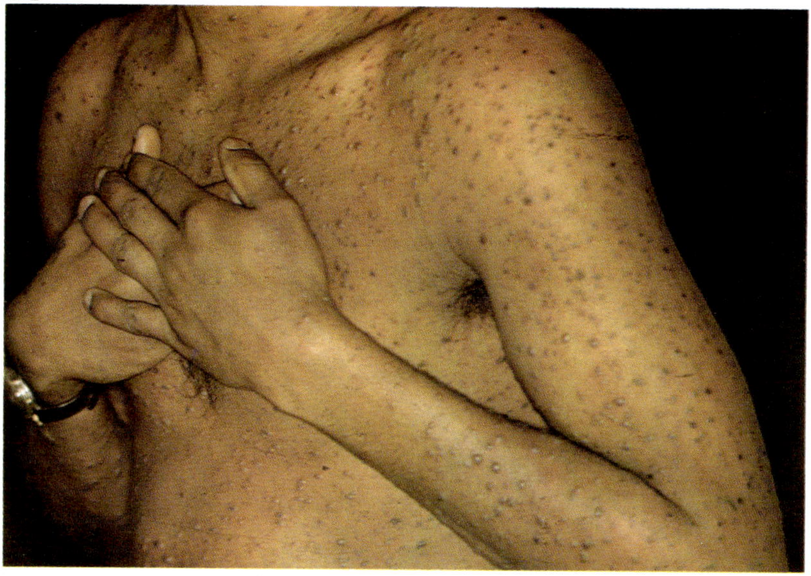

212

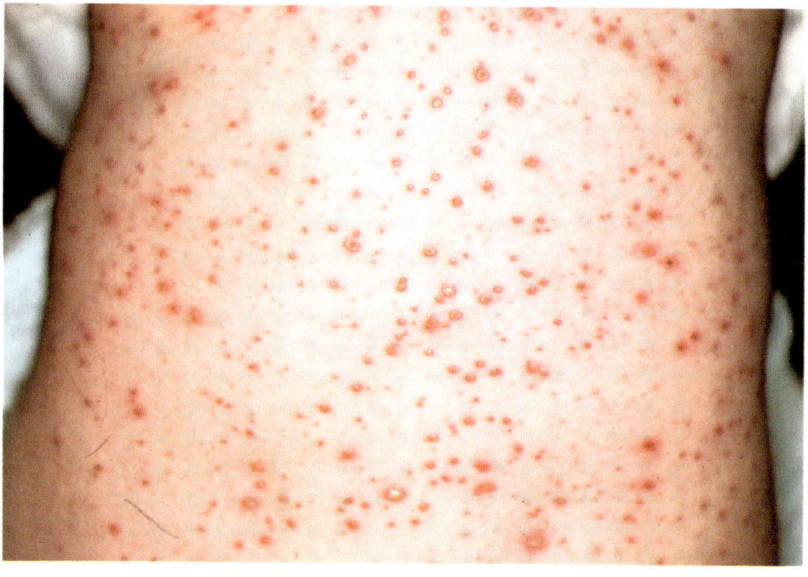

213 Nahaufnahme des Ausschlags auf dunkler Haut. Bei dunkelhäutigen Patienten findet man sehr häufig im Ausschlag einen petechialen Stich und Blutungen in die Bläschen. Die Prognose wird durch diese Hautblutungen nicht beeinträchtigt.

214 Nahaufnahme des Ausschlags auf weißer Haut. Die Hautveränderungen wechseln erheblich nach Größe und Form. Voll entwickelte Bläschen und Pusteln sind häufig oval geformt, können aber auch rund oder gänzlich irregulär sein. Die lange Achse der ovalen Hautveränderungen pflegt den natürlichen Spalten der Haut zu folgen. Viele Läsionen heilen zu einem frühen Stadium. Hautblutungen sind bei weißen Kranken selten.

Das Windpockenbläschen ist unilokulär und liegt auf der Hautoberfläche wie ein Wassertropfen. Ist es reif, so ist es oft von einem erythematösen Ring oder Hof umgeben. Die Bläschenflüssigkeit wird nach 2 oder 3 Tagen trüb, und es bildet sich eine Pustel mit eingezogenen Rändern.

215 Narbenbildung. Die meisten Windpockenläsionen liegen sehr oberflächlich, und die geschädigte Epidermis ist schnell wiederhergestellt, so daß die Haut intakt bleibt. Gelegentlich reicht der Schaden tiefer in die Haut, und es kommt zu einer unscheinbaren Vernarbung.

216 Nahaufnahme einer Narbe. Eine gruben- oder schalenförmige Narbe ist das einzige klinische Zeichen, daß ein Kranker früher Windpocken hatte. Ähnliche Narben können durch Impfung gegen Pocken oder BCG-Immunisierung entstehen.

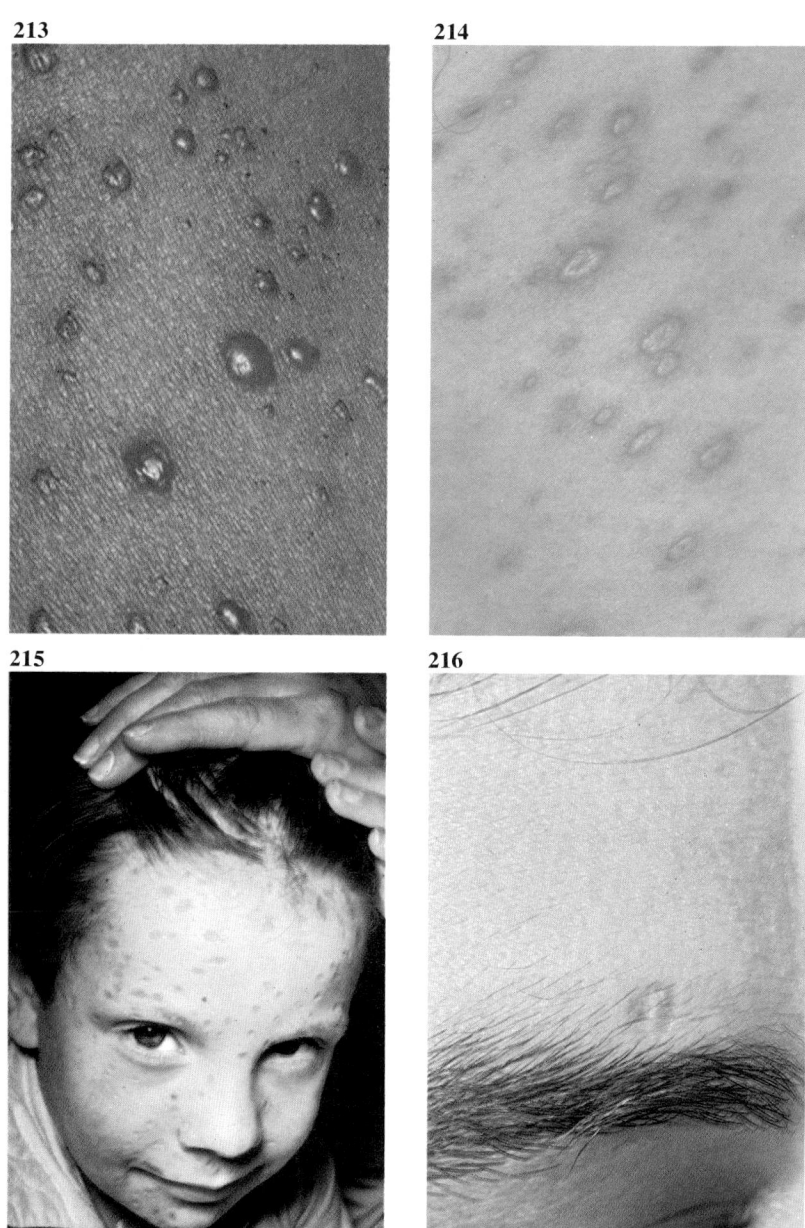

217 Petechien am Gaumen. Feine Blutungen am Gaumen können bei Windpocken ebenso wie bei vielen anderen Virusinfektionen gefunden werden. Ein Bläschen beginnt sich am Gaumen oberhalb der linken Mandel zu bilden.

218 Bläschen am Gaumen. Während des ersten oder zweiten Krankheitstages kann der Hals schmerzen und entzündet sein, ohne daß man eine örtliche Reaktion sieht. Bläschen können später im Gaumen oder Rachen auftreten und zum Unbehagen beitragen. Das dünne Bläschendach platzt in der Regel und hinterläßt ein flaches Geschwür, das ohne Narbe abheilt.

219 Bläschen auf der Zunge. Bläschen können sich auf der Schleimhaut des Mundes und des Respirationstrakts finden. Auf der Zunge haben die Bläschen ein flaches Dach und heilen ab, ohne eine Kruste zu bilden.

220 Bläschen auf der Konjunktiva. Bläschen können auch auf den Augenbindehäuten gefunden werden. Sie verlaufen gutartig und heilen ab, ohne Narben zu hinterlassen.

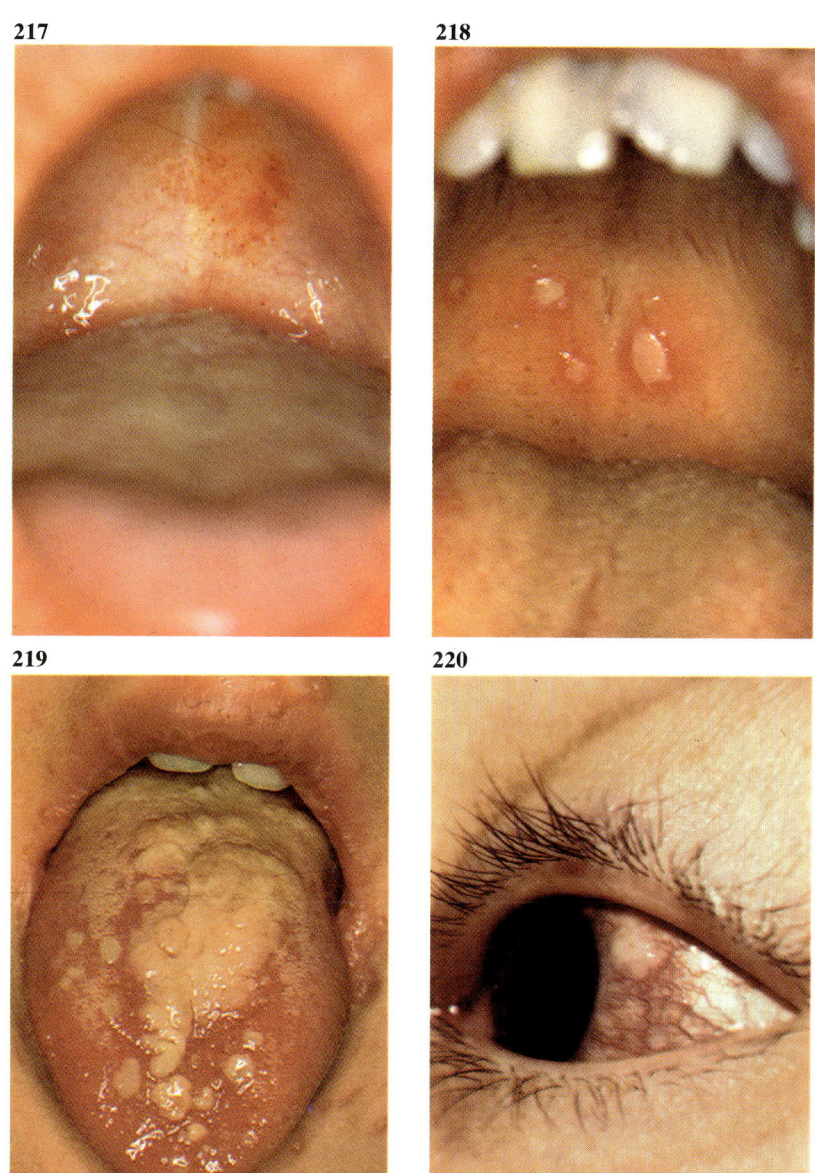

Komplikationen

221 Windpocken und bullöse Impetigo. Eine Sekundärinfektion der Windpockenläsionen mit Staphylococcus aureus kann eine bullöse Impetigo mit weitreichender Einbeziehung der Hautoberfläche nach sich ziehen.

222 Hautgangrän. Das Eindringen von virulenten Staphylokokken in tiefere Schichten der Haut und des Unterhautzellgewebes kann zu Zellulitis mit Gangrän und tiefer Geschwürsbildung führen.

Es kann sich eine Septikämie entwickeln mit oder ohne lokale Sepsiszeichen. Blutkulturen sollten immer angelegt werden, wenn ein Patient ungewöhnlich krank ist oder das Fieber unerwartet lange bestehen bleibt.

223 Windpocken und „chirurgischer" Scharlach. Die örtliche Infektion eines Windpockenbläschens durch hämolytische Streptokokken kann bei einem Patienten, der für erythrogenes Toxin empfänglich ist, zu einer Scharlacherkrankung führen. Die infizierten Hautveränderungen können an der umgebenden Entzündung erkannt werden. Das Toxin wird von der Haut aus resorbiert und erzeugt das generalisierte, punktierte Erythem des Scharlachs.

224 Windpocken und „chirurgische" Scharlach-Zunge. Obgleich die Streptokokken in der Haut und nicht im Hals gedeihen, entwickelt sich ein typisches Enanthem mit einer weißen Himbeerzunge (s. **27**).

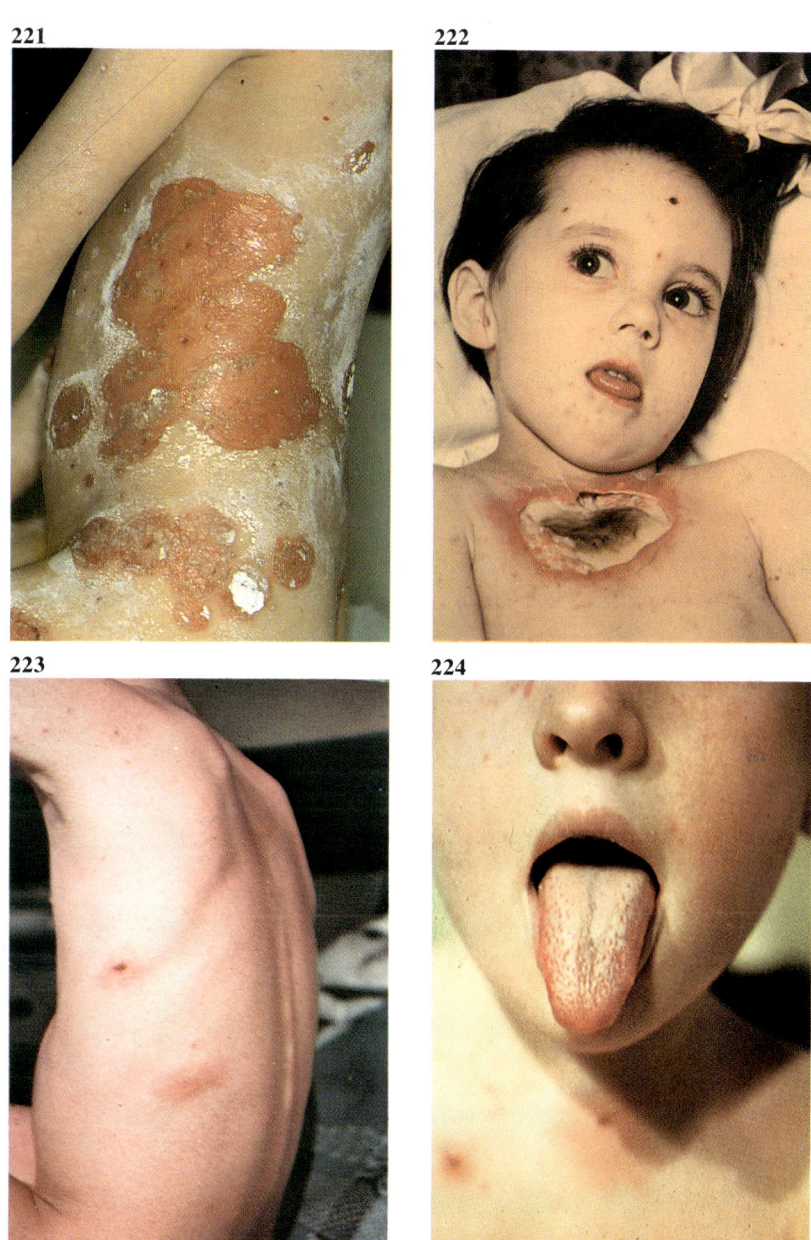

221

222

223

224

225 Thorax-Röntgenaufnahme. Kind mit staphylokokkenbedingtem Pyopneumothorax. Die Lungenentzündung, die bei Kindern als Komplikation von Windpocken auftritt, wird in der Regel durch eine sekundäre bakterielle Invasion von den oberen Atemwegen aus hervorgerufen und ist überwiegend durch Staphylokokken bedingt. In den Lungen können sich Abszesse bilden.

Die Röntgenaufnahme des Thorax eines Kindes zeigt die Verlagerung des Mediastinums infolge eines Pyopneumothorax, welcher durch die Ruptur eines subpleuralen Abszesses entstanden war. Immer wenn das Kind hustete, wurde mehr Luft in den Pleuraraum durch eine Lungenfistel gepreßt, und eine kontinuierliche Absaugung war notwendig, um den Druck zu reduzieren. In dem aus der Brust aspirierten Eiter wuchs reichlich St. aureus.

226 Windpockenpneumonie. Thorax-Röntgenaufnahme – erste Woche. Die Windpockenvirus-Pneumonie findet sich typischerweise bei erwachsenen Patienten und nur sehr selten bei Kindern. Die Krankheit hat sehr verschiedene Schweregrade. Auf der einen Seite verläuft sie so leicht, daß sie nur durch eine Routine-Röntgenaufnahme entdeckt werden kann. Andererseits stellt sie sich als dramatische Krankheit dar, die mit schwerer Atemnot, Zyanose, Hämoptyse und Kräfteverfall in 24-48 Stunden tödlich endet.

Im typischen Fall sind die Lungen innerhalb von 2-5 Tagen nach Ausschlagbeginn befallen. Während der ersten Krankheitswoche ist der charakteristische Befund der eines akuten, entzündlichen Lungenödems. Atemnot und Zyanose sind hervorstechende Zeichen. Die Lungen-Röntgenaufnahme zeigt in diesem Stadium weiche, fleckförmige Schatten über beiden Lungen, aber weniger deutlich in den Spitzen.

225

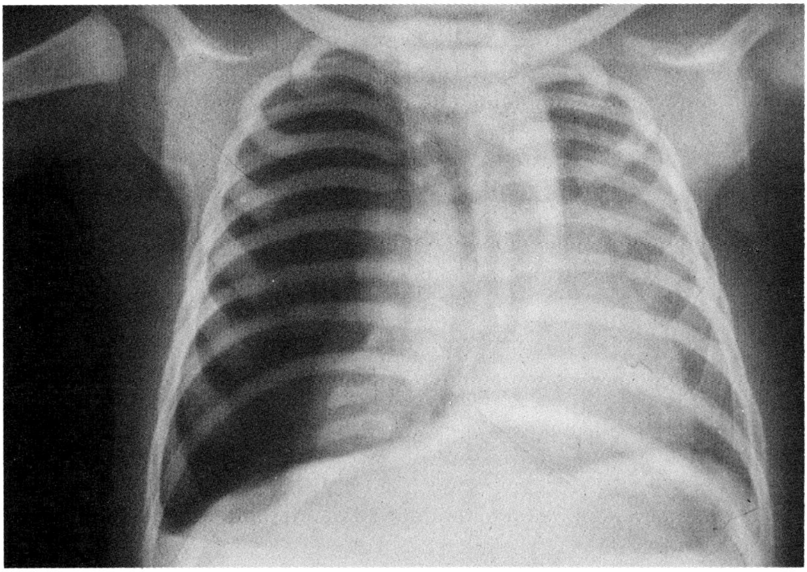

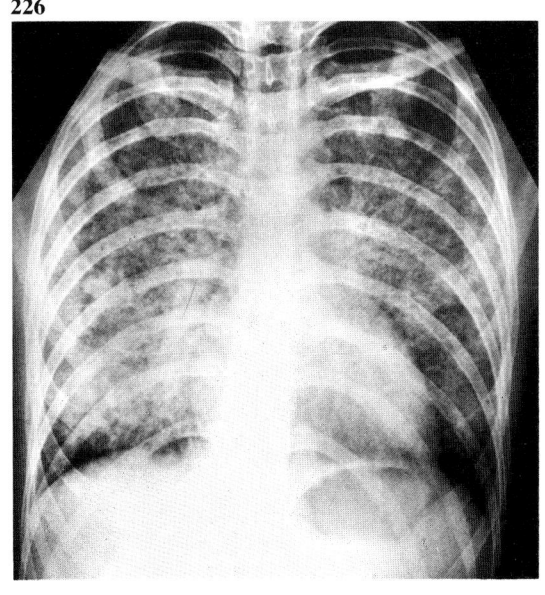

226

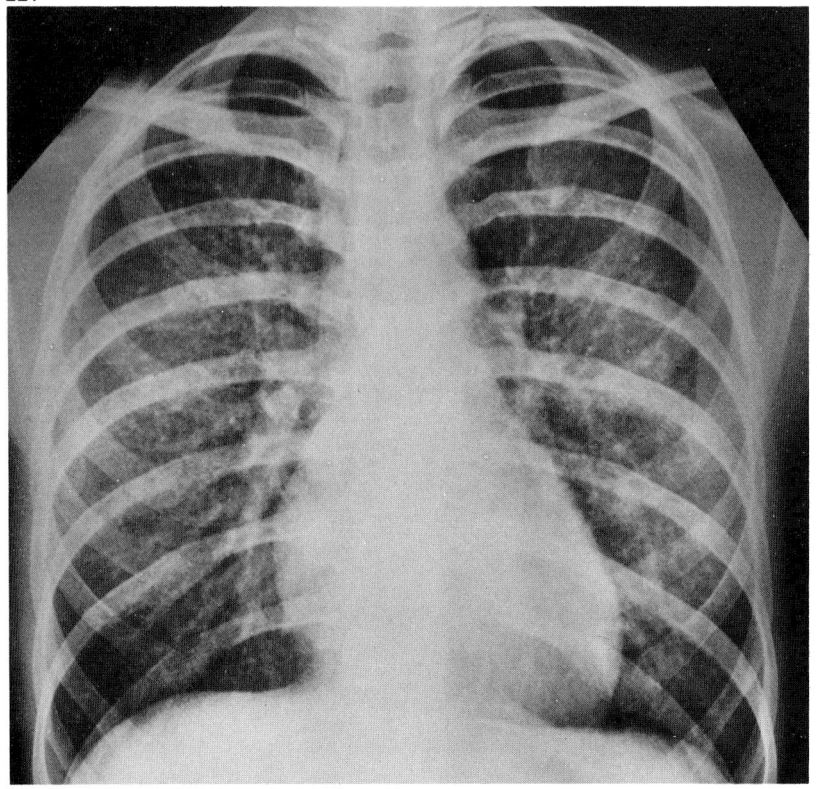

227 Windpockenpneumonie. Thorax-Röntgenaufnahme – zweite Woche. Die Sterblichkeit ist hoch bei schwangeren Frauen und bei Kranken mit gestörter Immunität. Sie sterben in der Regel an Ateminsuffizienz in der ersten Woche. Während der 2. Woche läßt das Lungenödem nach, und der Kranke zeigt eine beginnende Besserung. Der Husten läßt nach, und die anormalen Symptome von seiten der Brust verschwinden. Gegen Ende der 2. Woche ändert sich das Thorax-Röntgenbild insofern, als die weichen, fleckförmigen Schatten sich auflösen, um einem netzförmigen Muster Platz zu machen.

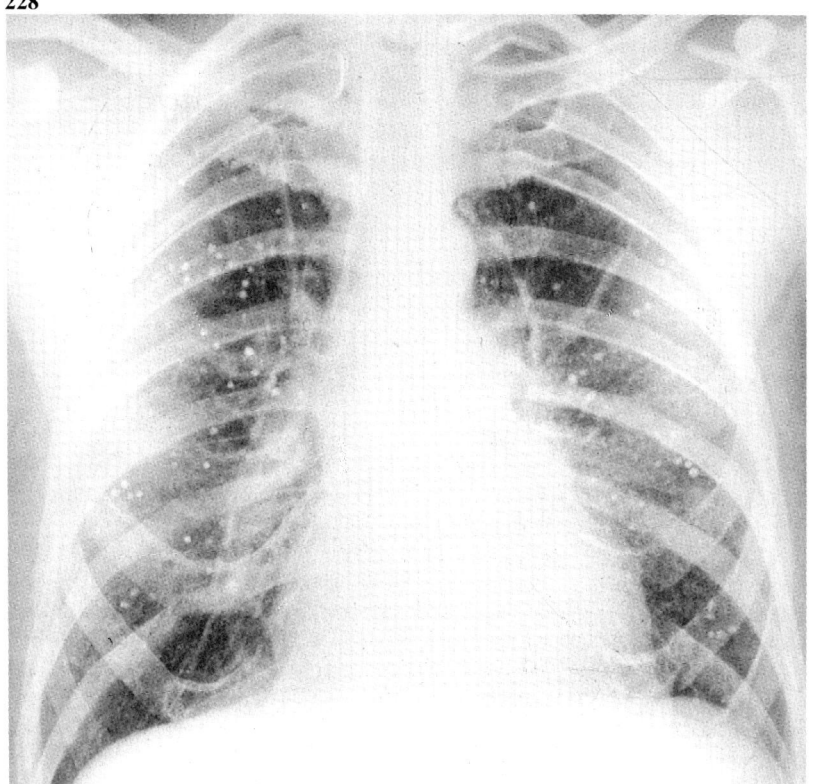

228 Windpockenpneumonie. Thorax-Röntgenaufnahme – miliare Verkalkung. Nach 2 Wochen hat der Patient das akute Stadium überwunden und geht nun einer langen Rekonvaleszenz entgegen. Atemnot bei geringer Anstrengung kann für mehrere Wochen und sogar Monate bestehen bleiben, geht aber schließlich zurück, und der Kranke wird wieder ganz gesund. Bei den meisten Patienten verblaßt das grobe, netzförmige Muster allmählich, obgleich das Thorax-Röntgenbild viele Monate lang pathologisch verändert bleiben kann. Patienten, die bei einer Routineuntersuchung eine miliare Verkalkung der Lungen aufweisen, geben oft in der Vorgeschichte an, eine schwere Windpockenerkrankung im Erwachsenenalter durchgemacht zu haben. Man nimmt an, daß es sich um einen Niederschlag von Kalziumsalzen in den nekrotischen Herden handelt, ein Charakteristikum der Windpockenvirus-Pneumonie. Ähnliche Bilder können als Folge von Histoplasmose oder miliarer Tuberkulose gefunden werden.

229 Windpockenpneumonie – Histologie der Lungen. Bei tödlichen Fällen von Windpockenpneumonie sind die Lungen schwer ödematös und weisen ausgedehnte Hämorrhagien auf. Die histologische Untersuchung ergibt eine weitgestreute interstitielle Pneumonie mit fleckförmiger hämorrhagischer Konsolidierung.

Die Abbildung zeigt einen 3-mm-Herd fibrinoider Nekrose, der von einer Zone septierten Ödems und Hämorrhagie umgeben ist.

230 Windpockenpneumonie – alveoläres Exsudat. Die Alveolen sind angefüllt mit einer eiweißreichen Flüssigkeit, die Erythrozyten und mononukleäre Zellen enthält. Links von der Bildmitte sieht man eine degenerierende, mononukleäre Zelle mit einem typischen intranukleären Einschluß. Die Kernmembran ist deutlich sichtbar, aber das Zytoplasma hat sich nur schwach angefärbt. (Pfeil = Kernmembran mit Einschlußkörperchen)

231 Hämorrhagische Windpocken. Ausgedehnte und zuweilen tödliche Blutungen in Haut und Schleimhäute können durch eine Anzahl von Infektionen einschließlich Windpocken ausgelöst werden. Die Ausdehnung der Hämorrhagien steht nicht unbedingt in Beziehung zu der Schwere der ursprünglichen Krankheit. Bei hämorrhagischen Windpocken ist die Thrombozytenzahl sehr niedrig, die Prothrombinzeit verlängert, und es können Zeichen eines sehr starken Verbrauchs der Gerinnungsfaktoren vorhanden sein. Intravaskuläre Gerinnung und Endothelschädigung durch das Virus können zum tödlichen Ende beitragen. Ausgedehnte Blutungen in Haut und Schleimhäute können von alarmierender Epistaxis, Hämatemesis und Hämaturie begleitet sein.

232 Konkurrierende Windpocken und Masern. Die Bedeutung des Interferenzphänomens wechselt bei verschiedenen Virusinfektionen. Zuweilen kann die Infektion mit einem Virus die Invasion durch ein anderes vollständig verhindern. Dies trifft besonders bei eng verwandten Viren zu, wie Mitgliedern der Enterovirus-Gruppe, kommt jedoch selten vor, wenn Viren deutlich unterschiedliche Merkmale haben.

In der Abbildung ist ein Windpockenausschlag zu sehen, der auf dem Oberarm eines Kindes mit floridem Masernexanthem erscheint.

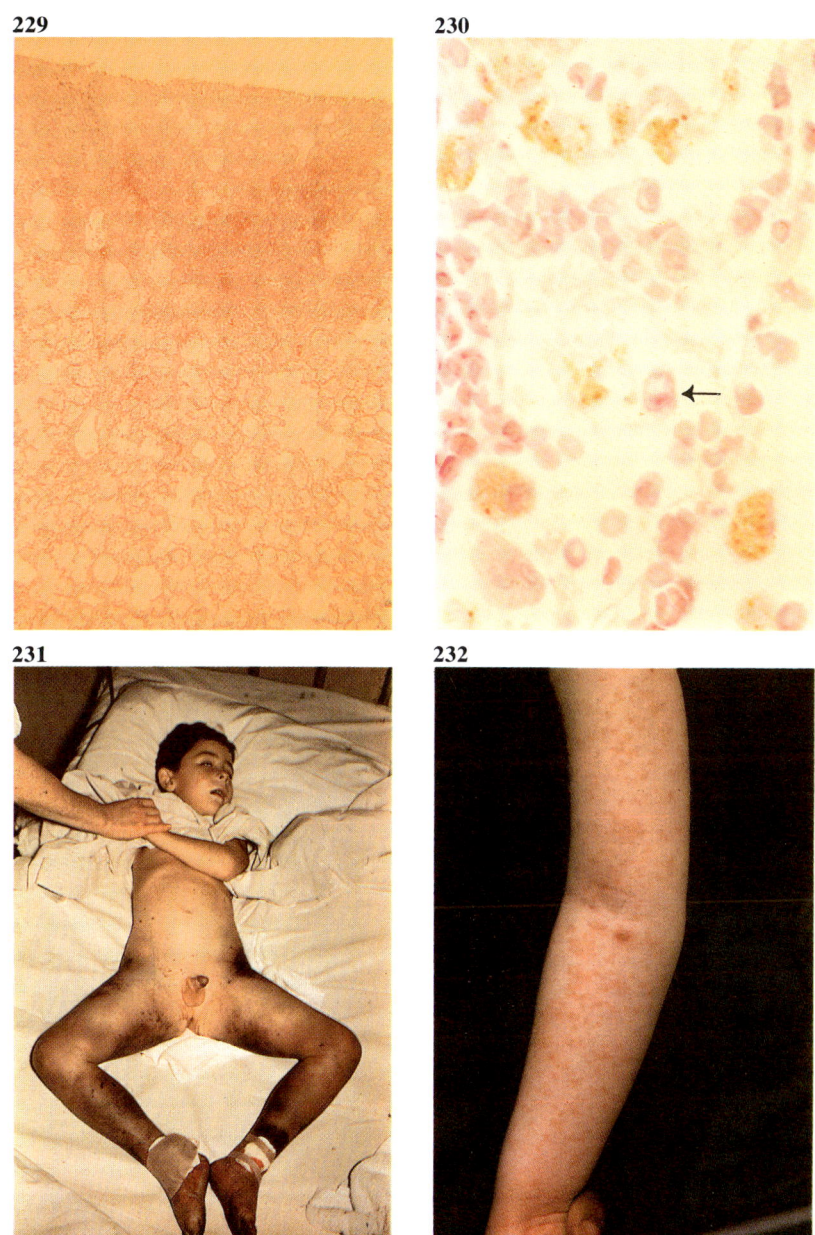

Windpocken bei gestörter Immunität

233   Windpocken und gestörte Immunität. Patienten mit einer Krankheit, welche die Immunität herabsetzt, sind für Windpocken besonders empfänglich. Die Krankheit kann hier einen ungewöhnlich schweren, langen Verlauf nehmen und tödlich enden.

Die Abbildung zeigt eine Patientin mit Hodgkinscher Krankheit, die sich bei ihrem Kind mit Windpocken ansteckte. Obgleich der Ausschlag nicht besonders dicht war, waren die einzelnen Hautveränderungen ungewöhnlich groß und das Allgemeinbefinden schwer beeinträchtigt. Es entwickelte sich eine Gelbsucht, und das Aufschießen neuer Effloreszenzen hielt an bis zum Tode 3 oder 4 Wochen nach Krankheitsbeginn.

234   Windpockenausschlag bei Immunitätsdefekt. Die Größe der Hautveränderungen ist ein auffallendes Zeichen. Die eitrige Flüssigkeit war in der Bakterienkultur steril.

Kranke, die niemals Windpocken gehabt haben und die aufgrund einer Erkrankung des retikuloendothelialen Systems oder einer immunsuppressiven Therapie eine mangelhafte Immunabwehr besitzen, sind bei Windpockenexposition ernstlich gefährdet und sollten weder dieser Krankheit noch einem Herpes zoster ausgesetzt werden.

233

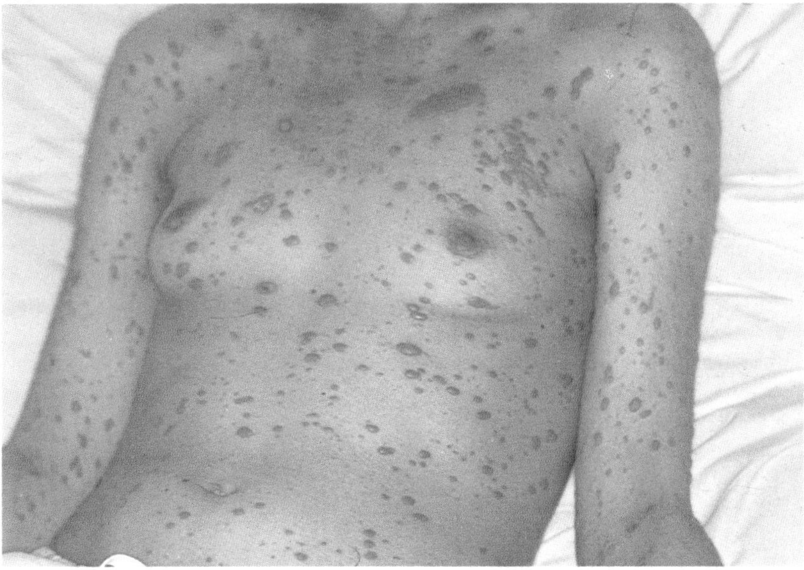

234

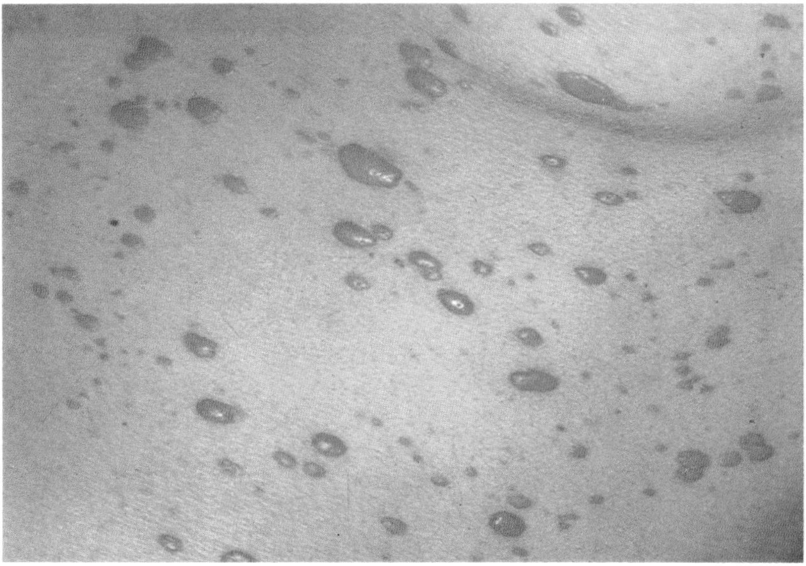

Herpes zoster (Gürtelrose)

Pathologie

235 Histologie eines Ganglions der hinteren Wurzel. Man nimmt an, daß Herpes zoster durch eine Reaktivierung des Varicella-Virus verursacht wird, das schlafend in den Zellen der Ganglien der hinteren Wurzel liegt. In den frühen Stadien kommt es zu einer akuten entzündlichen Reaktion im Ganglion oder seinem Äquivalent bei den Hirnnerven, welche sich auf die hinteren Wurzeln ausdehnt und die Hirnhäute und das Rükkenmark einbezieht. Vorwiegend finden sich mononukleäre Zellen, während polymorphkernige Zellen bemerkenswerterweise fehlen. (A = normale Neuronen, B = degenerierte Neuronen, C = mononukleäre Zellen)

236 Histologie eines peripheren Nerven. Das Virus wandert vom Ganglion der hinteren Wurzel entlang den Fasern eines sensiblen Nerven bis zur Haut, wo es in epitheliale Zellen eintritt. In diesem Stadium kann das Virus in den Kernen und im Zytoplasma von Ganglienzellen, im Zytoplasma von perineuralen Zellen, in den Kernen und im Zytoplasma von Schwannschen Zellen und in den Kernen und im Zytoplasma von Zellen in der Epidermis gefunden werden.

Die Abbildung zeigt den Schnitt eines Frontalnerven von einem Patienten mit Herpes des Trigeminus, der 4 Tage nach Ausschlagbeginn verstarb. Die Färbung mit fluoreszierendem Antikörper zeigt das Virus-Antigen in zwei Nervenfaserbündeln mit starker Konzentration im Perineurium.

237 Histologie eines Bläschens. Die Bläschen von Herpes zoster und Windpocken sind identisch. Das Bläschen bildet sich in der Epidermis infolge einer Degeneration von Zellen, die anschwellen und sich trennen. Einige platzen. Auffallend ist das interzelluläre Ödem. Riesenzellen sind ein hervorstechendes Merkmal. Eine schwere entzündliche Reaktion im Korium kann Narbenbildung nach sich ziehen.

In diesem Schnitt ist die Entzündungsreaktion gering, aber es finden sich viele bizarr geformte Zellen. (A = Intraepidermales Bläschen, B = vielkernige Riesenzelle, C = Dermis)

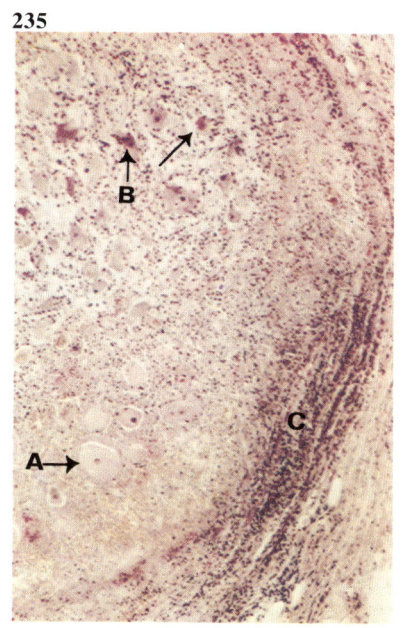

235

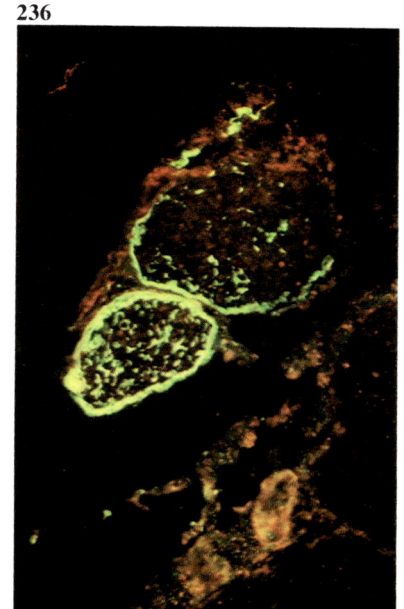

236

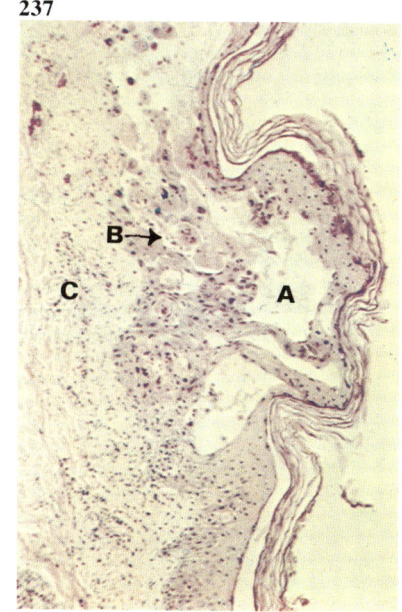

237

238 Einfluß eines Nervenschadens auf die Verteilung des Ausschlags.
Ein Patient mit Hypästhesie infolge einer Verletzung von Hautnerven bei einer vor 15 Monaten durchgeführten Herniotomie erlitt eine Herpes-zoster-Erkrankung, die dasselbe Dermatom betraf. Das Virus breitete sich schnell in der Haut mit normaler Gefühlsempfindung aus, die Umgebung der Narbe jedoch, dort, wo die Nervenversorgung unterbrochen war, wurde ausgespart. Dieses Verhalten ist zu erwarten, da das Herpes-zoster-Virus Zugang zur Haut entlang der Nervenbahnen gewinnt.

Klinische Zeichen

239 Entwicklung des Ausschlags – Erythem. Ein Anfall von Herpes zoster beginnt mit Schmerz und Hyperästhesie im Verteilungsmuster von 1 oder 2 benachbarten sensiblen Nervenwurzeln. Innerhalb weniger Tage erscheint in demselben Gebiet ein Ausschlag. Zunächst zeigt die Haut eine tiefdunkle Röte, bald jedoch erscheinen Bläschentrauben. Der Ausschlag ist streng auf die Mittellinie beschränkt, das Ödem kann sich jedoch besonders dorthin ausbreiten, wo immer das Unterhautzellgewebe locker ist.

195

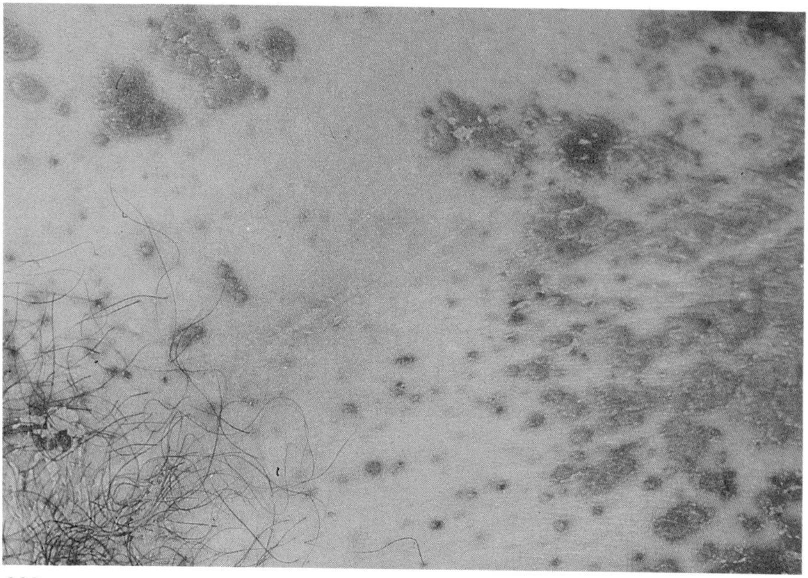

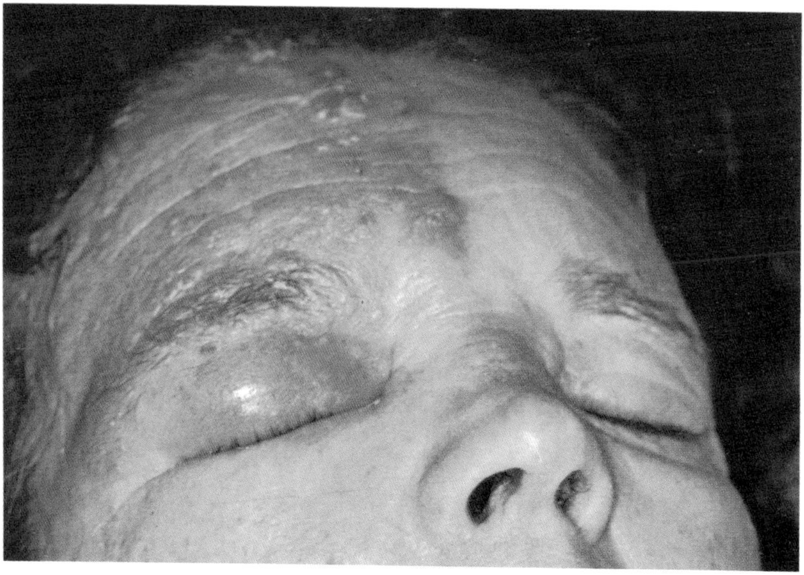

240 **Entwicklung des Ausschlags – Bläschen.** Krankheitsschwere und Ausdehnung des Ausschlags wechseln sehr stark. Frische Bläschenherde schießen kontinuierlich während einiger Tage auf. Die Bläschen können zu Blasen zusammenfließen, von denen einige hämorrhagisch werden können.

241 **Entwicklung des Ausschlags – Pusteln.** Nach etwa 1 Woche beginnen die Bläschen abzutrocknen und Schuppen zu bilden, einige durchlaufen jedoch das Zwischenstadium der Pustel. Die Pusteln sind bei bakterieller Kultur in der Regel steril.

242 **Entwicklung des Ausschlags – Krusten.** Falls der Ausschlag dicht war, und besonders, wenn eine Schädigung des darunterliegenden Koriums eingetreten war, bildet sich eine dicke Krustenplatte, die mehrere Wochen zu ihrer Loslösung benötigen kann. Jeder Versuch, sie gewaltsam zu entfernen, führt nur zu neuer Krustenbildung und weiterer Hautschädigung. Bei einem Ausschlag mittlerer Schwere fallen die Krusten gewöhnlich innerhalb von 2 oder 3 Wochen ab.

240

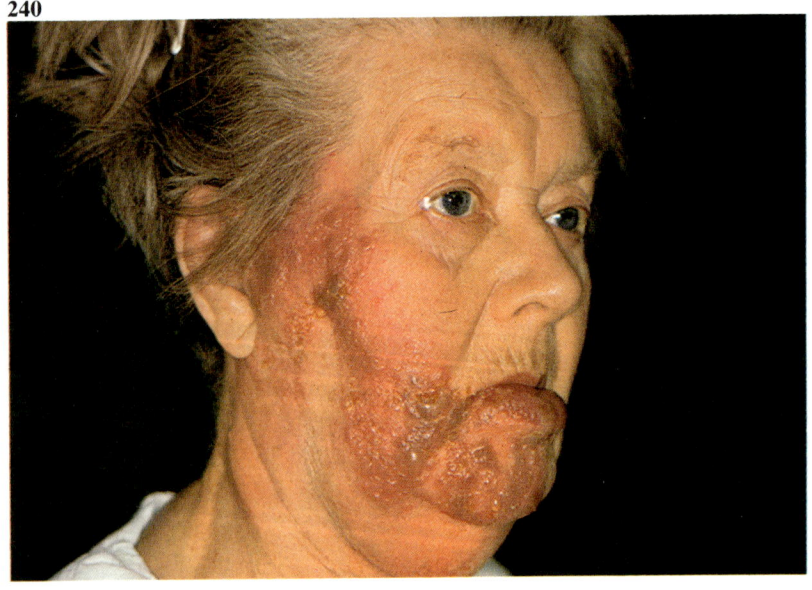

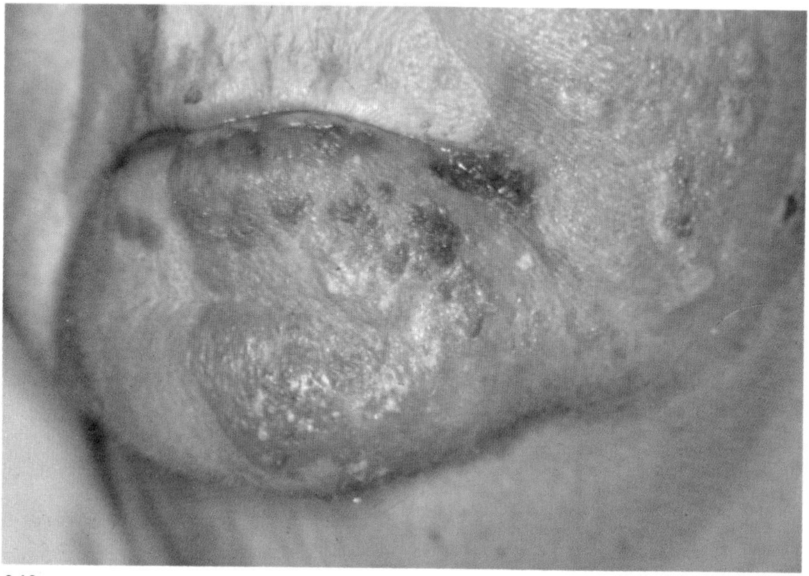

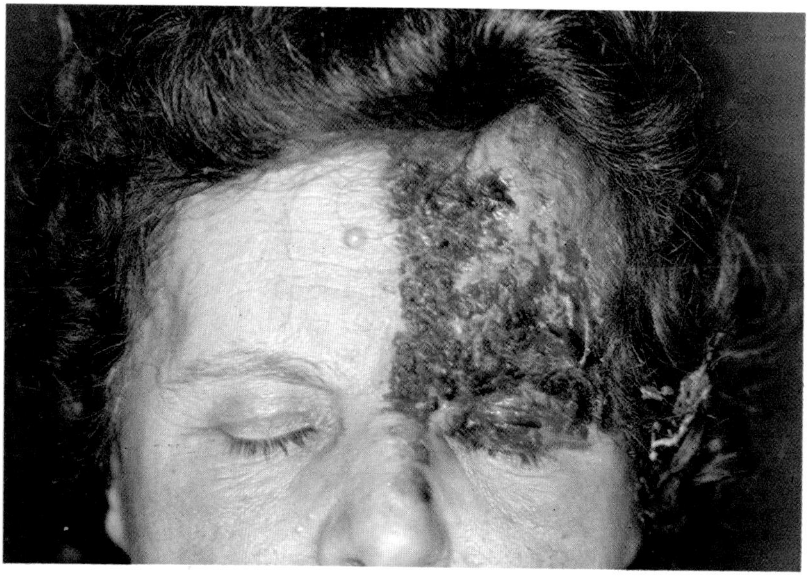

243   Entwicklung des Ausschlags – Geschwüre. In der Mehrzahl der Fälle wird die Haut ohne Narbenbildung abheilen. Sollten die Krusten sich abstoßen und ein Geschwür hinterlassen, dann ist eine Narbenentstehung unvermeidlich. Eine starke Pigmentierung kann in dem geschädigten Gebiet für viele Monate bestehen bleiben.

244   Nahaufnahme von Bläschen. Die Bläschen entwickeln sich in Haufen auf einem erythematösen Untergrund.

245   Nahaufnahme von Pusteln. Zu einem späteren Zeitpunkt wird die Flüssigkeit in den Bläschen trübe, und es bilden sich Pusteln. Diese entstehen nicht infolge einer sekundären bakteriellen Besiedlung, sondern durch die Virusaktivität selbst. Benachbarte Pusteln vereinigen sich, und es bildet sich eine zentrale Kruste. Einblutung ist bei schweren Fällen häufig und bewirkt eine bläuliche Verfärbung.

243

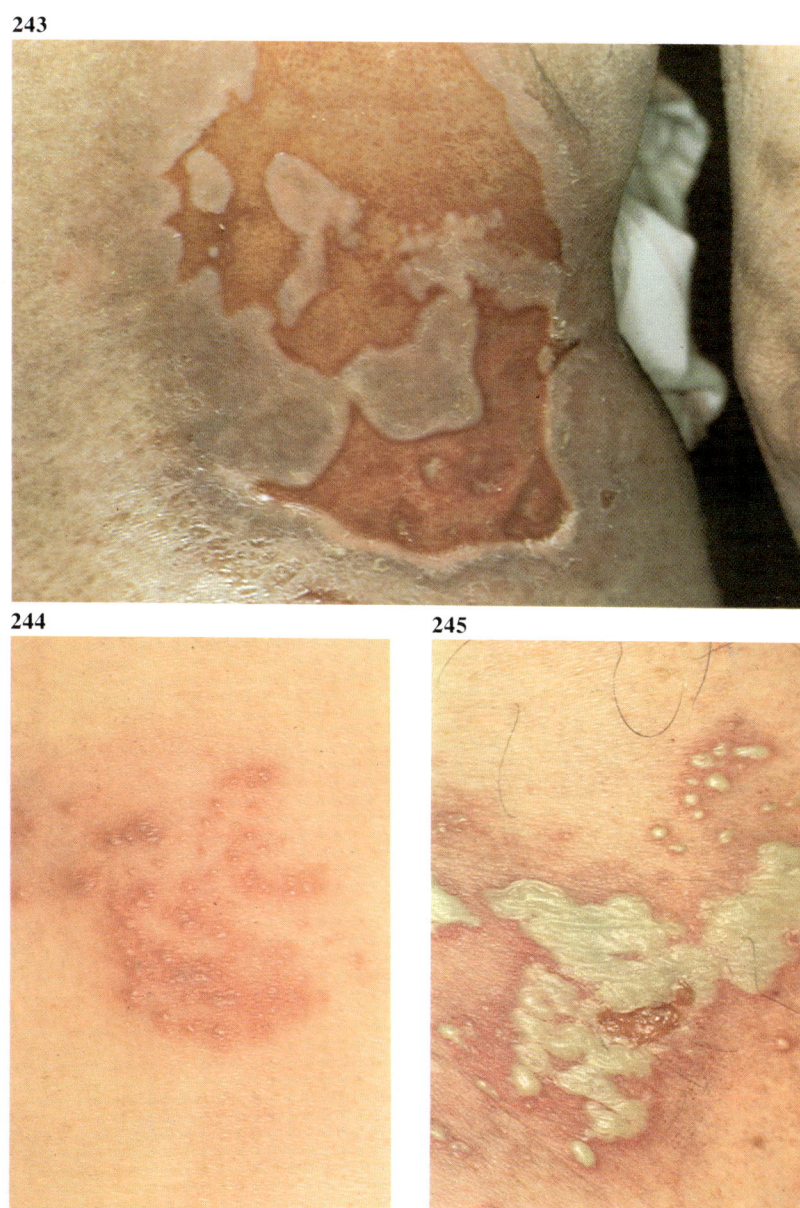

244

245

246 Verteilung – zervikal. Der Ausschlag hat scharf vorbestimmte Grenzen, die sich auf die von der 4. und 5. Zervikalwurzel versorgten Hautgebiete beschränken. Diese besondere segmentale Verteilung ist ein sehr hilfreiches Merkmal, das die Unterscheidung des Herpes zoster von anderen ähnlichen Ausschlägen, insbesondere vom Erysipel (s. **30**) erlaubt. Herpes simplex kann Zoster nachahmen, die Schmerzen jedoch sind weniger störend, und der Ausschlag stimmt selten genau mit der segmentalen Verteilung überein (s. **284**).

247 Verteilung – thorakal. Die thorakalen Segmente sind bei über 50% der Patienten mit Zoster betroffen. Der Ausschlag ist wie ein Band um den Stamm verteilt. Der Ausdruck Zoster ist abgeleitet von dem klassischen griechischen Wort für Gürtel, und die englische Bezeichnung „shingles" für Herpes zoster von seinem spätlateinischen Äquivalent.

246

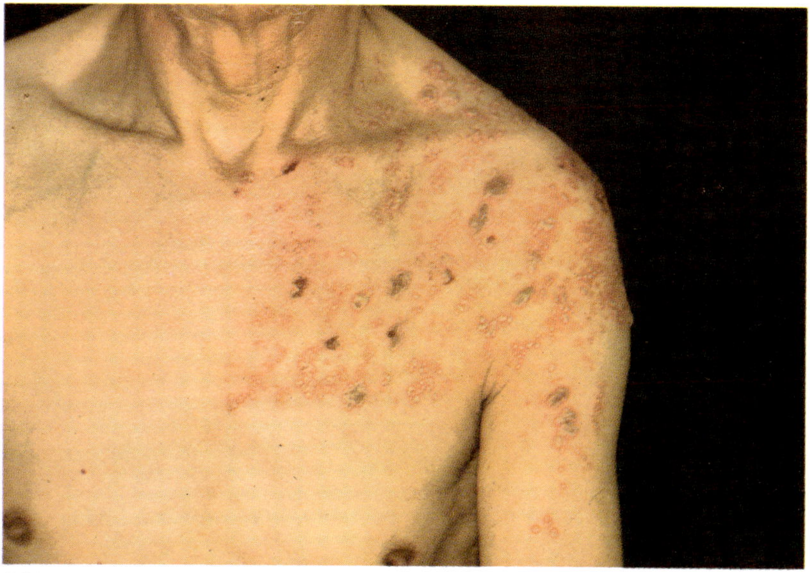

247

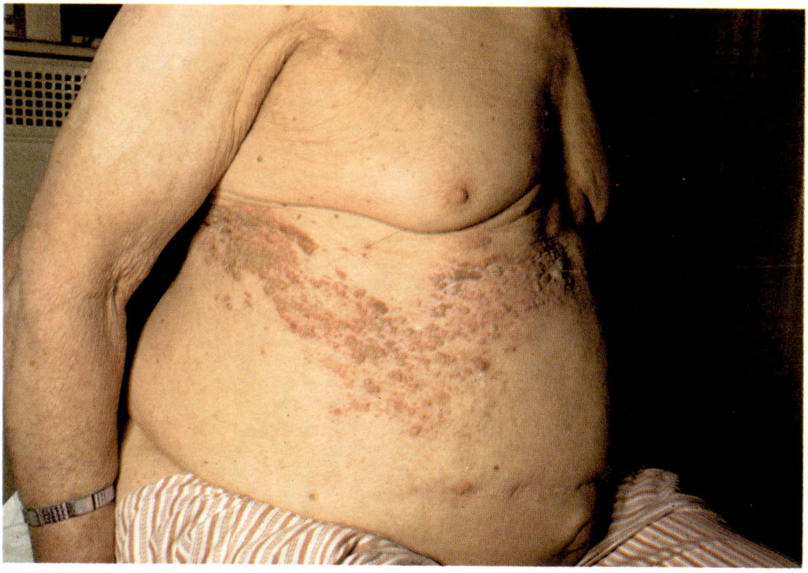

248 Verteilung – thorakal. Der Ausschlag erstreckt sich selten auf die gesamte Hautfläche eines Dermatoms. Die Hautveränderungen stehen in Haufen und bilden im allgemeinen ein unverkennbares Muster. Die Diagnose kann schwierig sein, wenn der Ausschlag nur aus einem einzelnen Häufchen besteht, aber die Vorgeschichte, daß Schmerz den Flecken vorausgeht, ist ein wertvoller Hinweis. In Zweifelsfällen kann die Diagnose durch steigende Antikörpertiter in paarigen Seren bestätigt werden.

249 Herpes zoster mit generalisiertem Ausschlag. Werden Patienten mit Zoster sorgfältig untersucht, so findet sich bei wenigstens der Hälfte ein spärlicher Windpockenausschlag. Letzterer erscheint nach dem Zoster, und die Flecken verschwinden häufig bereits in einem frühen Entwicklungsstadium wieder.

Mäßige bis schwere generalisierte Windpockenausschläge kommen bei 2-4% der Fälle vor. Sie sind häufig bei gleichzeitiger Störung der Infektabwehr.

Die Standardreihenfolge der Ereignisse ist: Virusreaktivierung im Ganglion der hinteren Wurzel mit Ausbreitung des Virus entlang den sensiblen Nerven zu einem Hautsegment, gefolgt von Aussaat via Blutbahn und nachfolgendem generalisierten Ausschlag.

250 Herpes zoster bei einem Kind. Herpes zoster ist überwiegend eine Krankheit von Menschen mittleren Alters und Älteren. Weniger als 5% der Erkrankungen ereignen sich im Alter unter 10 Jahren. Tritt ein Zoster bei einem sehr jungen Kind auf, so findet sich in der Vorgeschichte häufig eine Windpockenerkrankung der Mutter während der Schwangerschaft. Die postherpetische Neuralgie ist bei Kindern selten ein Problem.

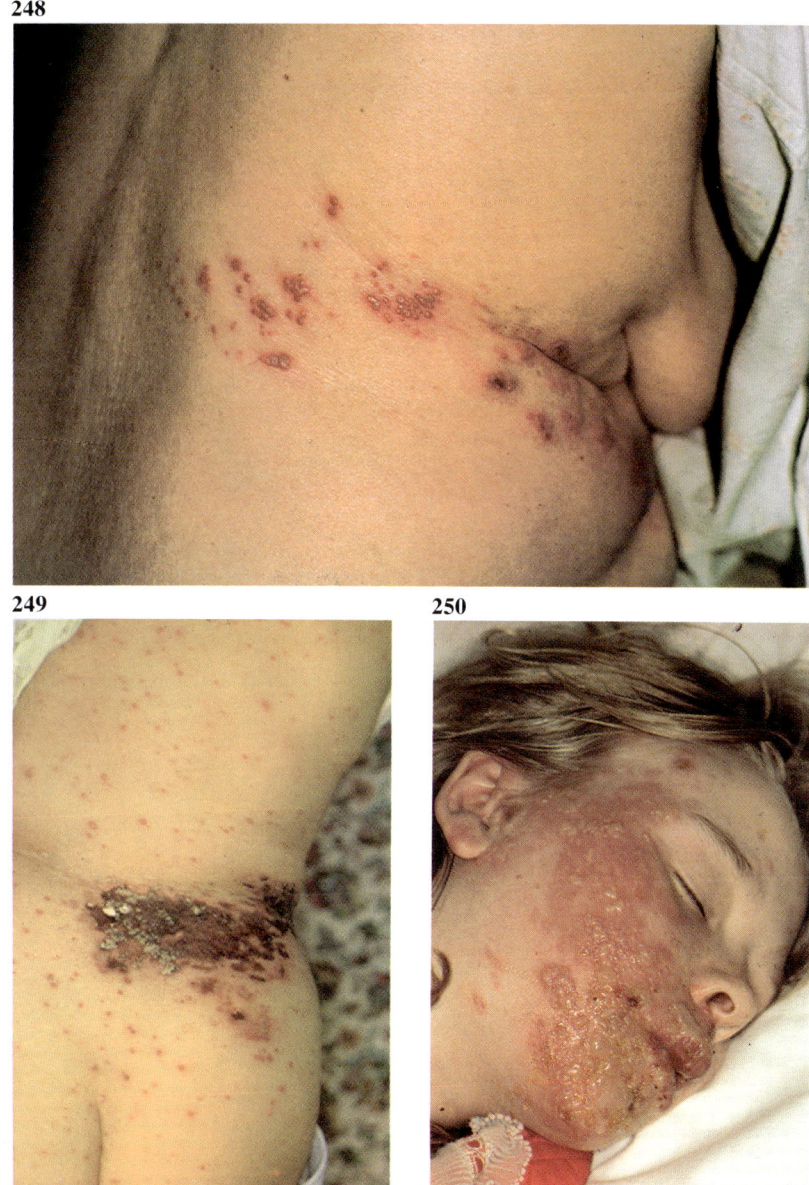

248

249

250

251 Herpes zoster des Gaumens. Ist ein entsprechendes Ganglion betroffen, so können Veränderungen auch auf den Schleimhäuten auftreten. Herpes zoster des 2. Astes des 5. Hirnnerven betrifft sowohl den Gaumen als auch die Haut auf dem Oberkiefer.

Komplikationen

252 Konjunktivitis. Eine Konjunktivitis kann mehrere Wochen nach einem Herpes ophthalmicus fortbestehen, insbesondere bei älteren Patienten. Sie kann mit einer Keratitis oder Iridozyklitis einhergehen.

253 Hornhautulzeration. In der Rekonvaleszenz kann ein leichtes Trauma die obere Schicht der anästhetischen Hornhaut abschürfen und so zu einer unangenehmen Geschwürsbildung führen. Ständiges Reiben des schmerzhaft tränenden Auges beispielsweise durch einen älteren, verwirrten Patienten kann ein perforierendes Ulcus nach sich ziehen, das in die vordere Kammer einbrechen kann.

254 Chemosis. Einseitiger Herpes ophthalmicus kann einhergehen mit einem Ödem auf den Augenlidern beider Gesichtshälften und einem ausgeprägten Konjunktivalödem auf der betroffenen Seite (Chemosis). Bei Öffnung der Augenlider prolabiert die ödematöse Bindehaut wie ein gelber, gelatinöser Sack. Der Zustand ist nicht ernst und heilt rasch ab.

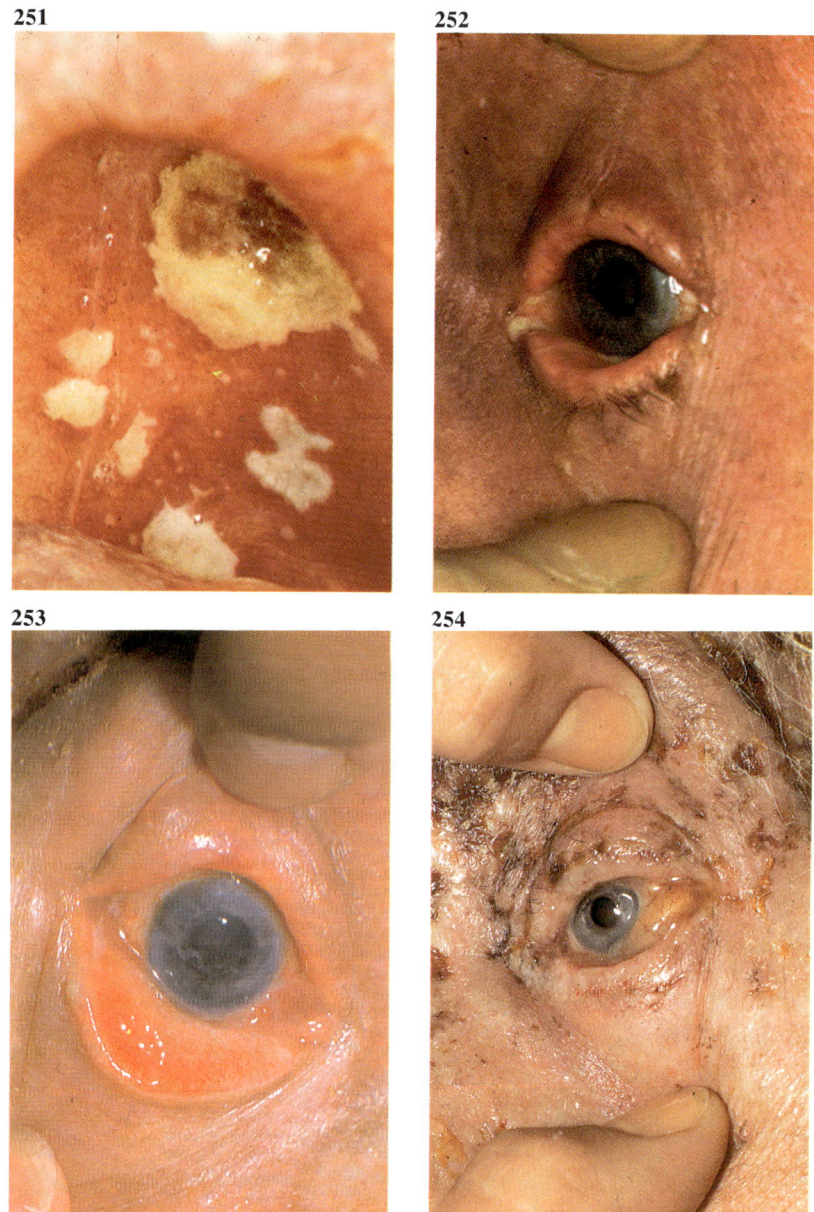

255 Iridozyklitis. Der erste Ast des Trigeminus versorgt die Haut der Stirn und versorgt auch die Iris und den Ziliarkörper. Ein schwerer Ausschlag an der Seite der Nase bedeutet, daß der nasoziliare Zweig betroffen und eine Iridozyklitis sehr wahrscheinlich ist.

Der Kranke hat in der Regel Schwierigkeiten, die ödematösen Augenlider zu öffnen, so daß er nicht über Seheinbuße zu klagen braucht. Bei der Untersuchung ist die Hornhaut von einem Schleier überzogen und die Pupille klein. Die Reaktion der Pupille ist beeinträchtigt und die Farbe der Iris verändert. Bei Erweiterung der Pupille durch ein Mydriatikum kann ihre Begrenzung unregelmäßig sein durch Verklebungen zwischen Iris und Hornhaut.

256 Streptokokken-Impetigo. Wenn die herpetischen Hautveränderungen trocken gehalten werden, ist eine bakterielle Sekundärinfektion selten ein Problem. Eine sich daraufsetzende Streptokokkeninfektion kann zu Impetigo oder Erysipel führen.

257 Sekundäre Staphylokokkeninfektion. Eine Kombination von Zoster mit einer virulenten Staphylokokkeninfektion kann einen ausgedehnten Schaden im Korium und eine häßliche Narbenbildung hinterlassen.

255

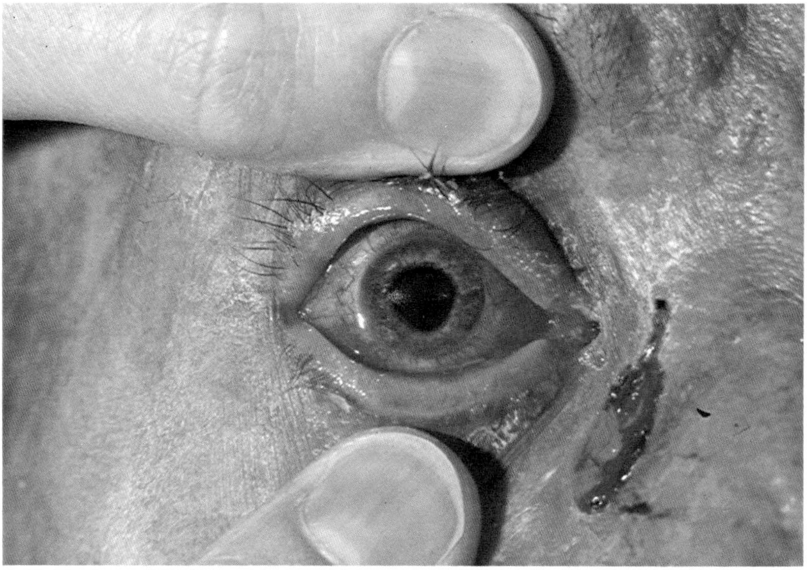

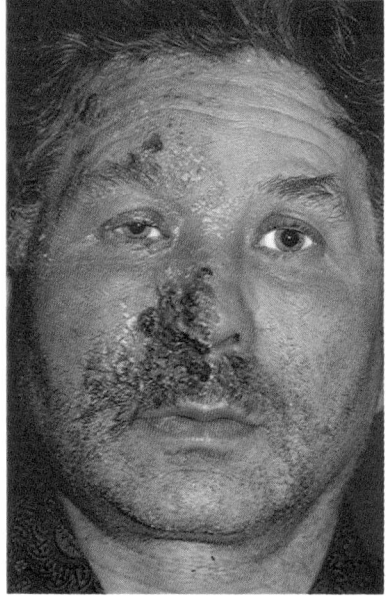

256

257

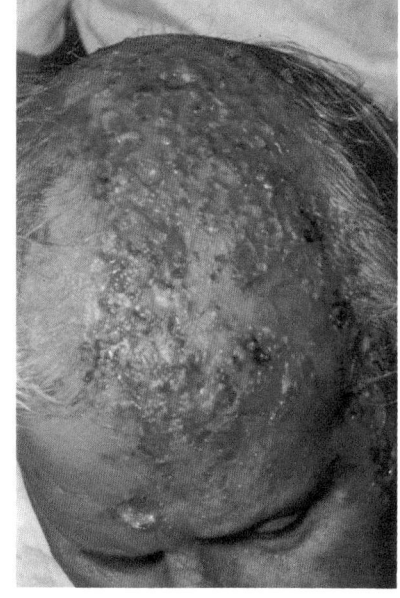

258   Herpes zoster mit Ophthalmoplegie. Die Ausbreitung des Virus auf motorische Nervenzellen ist nicht ungewöhnlich. Geringere Schwächegrade werden leicht übersehen.

Dieser Patient hatte einen Zoster, der den Augenanteil des 5. Nerven mit ergriffen hat, mit der Komplikation einer Ophthalmoplegie. Er hat eine Ptose und ist unfähig, sein rechtes Auge zu bewegen. Die Bindehaut ist stark injiziert.

259   Fazialisparese als Komplikation von Herpes zoster. Eine Fazialisparese kann die Folge eines Herpes zoster des Trigeminusnerven, des Ganglion geniculi des 7. Gehirnnerven oder der 2. und 3. Zervikalwurzel sein. Die genauen Wege, welche das Virus nimmt, sind nicht bekannt.

Diese Kranke hatte einen Zoster des 5. Gehirnnerven, der eine motorische Gesichtslähmung und eine schwere postherpetische Neuralgie hinterließ.

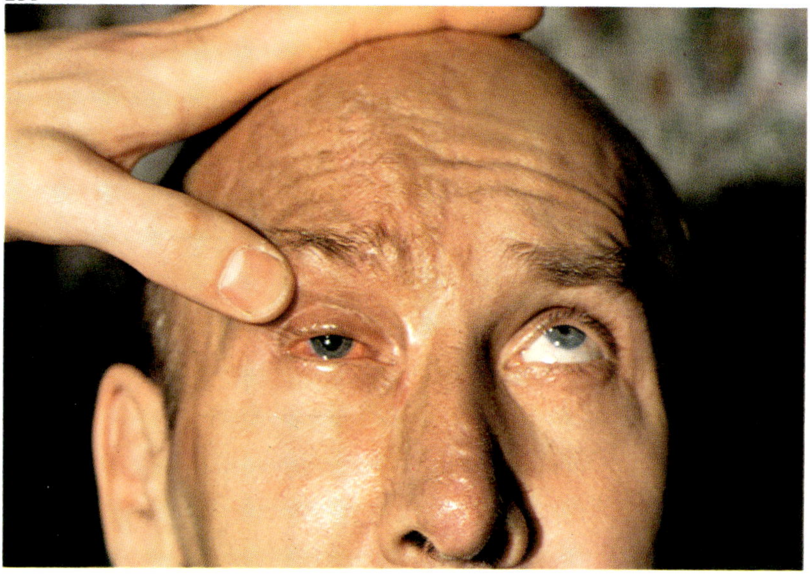

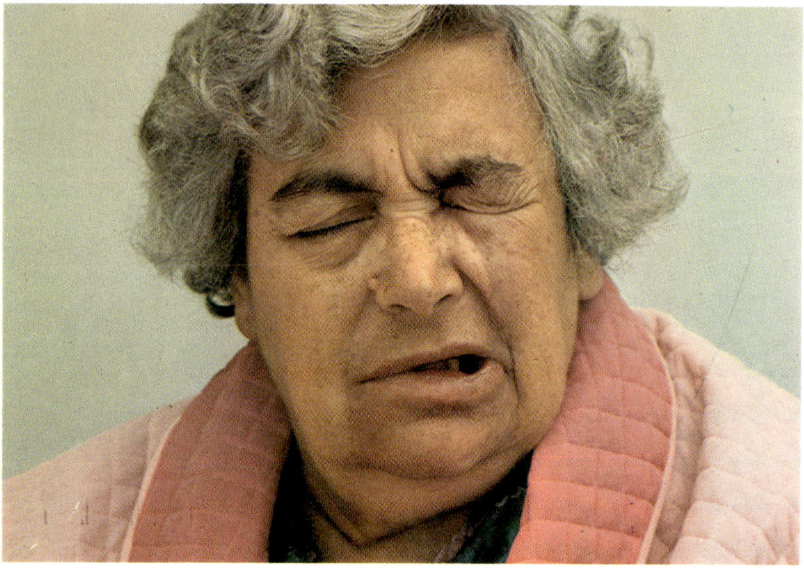

260   Herpes zoster des Ganglion geniculi. Zoster des Ganglion geniculi des 7. Hirnnerven ruft einen Bläschenausschlag an der Ohrmuschel hervor und bedingt eine Fazialisparese, die von einem Geschmacksverlust an den vorderen zwei Dritteln der Zunge begleitet wird. Auch Taubheit kann bestehen. Die Prognose hängt von der ursprünglichen Schwere der Lähmung ab.

261   Herpes zoster von C_2 und C_3 mit Fazialisparese. Die Patientin hat einen ausgedehnten Zoster an ihrer rechten Halsseite, kompliziert durch Fazialisparese und Taubheit.

Sie kann ihr rechtes Auge nicht schließen, und ihr Mund ist nach links verzogen. Ein Jahr später zeigte die Lähmung keine Besserung.

262   Herpes zoster von C_4 und C_5 mit Lähmung. Während einer Zostererkrankung, welche die 4. und 5. Wurzel betraf, klagte diese ältere Patientin über „Rheumatismus" in ihrer rechten Schulter. Die Untersuchung ergab, daß die Steifigkeit durch eine Lähmung der Schultermuskulatur verursacht war. Bei dem Versuch, den Arm zu abduzieren, kompensierte die Kranke die Lähmung des Deltamuskels durch Hebung der Schulter und Drehung ihres Schulterblattes.

260

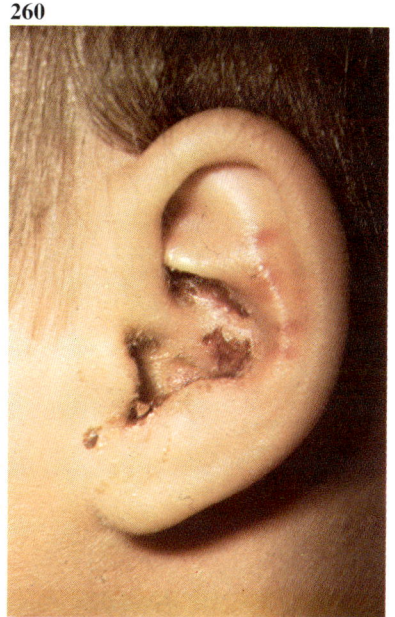

261

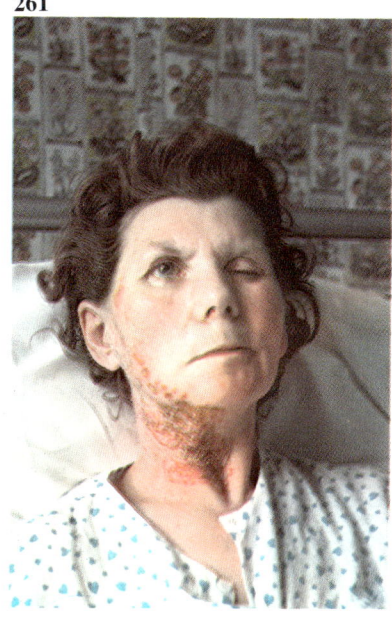

262

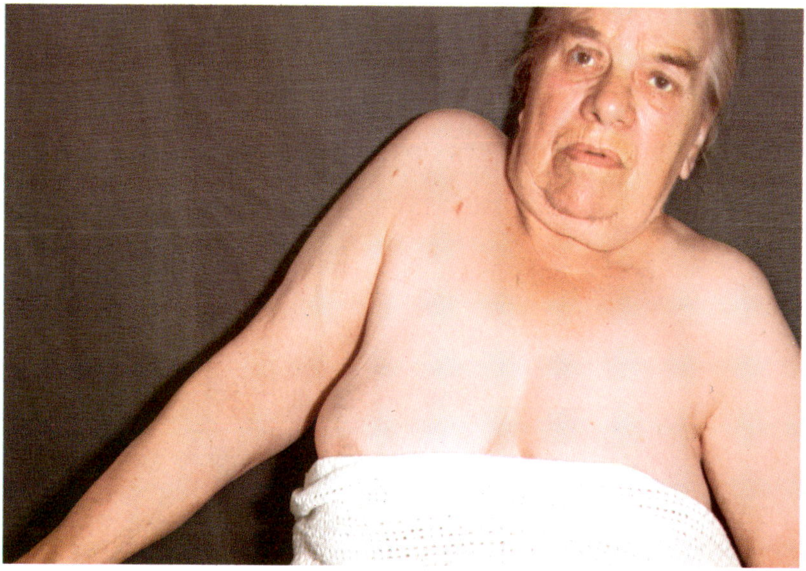

263 und **264**   **Horner-Syndrom.** Das autonome Nervensystem kann bei Herpes zoster ebenfalls betroffen sein. Dieser Patient mit Zoster von Th 2 entwickelte auf der befallenen Seite ein Horner-Syndrom. Enophthalmus und enge Pupille bestanden mehrere Wochen und verschwanden dann.

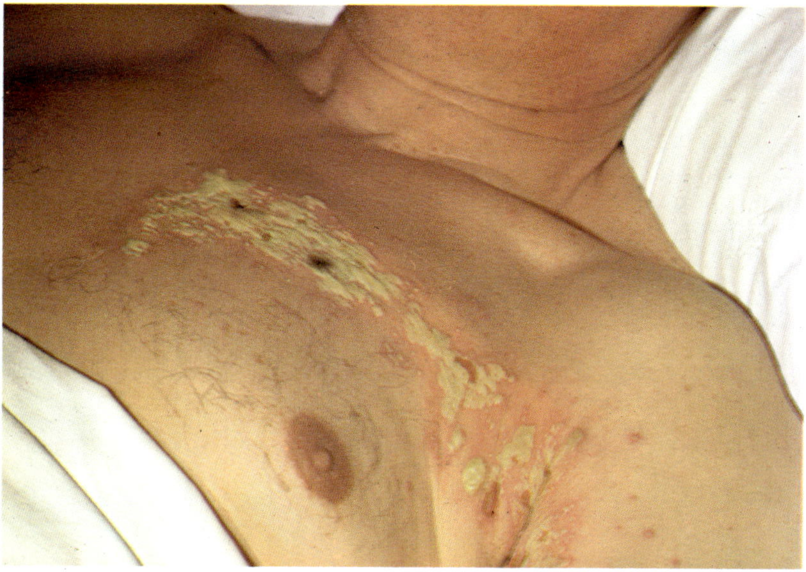

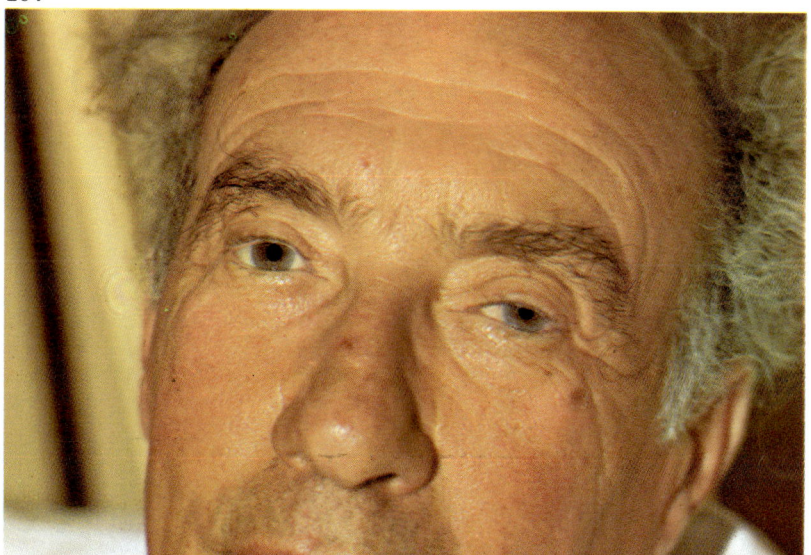

Begleitkrankheiten

265 **Herpes zoster und Leukämie.** Eine Herpes-zoster-Erkrankung kann ausgelöst werden durch jeden Mechanismus, der die Infektabwehr herabsetzt und es dem latenten Virus erlaubt, aufzutauchen. Alle Zosterpatienten sollten sorgfältig auf vergrößerte Lymphdrüsen, Splenomegalie oder Hepatomegalie untersucht werden. Nicht selten macht eine Erkrankung an Gürtelrose auf eine undiagnostizierte lymphatische Leukämie aufmerksam.

266 **Herpes zoster und Hodgkin-Erkrankung.** Bei etwa 8 % der Patienten, die mit Zoster in ein Krankenhaus aufgenommen werden, finden sich zusätzliche Krankheiten wie Leukämie, Hodgkin-Erkrankung oder Karzinomatose. Erkrankungen können auch durch immunsuppressive Therapie eingeleitet werden. Bei solchen Patienten sind die Hautveränderungen oft hämorrhagisch und nekrotisch. Das Allgemeinbefinden ist schwer gestört, und viele Patienten sterben.

267 **Herpes zoster und Karzinomatose.** Bei einem chirurgisch behandelten Fall von Brustkrebs wurde man durch eine schwere Herpes-zoster-Erkrankung und einen dichtstehenden Windpockenausschlag auf Metastasen aufmerksam. Viele der Hautveränderungen sind nekrotisch, und die Kranke ist gelbsüchtig. Die Leber ist vergrößert und der Leib durch Aszites aufgetrieben. Die Thorax-Röntgenuntersuchung zeigte Sekundärabsiedlungen in den Lungen.

265

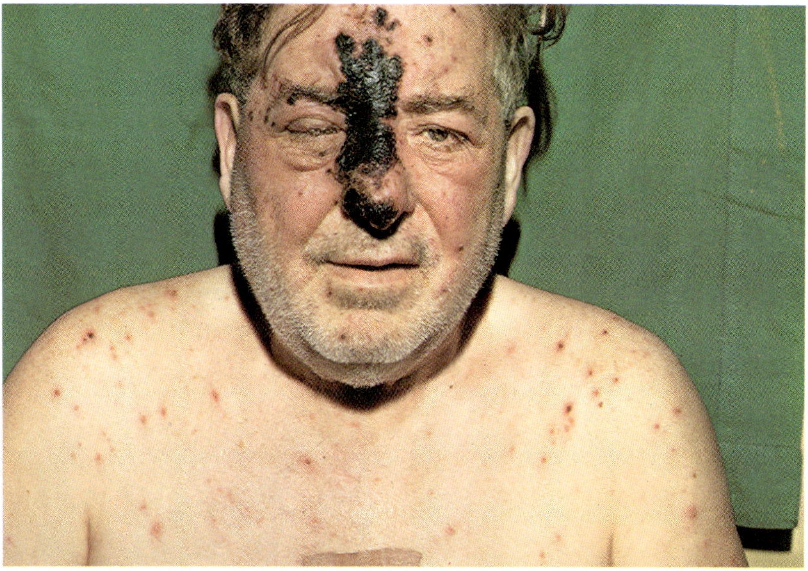

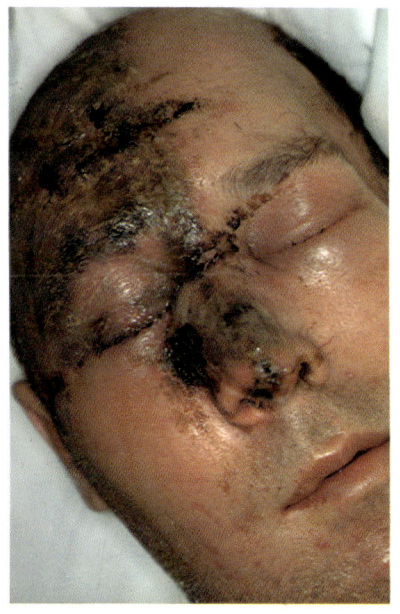

266

267

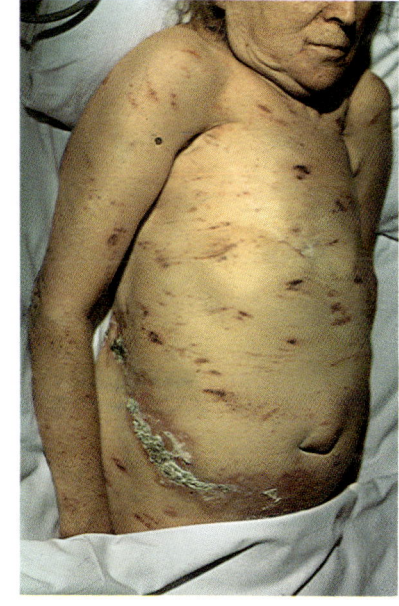

Herpes-simplex-Infektionen

Die Primärinfektion mit dem Herpes-simplex-Virus geschieht gewöhnlich in früher Kindheit, sie kann sich aber auch in das Erwachsenenalter verschieben. Bei den meisten Kindern ist die Reaktion gegen den ersten Keimeinbruch geringfügig mit einigen wunden Stellen um den Mund herum. Ein kleiner Teil entwickelt jedoch eine akute Gingivostomatitis und kann sehr schwer erkranken. Subklinische Infektionen sind nicht ungewöhnlich. Einmal erworben, kann das Virus für viele Jahre in den Ganglienzellen der sensiblen Nerven ruhen. Es ist in einem hohen Prozentsatz in Ganglien, die man unmittelbar nach dem Tode entfernt hatte, gefunden worden.

Wiederholte Erkrankungen sind häufig und befallen in der Regel die Haut um den Mund, obgleich auch andere Gebiete betroffen sein können. Das Herpes-simplex-Virus ist auch verantwortlich für Infektionen des Zentralnervensystems, des Auges und des Genitaltrakts. Es wird als möglicher ätiologischer Faktor beim Plattenepithelkrebs der Lippen und beim Zervixkarzinom des Uterus angesehen. Ekzemkranke sind besonders empfänglich für das Virus und können einer generalisierten Erkrankung erliegen.

Das Herpes-simplex-Virus des Menschen ist eines aus der großen Gruppe ähnlicher Viren, welche unter natürlichen Bedingungen viele Säugetiere und Vögel infizieren. Von diesen ist nur vom B-Virus der Affen bekannt, daß es beim Menschen eine Krankheit verursacht. Das Herpes-simplex-Virus kann aufgrund von Antigenunterschieden und biologischen Eigenschaften in 2 Typen getrennt werden. Eine kleine Zahl von Stämmen läßt sich nicht ohne weiteres in einer dieser beiden Gruppen unterbringen.

Virologie

268 Herpes-simplex-Virus. Typ 1 auf der Chorioallantois-Membran.
Die Typ-1-Viren werden in der Regel isoliert von Mund oder Rachen, von Hautläsionen oder vom Gehirn Erwachsener mit Enzephalitis.

Alle menschlichen Stämme des Virus wachsen leicht auf dem Hühnerembryo. Knötchen erscheinen auf der Chorioallantois innerhalb 24-28 Stunden nach Beimpfung und erreichen ihre maximale Größe in 3 bis 4 Tagen. Die Herde, die der Typ 1 des Virus hervorbringt, sind kleiner (weniger als 5 mm im Durchmesser), aber zahlreicher als diejenigen des Typ 2. Sie liegen auch oberflächlicher.

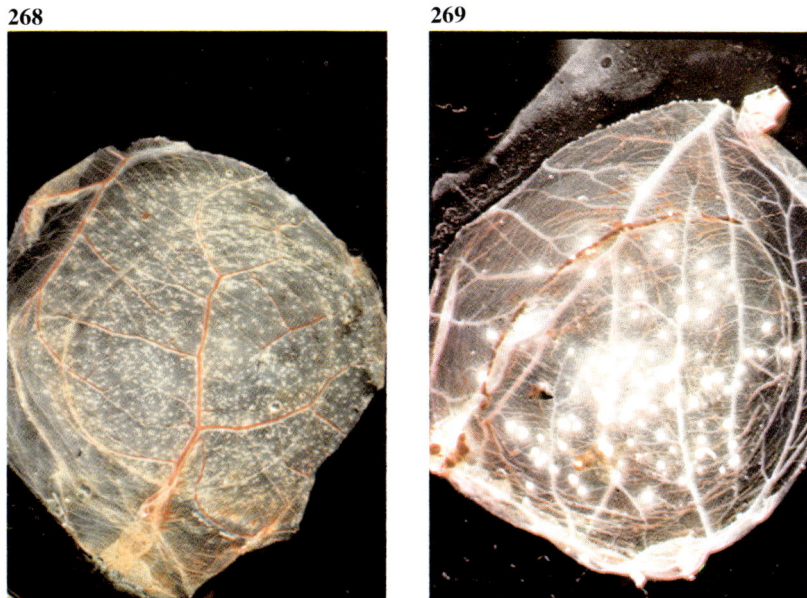

269   Herpes-simplex-Virus, Typ 2 auf der Chorioallantois-Membran.
Typ-2-Viren werden in der Regel vom Genitaltrakt isoliert, können aber
bei neonataler Infektion auch vom Gehirn und anderen Organen gewonnen werden.

Weniger Herde werden auf der Chorioallantois-Membran durch Typ-
2-Viren hervorgerufen, aber die Läsionen sind größer (mehr als 1 mm im
Durchmesser) und tiefer liegend als die des Typ 1.

270   Normale Affennieren-Zellkultur.

271   Herpes-simplex-Virus in Affennieren-Zellen. Der Hühnerembryo wird für die Erstisolierung des Herpes-simplex-Virus nicht mehr verwendet, jedoch wird er noch zur Bestätigung des Typs benutzt. Die Virusisolierung geschieht einfacher in Gewebekulturen von primärer Kaninchenniere oder von primären menschlichen Amnionzellen, obwohl auch viele andere Zellen geeignet sind. Das Viruswachstum kann durch zytopathogene Veränderungen erkannt werden, welche innerhalb von 24-48 Stunden auftreten. Diese variieren mit dem Virustyp und der Natur der Wirtszellen.

Ein lytischer Effekt bildet sich auf Amnionzellen. Vielkernige Riesenzellen können in Hela-Zellkulturen gefunden werden. In Affennieren-Zellkultur degenerieren die infizierten Zellen und runden sich ab.

Klinische Syndrome

272   Disseminierte Herpesinfektion beim Neugeborenen. Fokale Nekrose der Leber. Die Infektionsübertragung vom Genitaltrakt der Mutter während der Geburt oder von einer Hilfsperson kann zu einer schweren generalisierten Infektion führen, die mit dem Tode endet. Der Beweis für eine Infektion macht sich gewöhnlich 4 bis 5 Tage nach der Geburt bemerkbar. Auf der Körperoberfläche können Hautveränderungen gefunden werden, werden jedoch schnell überschattet von der schweren Störung des Allgemeinbefindens.

Herde miliarer Nekrose finden sich in vielen Organen und sind besonders deutlich in der Leber. Der Zustand kann mit Miliartuberkulose verwechselt werden. (Pfeile = nekrotische Herde)

273   Akuter disseminierter Herpes. Histologie der Leber. Intranukleäre Einschlußkörperchen finden sich in den Nekrosegebieten benachbarter Zellen. Bei voller Entwicklung ist der Einschluß eosinophil und Feulgennegativ. Ein ungefärbter Hof trennt den Einschluß von der Zellmembran.

Am Rand des Herdes zeigen einige Zellen Zeichen einer drohenden Nekrose. Diese Zellen können aufgrund ihrer pyknotischen Kerne erkannt werden.

Herpes-simplex-Virus Typ 2 wird bei 80% der Neugeborenen mit disseminierter Infektion gefunden. (A = Intranukleärer Einschluß, B = pyknotischer Kern)

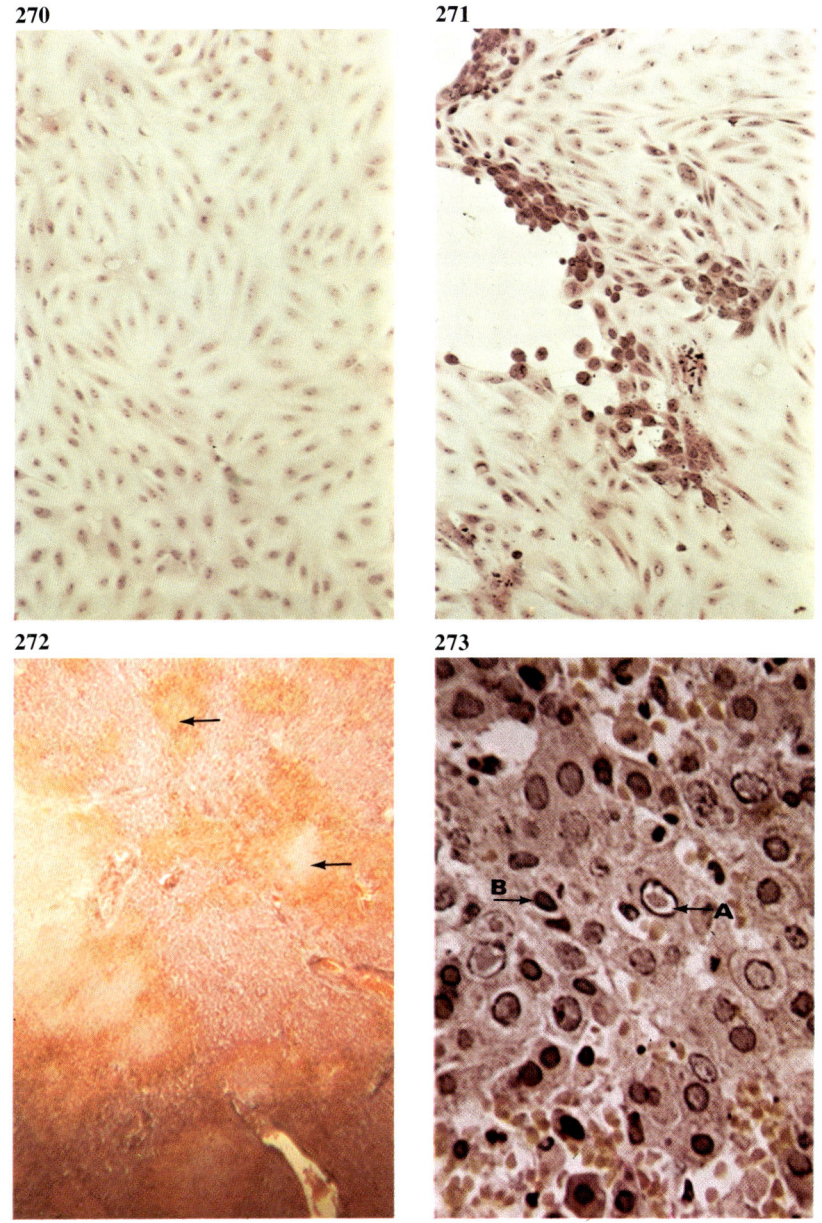

274 Herpetische Enzephalitis – Gehirnschnitt. Die Infektion des Zentralnervensystems ist häufiger, als man früher angenommen hat. Sie kann sich als Meningoenzephalitis oder Enzephalitis äußern, im allgemeinen mit dem Typ-1-Virus verbunden oder als aseptische Meningitis, als Myelitis oder Radiculitis, in der Regel mit dem Typ-2-Virus verbunden.

Bei der Autopsie findet sich eine intensive Blutstauung des Gehirns und der Hirnhäute mit perivaskulären Infiltraten um die Gefäße der Rinde und der subkortikalen weißen Substanz. Das Hirngewebe ist mit Lymphozyten, Plasmazellen und großen mononukleären Zellen infiltriert. Intranukleäre Einschlußkörperchen finden sich hauptsächlich in Gliazellen, sind aber auch in Nervenzellen nachweisbar.

Ältere Kinder und Erwachsene können eine örtliche Form der Enzephalitis entwickeln, die hauptsächlich den Temporallappen betrifft und sich klinisch wie ein raumfordernder Prozeß äußert. Nekrose ist ein auffälliges Merkmal dieser lokalisierten Verlaufsform.

Der Gehirnschnitt zeigt eine perivaskuläre Infiltration mit Lymphozyten, Plasmazellen und mononukleären Zellen. Es finden sich keine polymorphkernigen Zellen und keine Einschlüsse.

275 Mit Herpes-simplex-Virus infizierte Neuronen. Die fluoreszierende Antikörperfärbung demonstriert die Anwesenheit von Virusantigen in Nervenzellen bei einem tödlichen Fall von herpetischer Enzephalitis.

276 Akuter disseminierter Herpes bei einem älteren Kind – Leberhistologie. Eine tödliche Virusaussaat kann bei älteren Kindern, die an Unterernährung leiden, vorkommen. Die Gewebsveränderungen sind denen ähnlich, welche man bei neonataler Infektion findet. Gewöhnlich ist das Typ-1-Virus verantwortlich.

Dieser Leberschnitt von einem afrikanischen Kind, welcher mittels der fluoreszierenden Antikörpertechnik gefärbt wurde, demonstriert die Anwesenheit von Virusantigen entlang dem Portaltrakt.

274

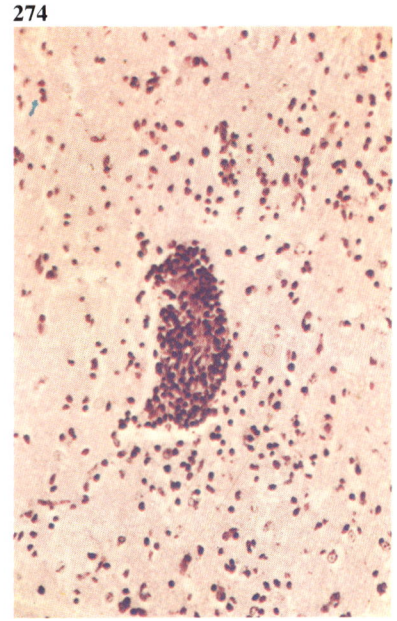

275

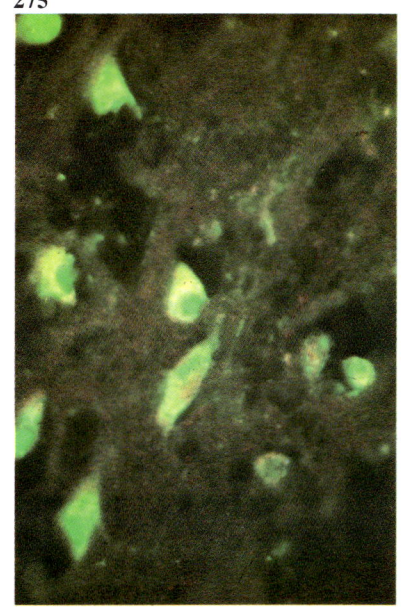

276

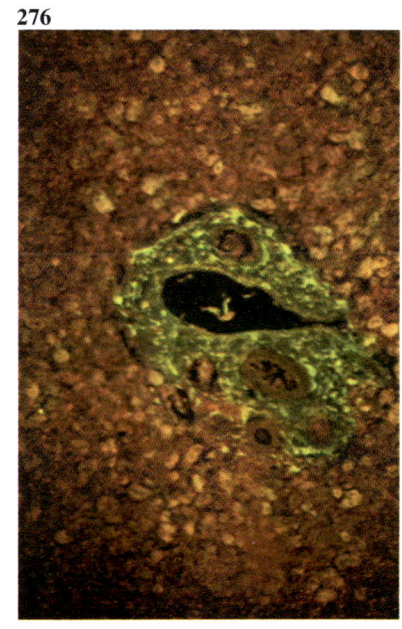

277 Histologie eines Bläschens. Zu Beginn der Infektion proliferieren die Zellen in den tieferen Lagen der Epidermis, jedoch folgen bald degenerative Veränderungen. Die betroffenen Zellen schwellen an, werden voneinander getrennt und einige platzen schließlich. Vielkernige Riesenzellen können sich bilden. Die darunterliegende Haut ist von einer mäßigen Zahl von neutrophilen, polymorphkernigen Zellen und Lymphozyten infiltriert.

Der Schnitt stammt von behaarter Haut und zeigt ein oberflächliches Bläschen, welches die Epidermis zerstört hat. Das Bläschendach ist eingestürzt, und Teile davon kann man an beiden Seiten der Läsion sehen. (A = Ränder des Bläschendaches, B = Dermis, C = Haarfollikel, D = subkutanes Gewebe)

278 Primäre Gingivostomatitis beim Kind. Herpes-simplex-Virus ist ein sehr erfolgreicher Parasit, und die Infektion ist weitverbreitet. In den meisten Gemeinschaften besitzen über 60% der Bevölkerung über 5-6 Jahre Antikörper gegen das Typ-1-Virus. Subklinische oder leichte Infektionen sind in früher Kindheit sehr häufig, jedoch kann die Primärinfektion bei Kleinkindern gelegentlich eine schwere Gingivostomatitis hervorrufen.

Nach einer kurzen Prodromalkrankheit erscheinen Läsionen im Mund. Diese bestehen aus dünnwandigen Bläschen auf erythematöser Basis, welche bald platzen, um typische flache Geschwüre mit ausgezackten Rändern zu bilden. Das Zahnfleisch ist entzündet und geschwollen.

277

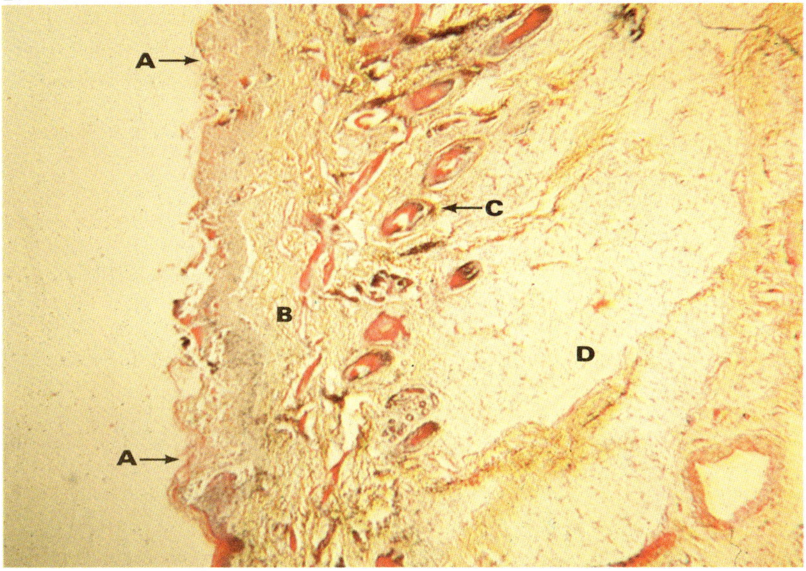

278

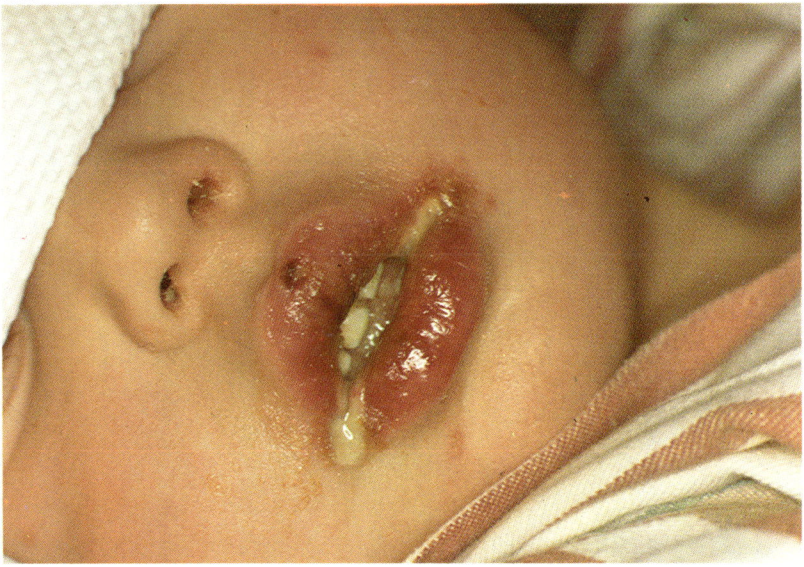

279 Stomatitis mit Sekundärbläschen auf der Haut. Bei schwerer herpetischer Gingivostomatitis wird das Kleinkind schwerkrank mit hohem Fieber und verweigert wegen der Schmerzen Essen und Trinken. Fortwährendes Speicheln vom Mund überträgt das Virus auf die Haut von Gesicht, Hals und Brust. Nach einer Woche kehrt die Temperatur in der Regel zur Norm zurück, jedoch können eine weitere oder 2 Wochen vergehen, bevor der Mund abheilt.

280 Herpetische Gingivitis beim Erwachsenen. Erwachsene Patienten mit einer Primärinfektion, die das Zahnfleisch betrifft, werden eher vom Zahnarzt als vom Arzt gesehen. Das Zahnfleisch ist entzündet und geschwollen. Anfänglich stehen die Bläschen getrennt, vereinigen sich aber bald und platzen, um die typischen gezackten Geschwüre zu bilden. Eine Primärinfektion bei Erwachsenen wird häufiger bei sozio-ökonomisch höherstehenden Gruppen gefunden.

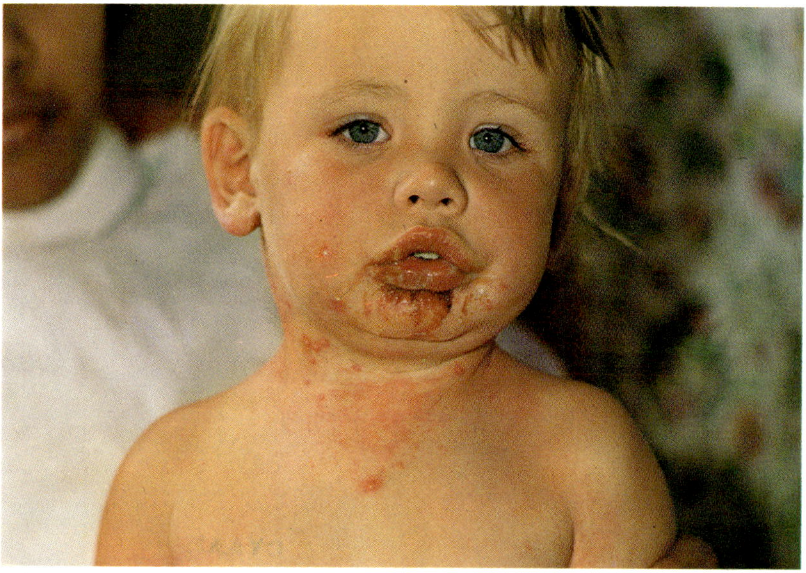

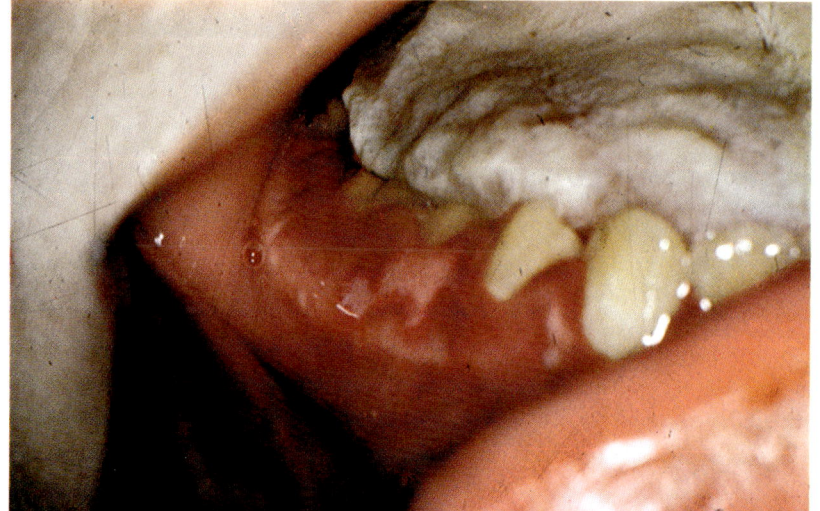

281   Akute Gingivostomatis beim Erwachsenen. Eine Primärinfektion mit Herpes-simplex-Virus kann den Mund bei Erwachsenen ebenso befallen wie bei Kindern. Das Aussehen ist in beiden Altersgruppen ähnlich, aber die Störung des Allgemeinbefindens ist bei Erwachsenen geringer.

282   Herpetische Veränderungen auf der Zunge eines Erwachsenen. Die Zunge ist dick belegt und kleine, runde Bläschen sind spärlich über ihre Oberfläche verstreut. Eine herpetische Stomatitis oder Glossitis darf nicht mit einer aphthösen Stomatitis, einem gänzlich anderen Zustand, verwechselt werden. Veränderungen am Gaumen können fälschlich für eine Herpangina gehalten werden. (Siehe **285** und **286**)

281

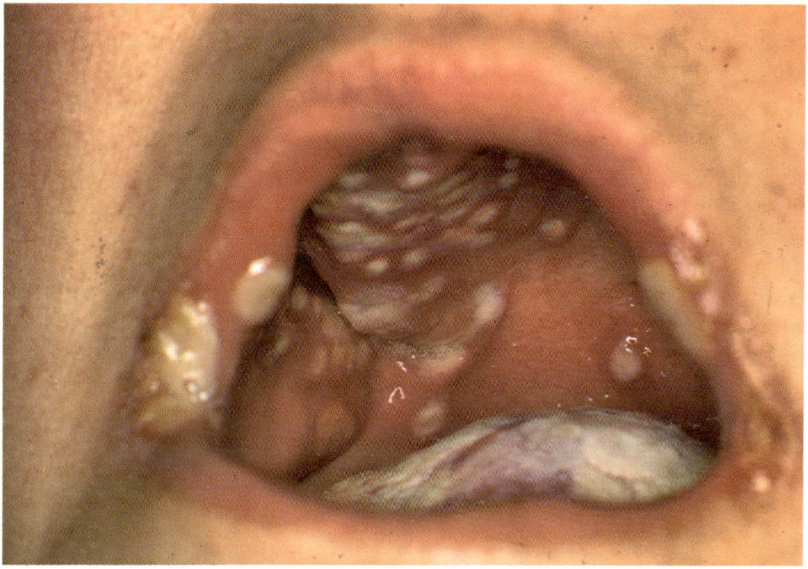

282

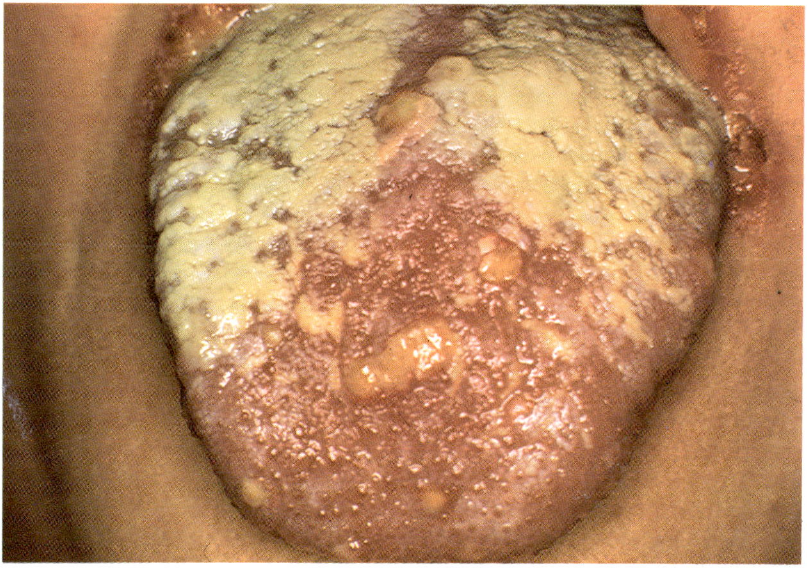

227

283 Primärinfektion der Haut. Eine Primärinfektion der Haut sieht man häufiger bei älteren Kindern und Erwachsenen. Die Weitergabe erfolgt durch direkten Kontakt und kann jeden Körperteil betreffen. Ausbrüche unter Ringern sind durch die Bezeichnung Herpes gladiatorum geadelt worden.

284 Herpes simplex, der Herpes zoster nachahmt. Bei einigen Kranken kann die Herpes-simplex-Infektion sehr dem Zoster gleichen, und es können sogar leichte sensible Störungen auftreten, jedoch ist der Schmerz gering und die Verteilung entspricht nicht einem Dermatom. Die größte Schwierigkeit entsteht dann, wenn der Herpes zoster nur Teile einer Wurzel befällt. Unter diesen Umständen sind die kürzere Dauer der Prodromalzeit und das relative Fehlen von Schmerz bei Simplex-Infektionen beachtliche Argumente, jedoch entscheiden im zweifelsfall Laboratoriumsteste.

Dieser Rugby-Spieler entwickelte nach einem Spiel einen Ausschlag im Gesicht, der anfänglich für einen Herpes zoster gehalten wurde. Der rasche Beginn und die ungewöhnliche Verteilung erweckten jedoch Zweifel.

285 Rekurrierende Infektion. Rekurrierende Attacken von Herpes-simplex-Infektionen unterscheiden sich vom Primärbefall in verschiedener Hinsicht. Sie treten bei älteren Kindern und Erwachsenen mit hohen Antikörperwerten auf, und es kommt zu keinem weiteren Titeranstieg. Die Krankheit wird oft eingeleitet durch einen banalen Reiz, ist aber besonders häufig bei Pneumonie, Meningitis und Malaria. Es ist sehr wahrscheinlich, daß das Virus in den Zellen der sensiblen Nervenganglien ruht und sich entlang den Hautnervenfasern zur Haut hin ausbreitet.

Ein Gefühl von Kribbeln oder Spannung kann in der Haut ein paar Stunden vor Auftreten des Ausschlages vorhanden sein. Haufen von kleinen Bläschen entwickeln sich rasch auf einem erythematösen Untergrund, in der Regel auf der Haut um den Mund. Die Bläschen durchlaufen schnell die Stadien der Pusteln und Krusten, welche abfallen und heilen, ohne Narben zu hinterlassen. Sehr selten kann sich am Ort eines rekurrierenden Herpes ein Plattenepithelkarzinom entwickeln.

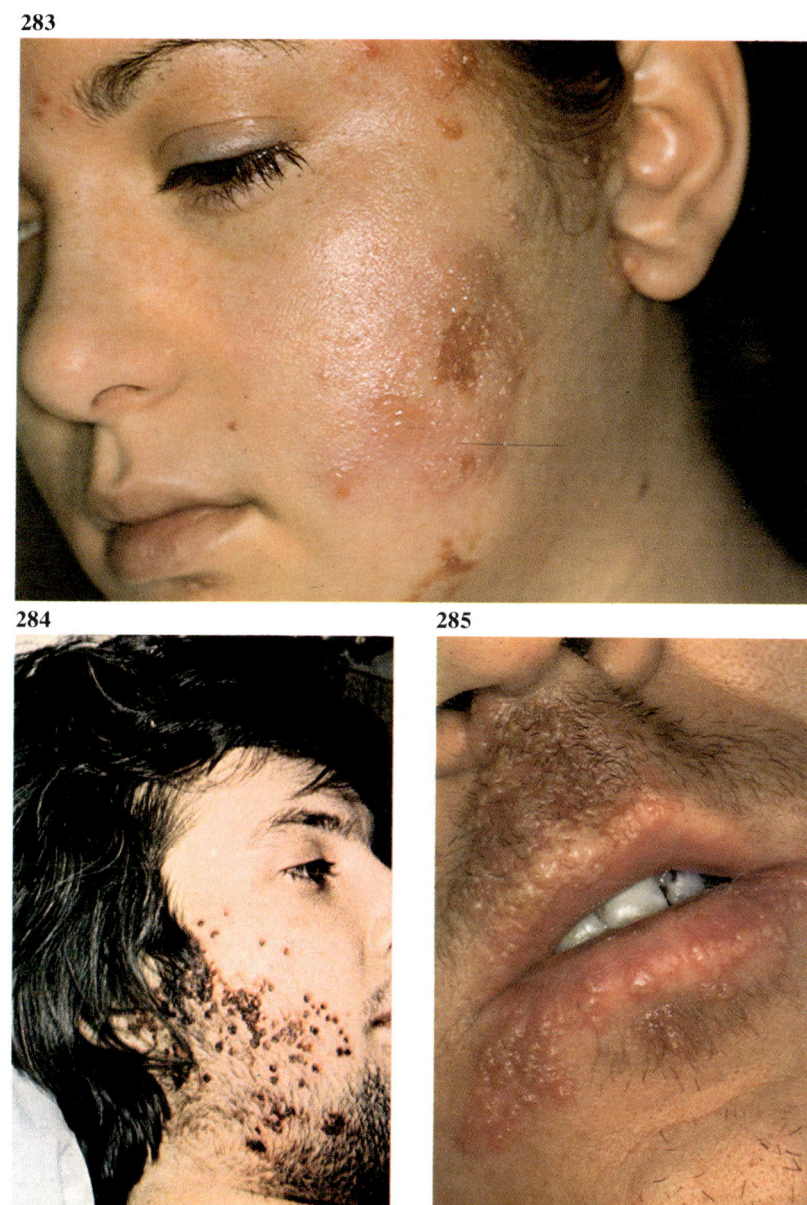

283

284

285

286 **Herpetische Infektion des Auges.** Eine herpetische Infektion des Auges kann in jedem Lebensalter vorkommen. Sie kann primär oder rekurrierend sein.

Neonatale Augeninfektionen werden im allgemeinen während der Geburt vom Genitaltrakt der Mutter aus übertragen. Sie können die einzige Krankheitsmanifestation oder aber das kleinere Teilstück einer disseminierten Infektion sein.

Die primäre Infektion des Auges ist am häufigsten bei Kindern und verläuft als einseitige, follikuläre Konjunktivitis mit ausgeprägtem Ödem der Bindehaut und der Augenlider. Bläschen können auf den Augenlidern vorhanden sein. Eine begleitende Hornhautbeteiligung führt häufig zu groben, punktförmigen epithelialen Trübungen.

Den rekurrierenden Herpes sieht man gewöhnlich bei Erwachsenen. Er kann außerordentlich lästig werden. Vorwiegend ist die Hornhaut betroffen. Nur ausnahmsweise tritt eine follikuläre Konjunktivitis auf. Die herpetische Keratitis zeigt sehr wechselnde Schweregrade von oberflächlicher, dendritischer Geschwürsbildung bis zu einer Entzündung der tieferen Schichten des Hornhautgewebes. Die lokale Anwendung von Kortikosteroidpräparaten ist gefährlich und kann das einfache dendritische Geschwür in ein tiefes amöboides Ulkus verwandeln mit dem Risiko der Perforation und des Hypopyons.

Das dendritische Geschwür in der Abbildung wurde mit Fluoreszein gefärbt.

287 **Herpetischer „Wurm" (Whitlow).** Krankenschwestern und Ärzte, die keine spezifischen Antikörper haben, sind für eine primäre herpetische Infektion der Finger besonders empfänglich. Das Virus wird von Patienten übertragen und durchdringt leicht die Haut durch kleinere Schnitte oder Abschürfungen. Die Infektion wird häufig von Kathetern erworben, welche man zum Absaugen bei Tracheotomiekanülen benutzt. Eine herpetische Infektion der Finger kommt auch bei Kindern vor. Sie kann sekundär nach einer Gingivostomatitis auftreten.

Ein herpetischer „Wurm" kann als Pulpitis oder in Form herdförmig stehender Bläschen auf der Haut erscheinen. Die Infektion ist schmerzhaft, und es kann zu einer Allgemeinreaktion mit Fieber und Kopfschmerzen kommen.

286

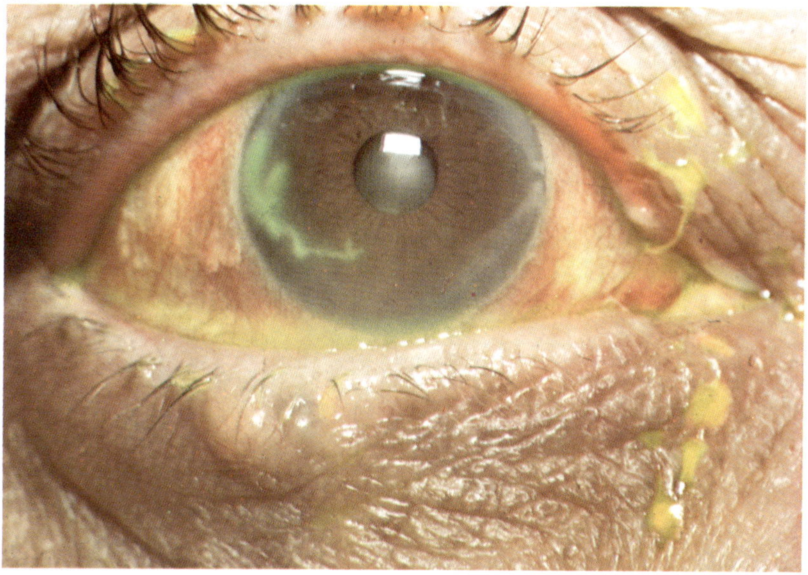

287

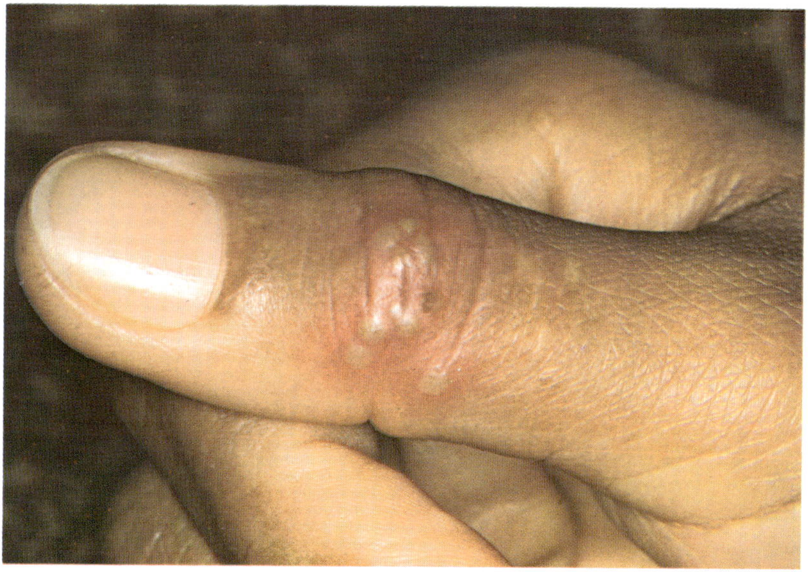

288   Eczema herpeticum – Stamm eines Erwachsenen. Ekzem-Patienten sind für eine Infektion mit Herpes-simplex-Virus besonders empfänglich. Die Infektion breitet sich in der ekzematösen Haut rasch aus und bringt Aussaaten von kleinen, oberflächlichen Bläschen hervor. Diese gehen durch ein Pustelstadium und werden zu Schorfen. Die Schorfe lösen sich ab und hinterlassen flache, nekrotische Geschwüre, welche schließlich abheilen und Narben wechselnden Ausmaßes hinterlassen.

Ein Einbruch in die Blutbahn kann zu generalisierter Infektion und zum Tod führen. Ein Eczema herpeticum sieht man am häufigsten bei Kleinkindern, aber es kommt gelegentlich auch bei älteren Kindern und Erwachsenen vor.

289   Eczema herpeticum – Nahaufnahme.

290   Genitaler Herpes – erwachsener Mann. Genitaler Herpes wird in der Regel durch das Typ-2-Virus verursacht. Die Infektion wird gewöhnlich durch den Geschlechtsverkehr übertragen, jedoch nicht immer. Sie kommt bei Frauen viel häufiger vor.

Die Läsionen werden am häufigsten an der Vorhaut oder im Sulcus coronarius angetroffen. Sie kommen auch am Penisschaft oder in der Harnröhre vor. Die latente Infektion mit Typ-2-Virus scheint bei Männern häufig zu sein, nicht jedoch bei Frauen. Die schwerste Infektion findet sich im Ductus deferens.

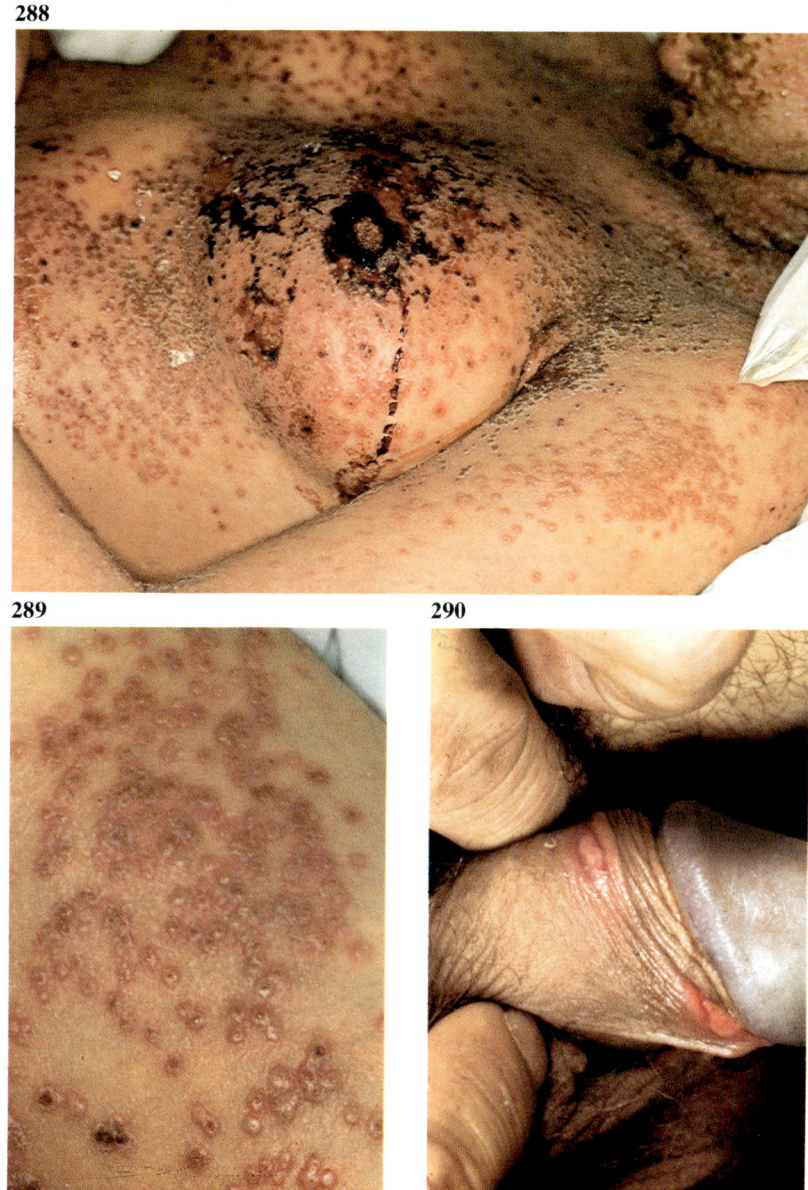

291   Genitaler Herpes – erwachsene Frau. Herpetische Veränderungen können sich an Vulva, Vagina oder Zervix finden. Sie können auch am Damm oder Gesäß erscheinen. Herpes genitalis während der Schwangerschaft kann eine schwere Infektion beim Neu- und insbesondere beim Frühgeborenen nach sich ziehen. Die äußerst hohe Letalität der generalisierten neonatalen Infektion betont die Wichtigkeit, alle Bläschen oder Geschwüre am Genitaltrakt schwangerer Frauen zu untersuchen.

292   Genitaler Herpes – erwachsene Frau. Eine herpetische Zervizitis kann von einer Primärinfektion herrühren oder Folge einer reaktivierten Infektion sein. Die genitalen Läsionen bei Frauen neigen zu rascher Geschwürsbildung und sind von einem Exsudat bedeckt. Man hat vermutet, daß zwischen Typ-2-Virus und dem invasiven Zervixkarzinom Beziehungen bestehen könnten.

293   Vulvovaginitis beim Kind. Die primäre Hautinfektion kann überall gefunden werden. Ist bei Säuglingen die Vulva betroffen, so kann die Diagnose fälschlich »Windelausschlag« heißen und eine herpetische Infektion übersehen werden.

Bei der herpetischen Vulvovaginitis ist die Haut mazeriert und die Labien durch ein gummiartiges Exsudat verbacken. Bläschen können unauffällig sein.

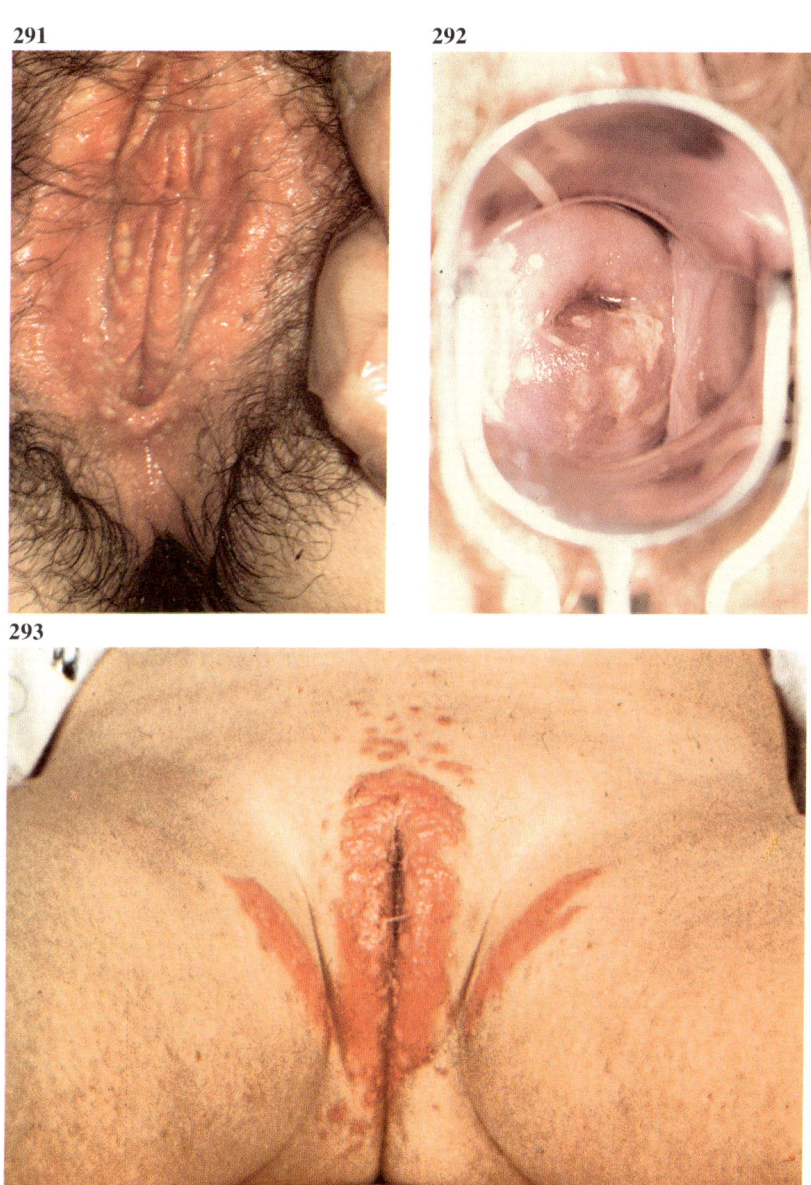

291

292

293

Zytomegalo-Virus-Infektion

Eine Primärinfektion der Mutter während der Schwangerschaft kann gelegentlich zum Tode des Fetus oder zu einer ernsten generalisierten Erkrankung beim Neugeborenen führen, welche sehr einer Toxoplasmose gleicht. Erythroblastosis, Thrombopenie mit Purpura, Gelbsucht und Hepatomegalie sind auffällige Erscheinungen der Krankheit. Häufiger jedoch scheinen die kongenitalen Zytomegalo-Virus-Infektionen einen gutartigen Verlauf zu nehmen, obgleich etwa 10% der betroffenen Kinder später geistig retardiert sein können.

Bei Kindern kann die nach der Geburt erworbene Infektion eine chronische Lebererkrankung hervorrufen. Häufiger ist diese jedoch während der Kindheit und Adoleszenz asymptomatisch und latent. Die Primärinfektion bei Erwachsenen kann subklinisch bleiben oder sich unter verschiedenen Syndromen darbieten, einschließlich Zytomegalo-Virus-Fieber, Hepatitis oder Paul-Bunnell-negative Mononucleosis infectiosa. Kranke mit Störungen der Abwehr oder solche, die immunsuppressive Mittel erhalten, können eine generalisierte Erkrankung mit schwerer Infektion der Lungen entwickeln.

294 Elektronenmikroskopische Aufnahme eines Zytomegalo-Virus.
Zytomegalo-Viren finden sich beim Menschen und verschiedenen Tieren. Unter dem Elektronenmikroskop hat das Virus die Charakteristika eines Herpesvirus mit einem Kapsid von etwa 96 µm im Durchmesser. Das Virus hat die Form eines Ikosaeders und enthält 162 längliche, hohle Kapsomeren. Die Teilchen haben mit Mantel einen Durchmesser von etwa 180 µm.

295 Zytomegalo-Virus – Schnitt einer Speicheldrüse mit Einschlußkörperchen. Zytomegalo-Viren haben eine besondere Affinität zu Speicheldrüsen. Große, azidophile, intranukleäre Einschlußkörperchen („Eulen-Auge") finden sich in einem kleinen Prozentsatz der Zellen, welche die Ausführungsgänge der Speicheldrüsen säumen, bei 5-25% der Säuglinge, die in früher Kindheit sterben. Die befallenen Zellen sind groß mit einem Durchmesser bis zu 40 µm. Im Zytoplasma können sich kleine, basophile Körnchen finden. (Pfeil = Große Zelle mit „Eulen-Augen"-Einschluß)

294

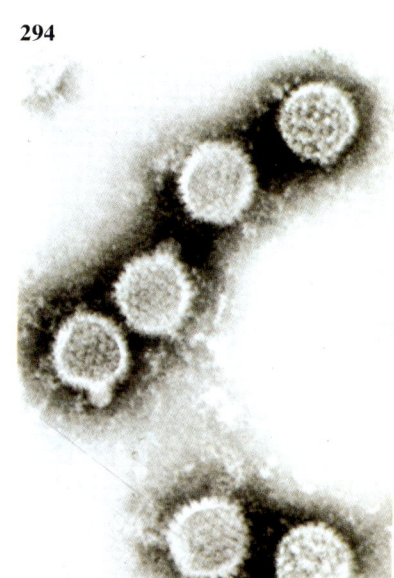

295

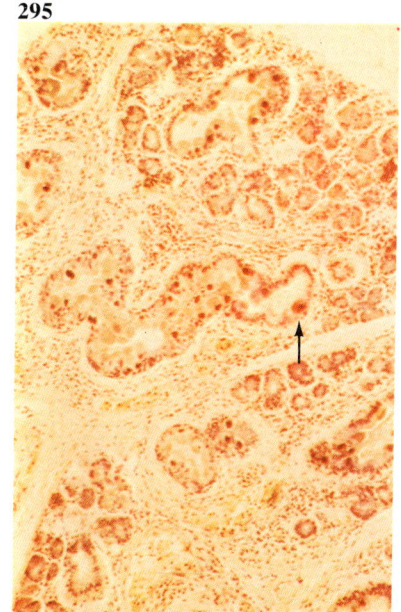

296 Zytomegalo-Virus. Nierenschnitt mit Einschlüssen. Bei generalisierter Erkrankung können große, Einschlüsse enthaltende Zellen in Lungen, Nieren, Bauchspeicheldrüse und anderen Organen gefunden werden. In der Mitte des Nierenschnittes sieht man ein dilatiertes Harnkanälchen. Die randständigen Epithelzellen enthalten große intranukleäre Einschlüsse.

Große Zellen mit Einschlüssen können im Urin entdeckt und das Virus auf Gewebekulturen angezüchtet werden. Eine Infektion bei Kindern führt zu einer längeren Ausscheidung des Virus. Es ist deshalb wesentlich, einen solchen Befund sorgfältig mit dem klinischen Bild in Beziehung zu setzen. Eine Virusausscheidung bei Erwachsenen geht mit aktiver Erkrankung einher. (Pfeil = Tubulus mit charakteristischer großer Zelle, welche ein intranukleäres Einschlußkörperchen enthält.)

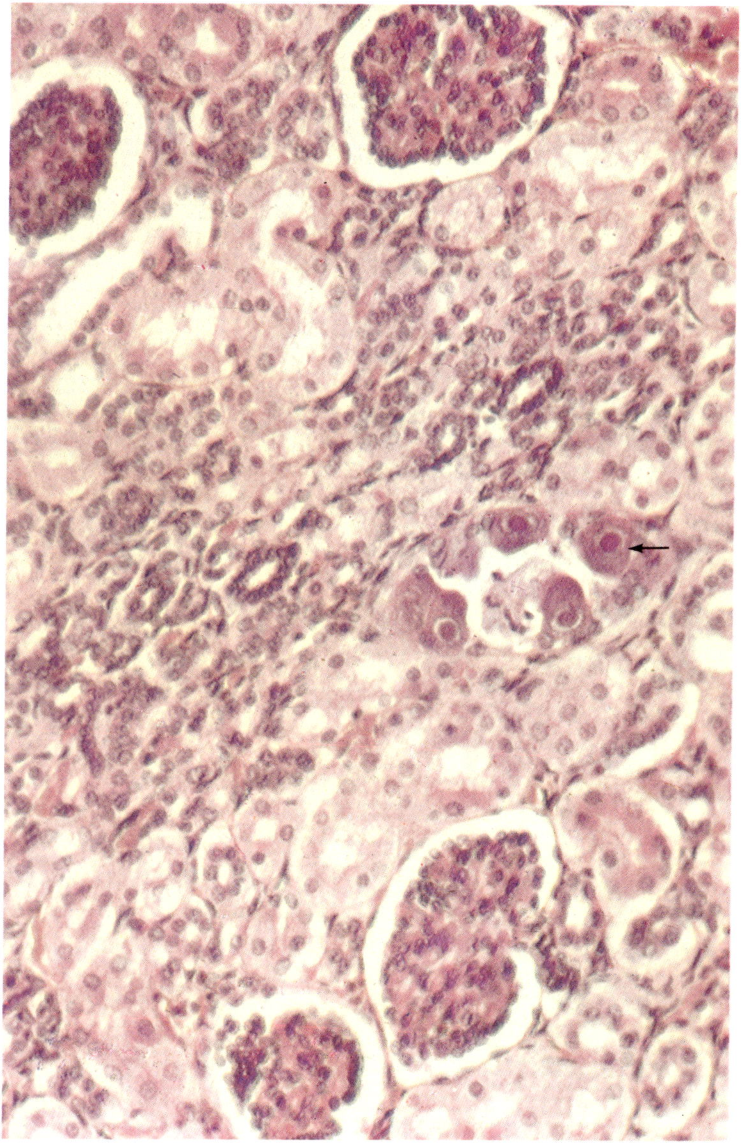

297 Röntgenaufnahme des Thorax – Zytomegalo-Virus-Infektion beim immundefekten Patienten. Ein hoher Prozentsatz von Kranken mit Nieren- oder Knochenmarkstransplantaten oder mit Malignomen wie Leukämie oder Hodgkin-Krankheit entwickeln eine aktive Zytomegalo-Virus-Krankheit entweder infolge einer Primärinfektion oder nach Reaktivierung einer latenten Infektion. Bei vielen bleibt die Infektion subklinisch. Bei anderen kommt es zu Fieber, infektiöser Mononukleose oder Pneumonitis. Die Zytomegalo-Virus-Infektion der Lunge ist schwierig zu diagnostizieren. Sie kann mit anderen opportunistischen Infektionen wie Candidiasis und Pneumozystose einhergehen: Fieber, Atemnot und trockener Husten sind bei Patienten mit ernster pulmonaler Infektion häufig.

Das röntgenologische Bild der Zytomegalo-Virus-Pneumonitis ist nicht typisch. Bei vielen Patienten findet sich eine interstitielle Verschattung, bei anderen ein noduläres Muster. Die Thoraxaufnahme dieses leukämischen Kindes zeigt in der rechten Lunge eine große Pneumatozele, hervorgerufen durch eine Staphylokokken-Pneumonie, und eine diffuse, interstitielle Verschattung infolge einer Zytomegalo-Virus-Pneumonitis. Die Diagnose wurde virologisch bestätigt.

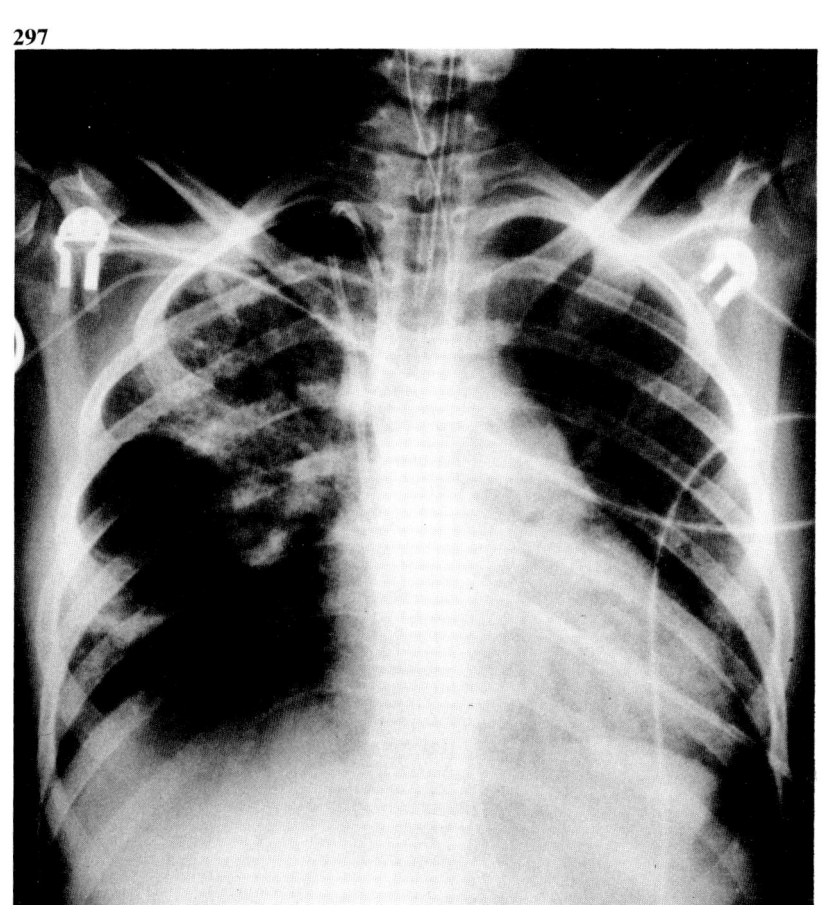

Infektiöse Mononukleose

Die akute, infektiöse Mononukleose ist eine Allgemeinerkrankung, die sich hinter vielen Masken verbergen kann. Die Angina-Spielart ist die häufigste Verlaufsform, die man bei jungen Erwachsenen sieht, jedoch kann jedes Organ befallen sein. Die klinischen Syndrome sind nicht scharf von einander abgegrenzt. Charakteristische Veränderungen finden sich im Blut mit einem hohen Anteil an anormalen mononukleären Zellen und einer Reihe „unpassender Antikörper". Der pathognomonische Paul-Bunnell-Davidsohn-Test weist einen heterophilen Antikörper nach, welcher rote Schafsblutzellen aglutiniert, aber nicht an Meerschweinchenniere adsorbiert wird. Es gibt verschiedene, vereinfachende Verfahren dieses Testes.

Die Krankheit ist in den meisten Ländern endemisch und hat eine auffallende Vorliebe für junge Menschen zwischen 15 und 20 Jahren. Der Erreger wird mit dem Speichel von Erkrankungsfällen oder Virusträgern übertragen, und es gibt offenbar viele subklinische Infektionen.

Die Inkubationszeit ist nicht mit Sicherheit bekannt, man glaubt aber, daß sie zwischen 33 und 49 Tagen liegt. Für viele Jahre hat sich der ursächliche Erreger der Entdeckung entzogen, jetzt ist jedoch das Epstein-Barr-Virus (EBV) als ursächlich bekannt.

Virologie und Pathologie

298   Elektronenmikroskopische Aufnahme eines Epstein-Barr-Virus. Das EBV wurde ursprünglich in Zellen entdeckt, welche vom Burkitt-Lymphom stammten. Es hat die Morphologie eines Herpesvirus mit einem elektronendichten inneren Kern aus DNS. Nachfolgende Untersuchungen haben gezeigt, daß die Infektion mit EBV weltweit ist. Die meisten Infektionen werden in früher Kindheit erworben und gehen nicht mit erkennbaren klinischen Krankheitsbildern einher.

Man hat gefunden, daß Patienten mit infektiöser Mononukleose Antikörper gegen EBV bilden, und EBV ist aus Rachenabstrichen von Patienten mit infektiöser Mononukleose gewonnen worden. Das Virus ist auch in Zusammenhang gebracht worden mit Nasopharyngeal-Karzinom, Hodgkin-Krankheit, Leukämie und Lymphom. Untersuchungen bei Familienmitgliedern oder sozialen Kontakten von Patienten mit infektiöser Mononukleose haben die Übertragbarkeit bewiesen, jedoch ist die Kontagiosität gering.

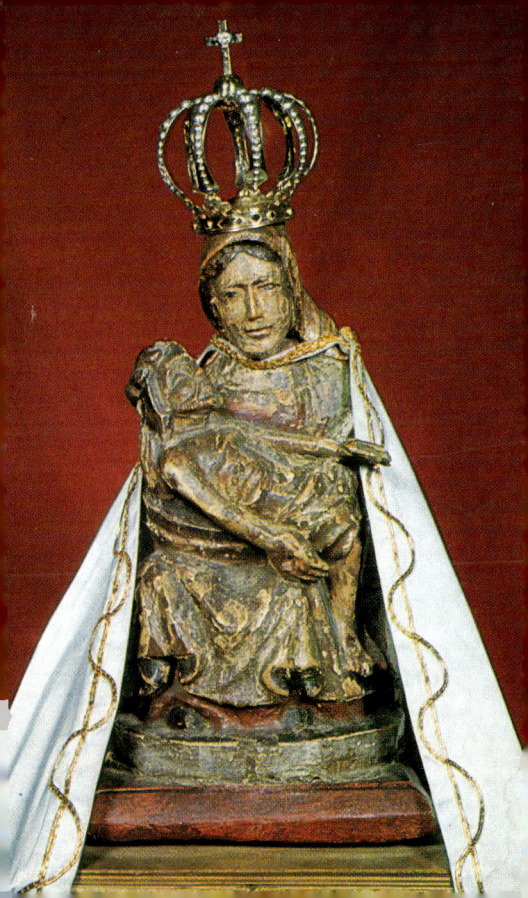

Mittelrheinisches Wallfahrtslied

1. Geleite durch die Welle das Schifflein treu und mild zur heiligen Kapelle, zu deinem Gnadenbild, und hilf ihm in den Stürmen, wenn sich die Wogen türmen! Maria, Maria, o Maria, hilf!

2. Und die verlassen klagen in Sturm und Frost und Wind, die unterdrückt, geschlagen, verwaist und hilflos sind; wenn jeder Trost entschwunden den Kranken, Todeswunden, Maria, Maria, o Maria, hilf!

3. Erbitt von Gott uns Frieden, erbitt uns Einigkeit; vereine, was geschieden, versöhne, was in Streit, daß wir zu deinen Füßen als Brüder dich begrüßen! Maria, Maria, o Maria, hilf!

4. Geleit uns durch die Wellen zu deinem Gnadenort, zum ewig sonnenhellen, geweihten Friedensport: daß dort das Schifflein lande am lieben Heimatstrande, Maria, Maria, o Maria, hilf!

Guido Görres (1805–1852)

Marienthaler Pieta (Rheingau). Ältestes Gnadenbild zur schmerzhaften Mutter. Chroniken zufolge erstes Heilwunder im Jahre 1309.
Foto und Druck: Beuroner Kunstverlag, 7792 Beuron.

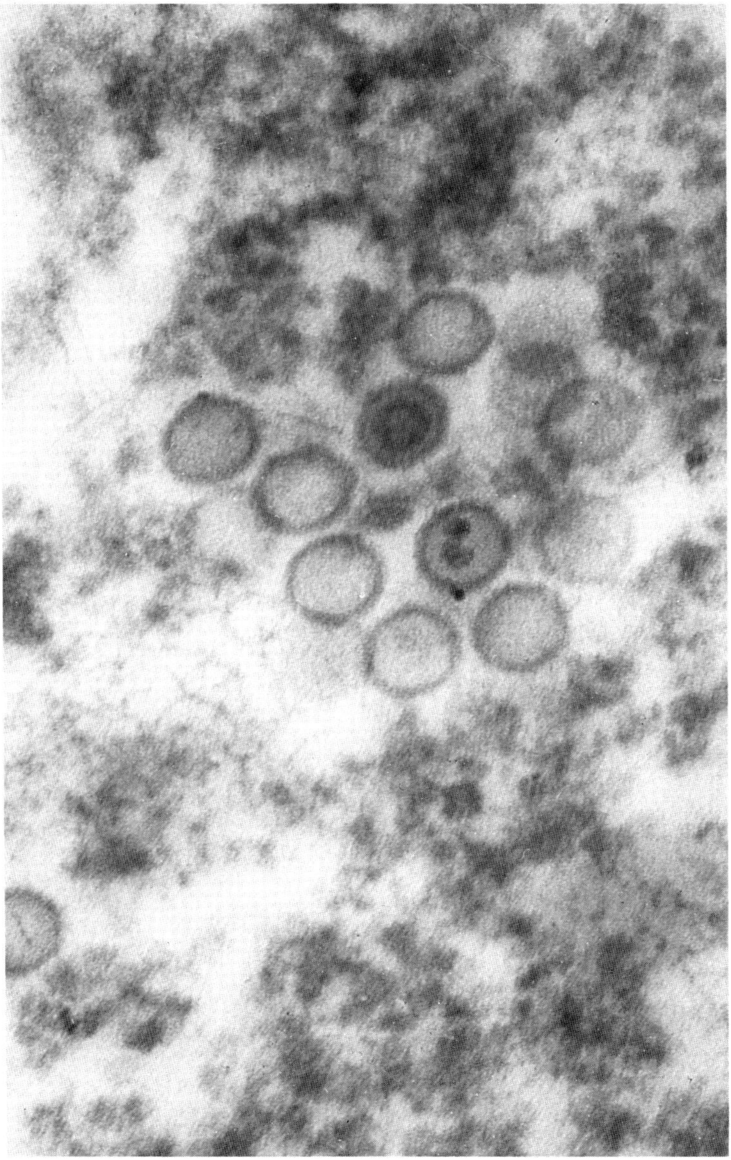

299 Blutausstrich – anormale mononukleäre Zellen. Die Gesamtzahl der weißen Blutzellen ist während der ersten Krankheitswoche gewöhnlich normal oder leicht erhöht, jedoch kann eine Minderheit der Kranken eine Neutropenie haben. Eine mäßige Leukozytose entwickelt sich gegen Ende der ersten oder dem Beginn der 2. Woche, um einen Gipfel während der 3. Woche zu erreichen. Die Leukozytose resultiert aus einer absoluten Zunahme der zirkulierenden Lymphozyten, von denen viele anormal sind.

Die große Anzahl von atypischen mononukleären Zellen, die sich im peripheren Blut von Kranken mit infektiöser Mononukleose finden, ist eines der Charakteristika der Erkrankung. Die Zellen wechseln stark in Größe und Form. Der Kern kann rund, bohnenförmig oder gelappt sein, das Zytoplasma ist vakuolisiert und basophiler als gewöhnlich. Im peripheren Blut findet man sich teilende Zellen. Die Teilungsaktivität ist stark erhöht, jedoch ist die Zellstruktur nicht grundsätzlich verändert. Das Kernchromatin ist bei den meisten abnormen, mononukleären Zellen zu grob und das Zytoplasma zu reichlich, als daß eine Verwechslung mit Lymphoblasten vorkommen könnte.

Klinische Zeichen

300 Aussehen des Gesichtes. Viele Patienten mit infektiöser Mononukleose haben eine geringe Anschwellung der Augenlider und einen rosafarbenen Ausschlag auf ihren Wangen.

301 Enanthem – Petechien. Am Gaumen können verschiedenartige Ausschläge gefunden werden. Eine Gruppe von kleinen Hämorrhagien am Übergang vom harten zum weichen Gaumen ist bei der anginösen Verlaufsform der infektiösen Mononukleose fast immer vorhanden, ist jedoch nicht pathognomonisch, da ähnliche Veränderungen auch bei anderen Infektionen der Atemwege gefunden werden.

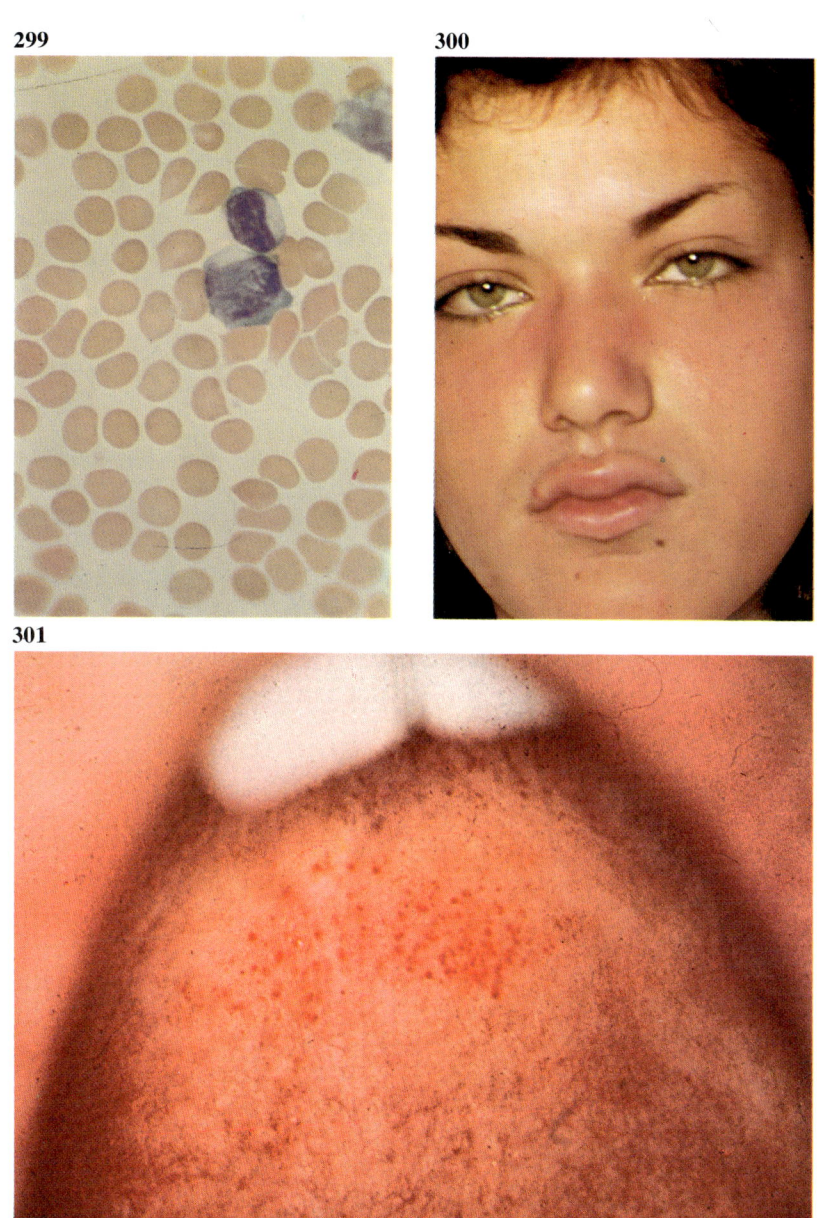

302 Anginöse Verlaufsform – entzündeter Rachen ohne Exsudat. Kurz nach Krankheitsbeginn kann der Kranke über Halsschmerzen klagen. Der Rachen ist entzündet, aber auf den Mandeln ist kein Exsudat vorhanden, und es ist nicht möglich, allein nach dem Aussehen des Rachens die Diagnose einer infektiösen Mononukleose zu stellen.

303 Anginöse Verlaufsform – follikuläres Exsudat. Mit Fortschreiten der Erkrankung erscheinen auf den Tonsillen, welche sehr geschwollen sein können, Flecken weißen Exsudates. Die Uvula ist geschwollen und ödematös.

304 Anginöse Verlaufsform – typisches Exsudat. Die Exsudatflecken vereinigen sich und bilden dicke Plaques einer opak-weißen Membran. Der Grad der Entzündung wechselt beträchtlich.

302

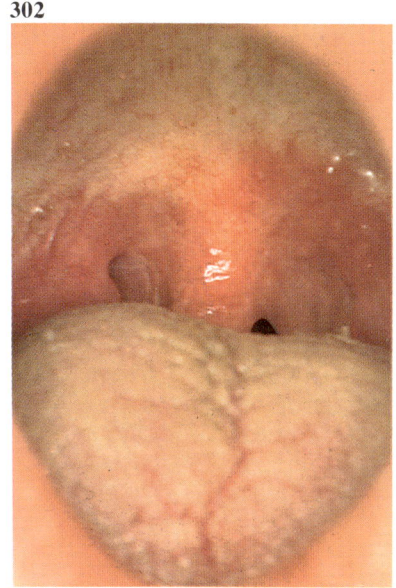

303

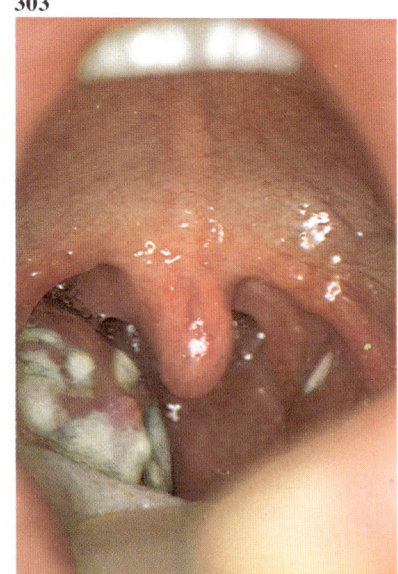

304

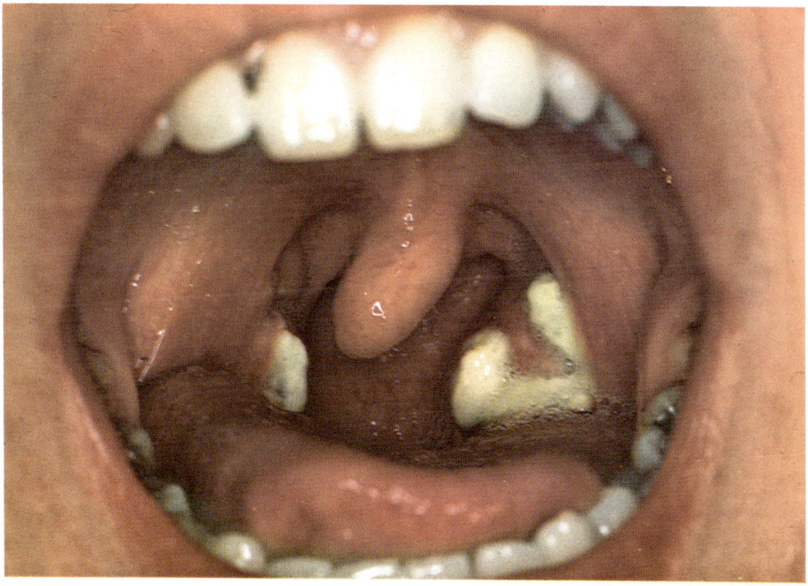

305 Anginöse Verlaufsform – spätes Stadium. Das Exsudat bleibt für 7-14 Tage oder sogar länger bestehen und kann beide Mandeln vollständig bedecken, aber das Allgemeinbefinden des Patienten bleibt gut. Die Membran behält oft ihre ursprüngliche Weiße, während sie reift, jedoch kann sie die Farbe auch ändern. Beachte das Enanthem am Gaumen.

306 Anginöse Verlaufsform – Obstruktion. In den schwersten Fällen kann so viel Stauung durch das entzündliche Ödem vorhanden sein, daß Schlucken und Atmen schwierig werden und Lebensgefahr durch Verlegung der Atemwege besteht.

Es wird schwierig, die normalen anatomischen Verhältnisse zu erkennen. Die Tonsillen sind stark geschwollen und von einer dicken weißen Membran bedeckt, welche die Uvula verdeckt. Das Aussehen des Rachens kann leicht mit Diphtherie verwechselt werden, aber das Vorhandensein einer Splenomegalie und die generalisierte Vergrößerung der Lymphknoten werden zur richtigen Diagnose führen. Durch den Befund charakteristischer Zellen im Blut und den positiven Paul-Bunnell-Test kann die Diagnose gesichert werden. Ist die Möglichkeit für diese Untersuchungen nicht gegeben, ist es ratsam, Diphtherie-Antitoxin zu geben.

305

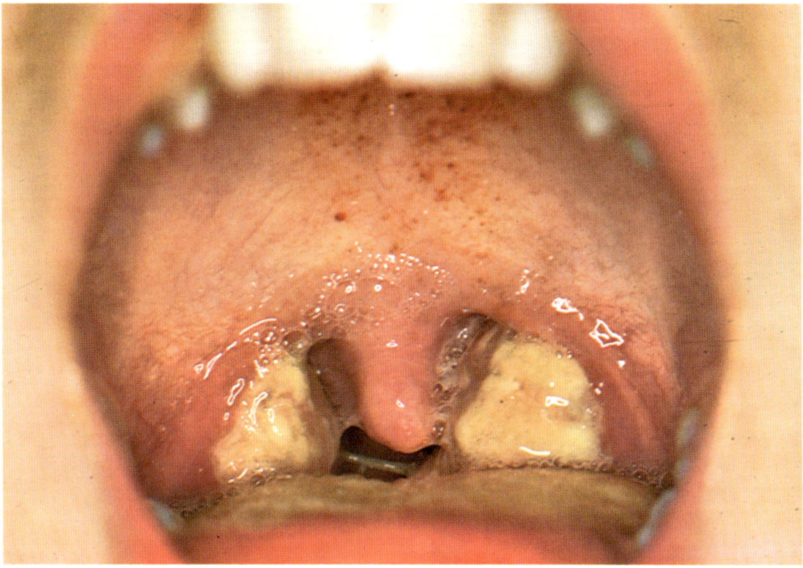

306

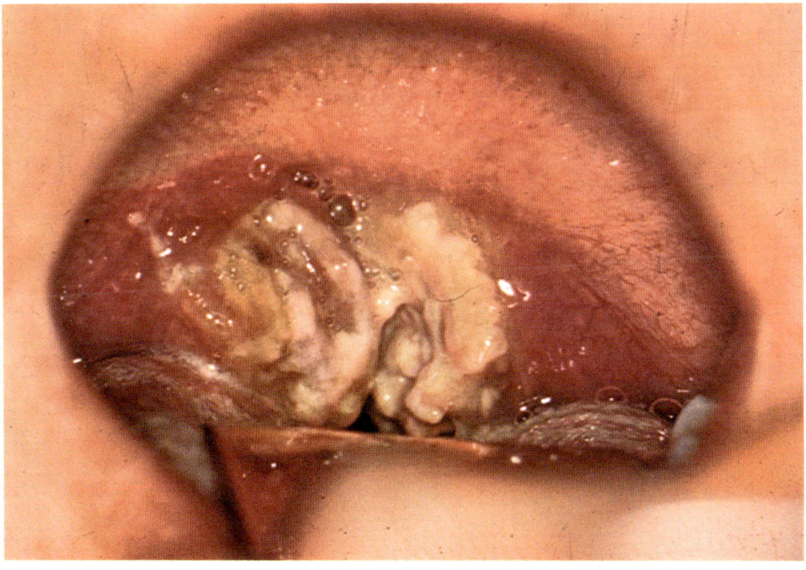

249

307 Ausschlag am Stamm. Bei infektiöser Mononukleose gibt es eine große Zahl von medikamentös bedingten Ausschlägen. Es treten jedoch auch Ausschläge bei Patienten auf, die nicht mit Medikamenten behandelt wurden. Der Ausschlag tritt bei infektiöser Mononukleose gewöhnlich während der 2. Krankheitswoche auf und hat einen rosafarbenen makulopapulösen Charakter, so daß er fälschlich für Röteln gehalten werden kann. Die Länge der Prodromalperiode ist ein hilfreicher Wegweiser.

308 Ausschlag an den oberen Gliedmaßen. Die Verteilung des Ausschlags pflegt fleckförmig zu sein und ist dichter als an den Beinen. Im Vergleich zum Röteln-Ausschlag: **s. 364-367.**

309 Ampicillin-Ausschlag. Die Ausschlagrate ist bei Patienten, denen als Behandlung der infektiösen Mononukleose Ampicillin gegeben wurde, ungewöhnlich hoch (etwa 60%). Der Ausschlag ähnelt Masern, hat aber einen bläulichen Stich. Die individuellen Hautveränderungen wechseln von Patient zu Patient. Einige Flecke haben ein blasses Zentrum, andere ein dunkles.

307

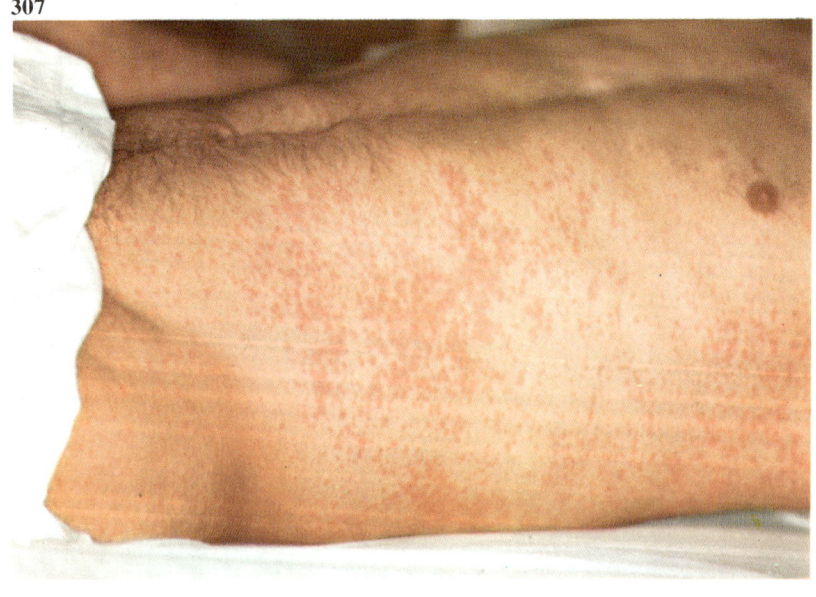

308

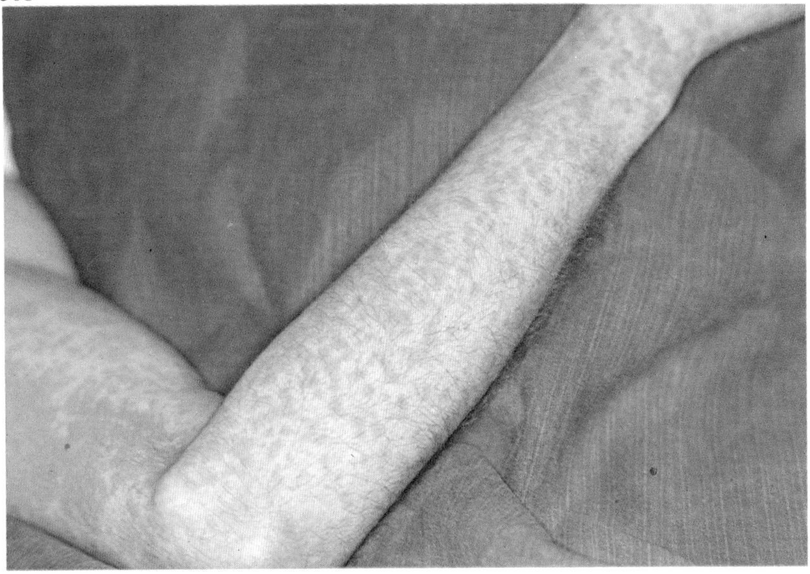

309

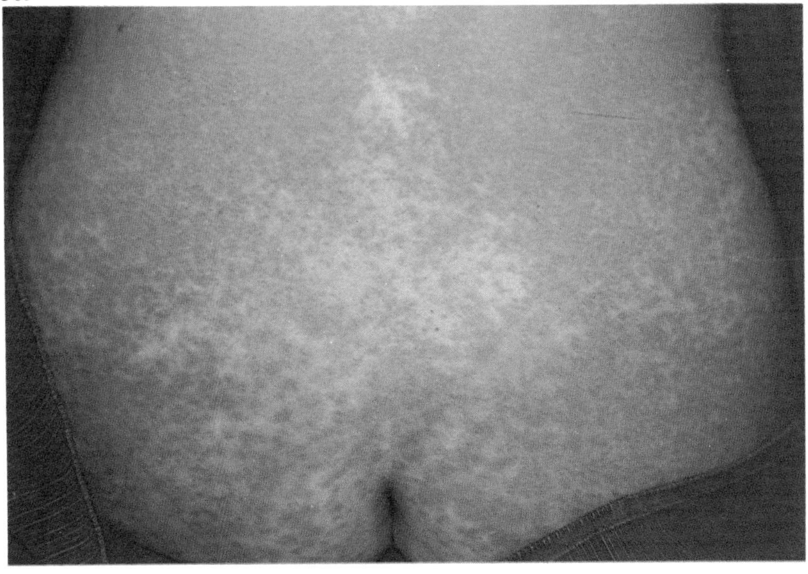

251

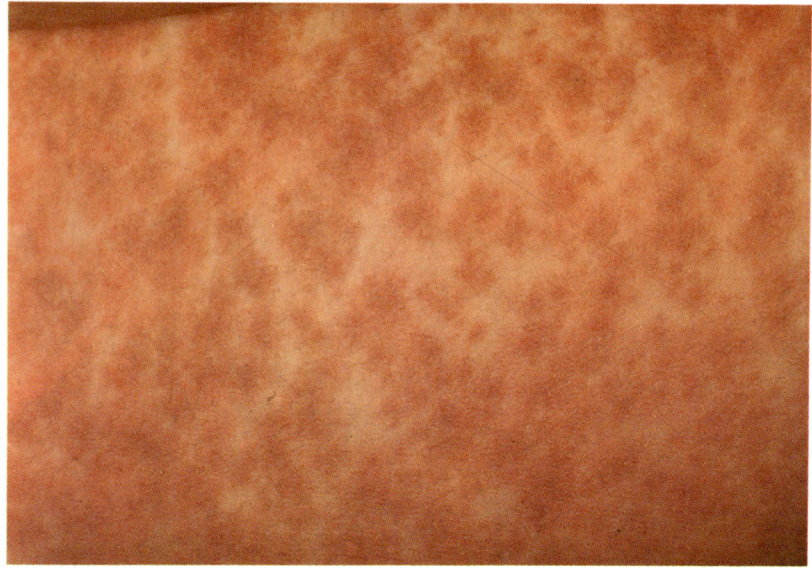

310 Ampicillin-Ausschlag – Nahaufnahme. Der Gegensatz zum Masernausschlag in **347**. Die Diagnose ist einfach, wenn auf den Mandeln ein Exsudat vorhanden ist. Wenn ein Exsudat jedoch fehlt, kann es gewisse Schwierigkeiten geben. Der Charakter der einzelnen Bestandteile des Ausschlags und das Fehlen von katarrhalischen Erscheinungen schließen die Diagnose Masern aus.

Virushepatitis

Viele Parasiten, die in ihrem Aufbau von Viren bis zu Metazoen reichen, sind in der Lage, beim Menschen eine Hepatitis hervorzurufen.

Virusinfektionen der Leber sind weltweit besonders häufig. Die zwei wichtigsten bisher isolierten sind Virus A mit kurzer Inkubationszeit (infektiöse Hepatitis) und Virus B mit langer Inkubationszeit (Serum-Hepatitis). Die Anwendung empfindlicher Immunassays für die Diagnose dieser 2 Hepatitisformen hat die Existenz von wenigstens 2 anderen Erregern aufgedeckt, die für die Non-A-Non-B-Hepatitis verantwortlich sind. Weniger häufig wird Hepatitis durch andere Viren verursacht, einschließlich Gelbfiebervirus, Zytomegalo-Virus, Herpes-simplex-Virus und einige Enterovirusstämme. Eine leichte Hepatitis ist auch ein sehr häufiger Befund bei akuter, infektiöser Mononukleose.

Virus-A-Hepatitis betrifft überwiegend Kinder und junge Erwachsene. Das Virus wird gewöhnlich auf dem fäkal-oralen Wege übertragen, kann sich aber in manchen Fällen auch von Blut oder seinen Spaltprodukten herleiten. Verschiedene große Ausbrüche sind auf mit Abwässern verunreinigtes Wasser zurückgeführt worden. Nahrungsmittel-bedingte Ausbrüche können durch direkte Verunreinigung durch einen Virusträger zustande kommen oder indirekt durch mit infiziertem Wasser verseuchte Nahrungsmittel. Schellfische sind besonders gefährlich. Viele Infektionen bleiben subklinisch. Kleinkinder erkranken meist anikterisch mit einer leichten gastrointestinalen Störung, während ältere Kinder und Erwachsene gelbsüchtig werden.

Das Virus B wird in der Regel parenteral durch infiziertes Blut oder Serum übertragen, kann sich aber gelegentlich auch über die Atem- oder Verdauungswege ausbreiten. Die Inkubationszeit der Virus-B-Hepatitis überlappt diejenige des Virus A, ist aber im allgemeinen beträchtlich länger. Die Erkrankungsrate an Hepatitis mit langer Inkubationszeit ist hoch bei Rauschgiftsüchtigen und Homosexuellen, und diese Form der Hepatitis ist auch ein größeres Problem in Transplantations- und Dialyseeinheiten. Es gibt keine Kreuzimmunität zwischen den beiden Infektionen. Die passive Immunisierung mit menschlichem Standard-Immunglobulin gewährt Schutz gegen Virus A, aber nicht gegen Virus B, für welches Hyperimmunglobulin notwendig ist.

Die Non-A-Non-B-Hepatitis ist in vielen Teilen der Welt jetzt die häufigste Form der Posttransfusionshepatitis und ein bedeutsames Problem in Nierendialyse und anderen Spezial-Einheiten. Die verantwortlichen Viren können durch Vollblut oder Blutprodukte wie Faktor VIII übertragen werden. Die Infektion ist in einigen Gemeinschaften endemisch. Über sporadische Ausbrüche – unabhängig von Inokkulationen – ist berichtet worden. Unter diesen Umständen ist die Übertragungsart nicht bekannt, kann aber oral erfolgt sein.

311 Elektronenmikrogramm eines negativ gefärbten Virus-B-Hepatitis-Serum. Im Serum von Patienten mit Virus-B-Hepatitis sind 3 verschiedene Teilchen gefunden worden: Dane-Partikel, Kugeln und Schläuche. Das größere, doppelschalige Dane-Partikel hat einen relativ konstanten Durchmesser von 42 μm sowie einen deutlichen 27-μm-Kern, in welchem man das Virus vermutet. Virus-ähnliche Partikel, die diesem inneren Kern gleichen, hat man in der Leber von Patienten gefunden, welche während des akuten Stadiums einer Virus-B-Hepatitis verstorben waren. Die amorphen Kugeln und Schläuche scheinen inkomplette Teile der Virushülle zu sein. Während des frühen Stadiums einer Hepatitis sind sie gleichmäßig verteilt, verklumpen aber bei Krankheitsfortschritt mit Antikörpern, um große Immunkomplexe zu bilden. Bei chronischen Virusträgern bleiben die Partikel getrennt.

HB_sAg ist in den meisten Körperflüssigkeiten gefunden worden, infektiös sind jedoch nur Serum, Speichel und Samen. HB_sAg erscheint im Blut zwischen 1 und 3 Monaten nach der Infektion und verbleibt dort bei selbstbegrenzten Infektionen für wenige Wochen. Die Antikörperproduktion gegen HB_sAg (Anti-HB_s) wechselt sehr in bezug zum Verschwinden von HB_sAg. Anti-HB_s kann über Jahre persistieren. Es geht einher mit einem Schutz gegen Reinfektion.

HB_sAg zeigt eine sehr unterschiedliche Antigenstruktur. Man hat wenigstens 8 Subtypen entdeckt. Diese Unterschiede haben sich bei epidemiologischen Studien als nützlich erwiesen. Das Hepatitis-B-Core-Antigen (HB_cAg) findet sich im Kern infizierter Hepatozyten. Im Blut ist es nur als innerer Bestandteil der Dane-Partikel vorhanden. Anti-HB_c wird gewöhnlich 3 bis 5 Wochen nach dem Erscheinen von HB_sAg im Serum entdeckt. Es persistiert während der klinischen Erkrankung und für einige Jahre danach. HB_cAg im Serum geht mit einer hohen Konzentration von Dane-Partikeln einher und ist ein Marker für Infektiosität.

Bei den meisten Patienten mit Virus-B-Hepatitis verschwindet HB_sAg innerhalb von 4 bis 6 Wochen. Es kann jedoch für unbestimmte Zeit vorhanden bleiben. Die meisten gesunden HB_sAg-Träger waren nie gelbsüchtig. Viele Patienten, die wegen chronischer Niereninsuffizienz eine Dialysebehandlung erfahren, werden zu Trägern. Eine hohe Trägerrate findet sich bei Patienten mit Down-Syndrom sowie bei Patienten mit gestörter Immunität. HB_sAg ist verhältnismäßig selten in der Allgemeinbevölkerung von Westeuropa und Nordamerika, es ist jedoch viel häufiger in Japan und vielen tropischen Ländern.

311

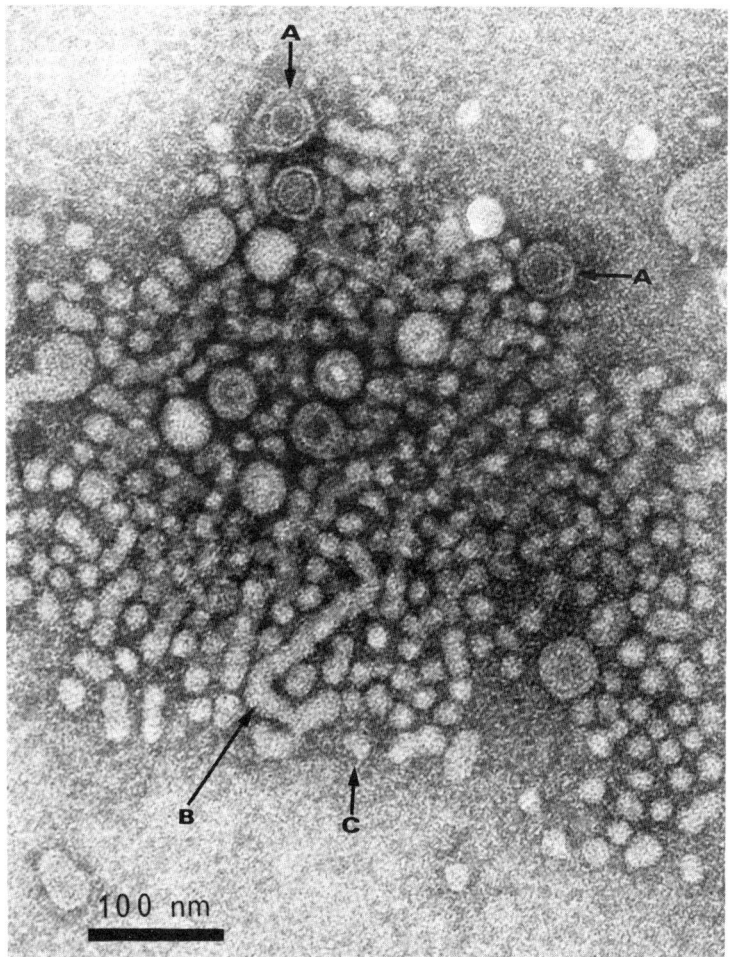

In Teilen Afrikas und in Südostasien findet sich oft ein primäres Leberzellkarzinom bei Erwachsenen aller Altersklassen. Eine besondere Risikogruppe sind die chronischen Virusträger, die in früher Kindheit infiziert worden sind. Der Krebs geht gewöhnlich mit einer Leberzirrhose einher. Obwohl epidemiologische Beweise für den Zusammenhang dieser Krebsart mit der HBV-Infektion sprechen, spielen bei dem hohen Neoplasie-Anfall auch Umgebungs- und andere Faktoren eine Rolle. (A = Dane-Partikel, B = Schlauch, C = Kugel)

312   Histologie der akuten Hepatitis (HE). Es gibt keine Unterschiede im Aussehen der Leber bei den 2 Haupttypen der Virushepatitis. Die gesamte Leber ist betroffen, und der Grad der Funktionseinschränkung der Leber entspricht grob der Schwere der histologischen Veränderungen. Während des akuten Krankheitsstadiums können Parenchymzellen in jedem Teil der Leber der Nekrose anheimfallen. Die betroffenen Zellen sind geschrumpft und abgerundet mit einem intensiv-eosinophilen Zytoplasma. Der Kern geht zugrunde und verschwindet und hinterläßt eine runde, eosinophile Masse. In den Abschnitten, die am weitesten entfernt vom Portaltrakt liegen, schwellen die Leberzellen an, die Kerne zerfallen und die betroffenen Zellen verschwinden.

Die Kupfferschen Sternzellen werden größer und nehmen an Zahl zu. Um den Portaltrakt herum findet sich eine starke Infiltration, bestehend aus Lymphozyten, Plasmazellen und Histiozyten. In unkomplizierten Fällen geht die Reaktion der Kupfferschen Zellen nach einem Monat zurück und die entzündliche Reaktion im Portaltrakt ist gegen Ende des zweiten Monats verschwunden. Der normale Aufbau der Leber ist voll wiederhergestellt.

In dem Schnitt der Gegenseite ist die Architektur der Leber unversehrt. In der Bildmitte erkennt man ohne Schwierigkeiten eine zugrundegehende Leberzelle an ihrem eosinophilen Aussehen und dem pyknotischen Kern. Die Kupfferschen Zellen treten hervor, aber es gibt in diesem frühen Stadium wenig Infiltration durch Entzündungszellen. (A = degenerierter Hepatozyt mit pyknotischem Kern, B = Kupffersche Sternzellen)

313   Chronisch-persistierende Hepatitis. Leberschnitt (HE). Gelegentlich können leichte Krankheitserscheinungen für mehr als ein Jahr nach Überstehen einer akuten Hepatitiserkrankung bestehen bleiben. Die Leber bleibt vergrößert mit normaler oder fester Konsistenz. Gewöhnlich findet man geringe pathologische Abweichungen in den Leberfunktionstesten.

Bioptisch hat die Leber typischerweise ein normales retikuläres Netzwerk, aber es findet sich eine auffällige Rundzellinfiltration des Portaltrakts und eine herdförmige Nekrose der Leberzellen. Obgleich das histologische Bild jahrelang unverändert bestehen bleiben kann, ist der Krankheitsausgang in der Regel günstig mit wenigen Narben in den portalen Zonen. Sehr selten endet der Prozeß in Zirrhose.

In dem Schnitt sieht man im Portaltrakt ein dichtes Muster von Rundzellen und Fibroblasten. Einige Parenchymzellen zeigen Zeichen beginnender Nekrose mit dunkel gefärbtem Zytoplasma und pyknotischen Kernen. (A = Portaltrakt, B = Parenchym)

312

313

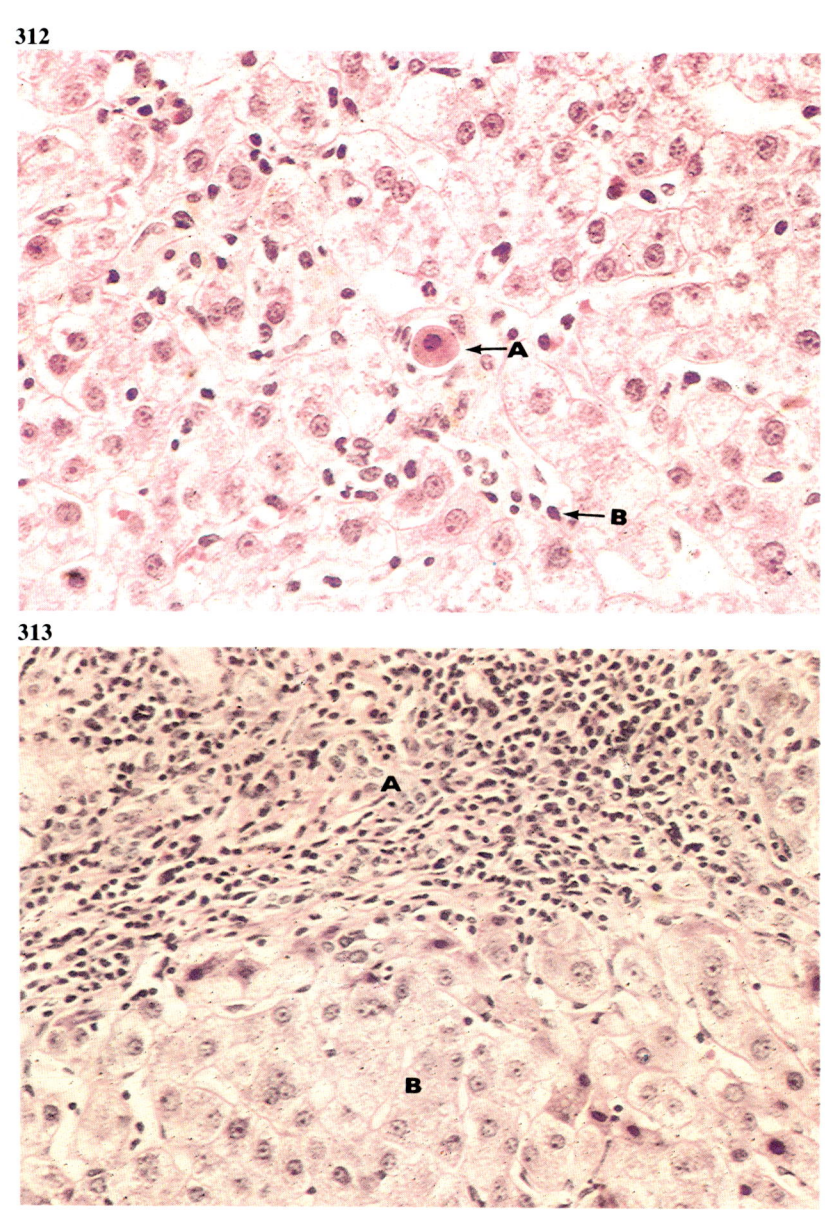

314 Hepatische Nekrose. Histologie der Leber (HE). Bei wenigen Patienten mit schwerer Hepatitis kann die Wiederherstellung von einer ausgedehnten Narbenbildung begleitet werden.

Während des akuten Krankheitsstadiums führt die weitgestreute Zerstörung der Parenchymzellen zum Zusammenbruch des retikulären Netzwerks und zu einer Annäherung der benachbarten portalen Felder. In der Erholungsphase werden die zerstörten Leberzellen durch Bindegewebe ersetzt, welches Knoten regenerierender Leberzellen voneinander trennt. Mit der Zeit kontrahiert sich das Bindegewebe und wird weniger zellreich. Das Endstadium ist eine grobnarbige, knotige Leber.

Der Schnitt zeigt ein frühes Stadium des Vorgangs mit einem Bindegewebsstrang und Lymphozyten, welche die Parenchymzellknoten voneinander scheiden. (A = Bindegewebe und Lympohozyten, B = Parenchymzellen)

Klinische Zeichen

315 Aussehen des Urins bei Hepatitis. Bei akuter Virushepatitis erscheint Bilirubin im Urin, bevor der Kranke gelbsüchtig wird. Urobilin findet man im Urin während der frühen Stadien, es verschwindet jedoch auf der Höhe der Krankheit und tritt wieder auf, sobald die Leberfunktion sich bessert.

Galle enthaltender Harn ist grünlich oder bräunlich-gelb gefärbt. Seine Oberflächenspannung ist verändert und der Schaum, welcher sich nach Schütteln obenauf bildet, bleibt in der Regel bestehen. Konjugiertes Bilirubin wird mit dem Urin ausgeschieden, nicht dagegen unkonjugiertes. Urin, der einen Überschuß Urobilin enthält, entwickelt beim Stehen eine tiefe Orangefarbe.

Die Farbe des Stuhls wechselt bei Virushepatitis je nach Grad der intrahepatischen Obstruktion.

316 Gelbsüchtige Sklera. Elastisches Gewebe hat für Bilirubin eine besondere Affinität, so daß Gewebe mit einem hohen Anteil an elastischem Gewebe wie Haut, Augenskleren und Blutgefäße rasch die gelbe Farbe annehmen und das Pigment noch festhalten, nachdem das Serumbilirubin wieder zur Norm zurückgekehrt ist.

Vergleiche das gelbsüchtige Auge der Virushepatitis mit dem injizierten Auge bei Leptospiren-Gelbsucht in **170**.

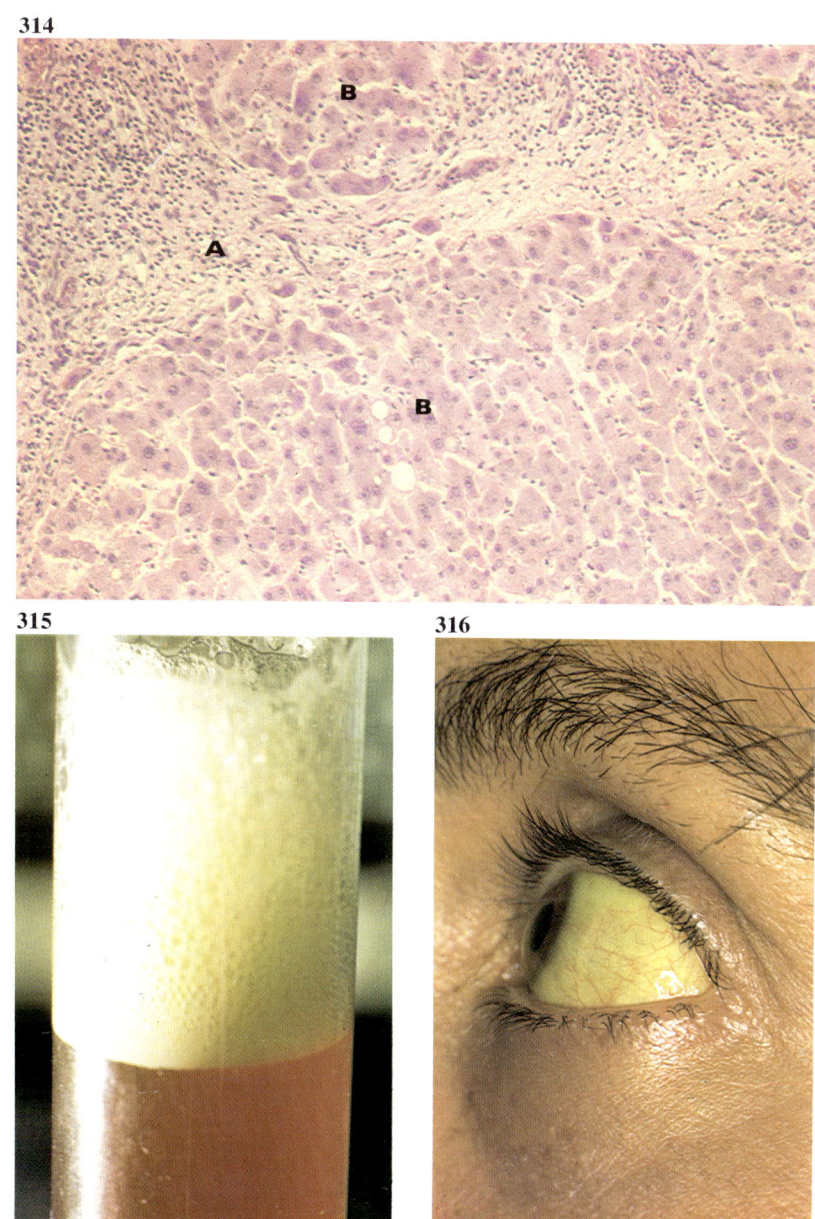

314

315

316

317 Gelbsüchtige Haut. Das wasserlösliche, konjugierte Bilirubin, welches sich bei Patienten mit hepatozellulärer und cholostatischer Hepatitis findet, ruft eine intensivere Hautverfärbung hervor als der unkonjugierte Farbstoff der hämolytischen Gelbsucht. Die Haut von Kranken mit lange bestehender obstruktiver Gelbsucht kann möglicherweise durch Biliverdin und andere Pigmente einen grünlichen Farbton annehmen.

In dieser Abbildung ist die Farbe der normalen Haut der gelben Haut eines Patienten mit akuter Hepatitis gegenübergestellt.

318 Ausschlag bei Virushepatitis. Ausschläge findet man bei 5 % der Kranken mit Virushepatitis. Man sieht sie häufiger bei HB_sAg-positiver Hepatitis, besonders in der präikterischen Phase, wo sie mit einer Arthralgie vergesellschaftet sein kann. Der Ausschlag kann erythemartig, makulopapulös oder urtikariell sein. Purpuraartige Ausschläge treten gewöhnlich bei Patienten mit Leberinsuffizienz auf.

Die Fotografie zeigt einen erythematösen Auschlag am Bein eines Kranken mit Virus-B-Hepatitis.

319 Virus-B-Hepatitis. Die Hepatitis mit langer Inkubationszeit (Virus B) wird im allgemeinen durch Blut oder Blutprodukte übertragen. Bereits 0,004 ml Serum können nachweislich eine Infektion hervorrufen. Patienten und Pflegepersonal von Dialysezentren sind für diese Krankheit besonders anfällig. Auch unter Rauschgiftsüchtigen und Homosexuellen ist die Befallsrate hoch. Der hier abgebildete Patient gehört einer Gruppe junger Männer an, welche durch eine Tätowiernadel infiziert wurden. Die Stärke der Gelbsucht kann an der normalen Farbe der ärztlichen Hand abgeschätzt werden.

317

318

319

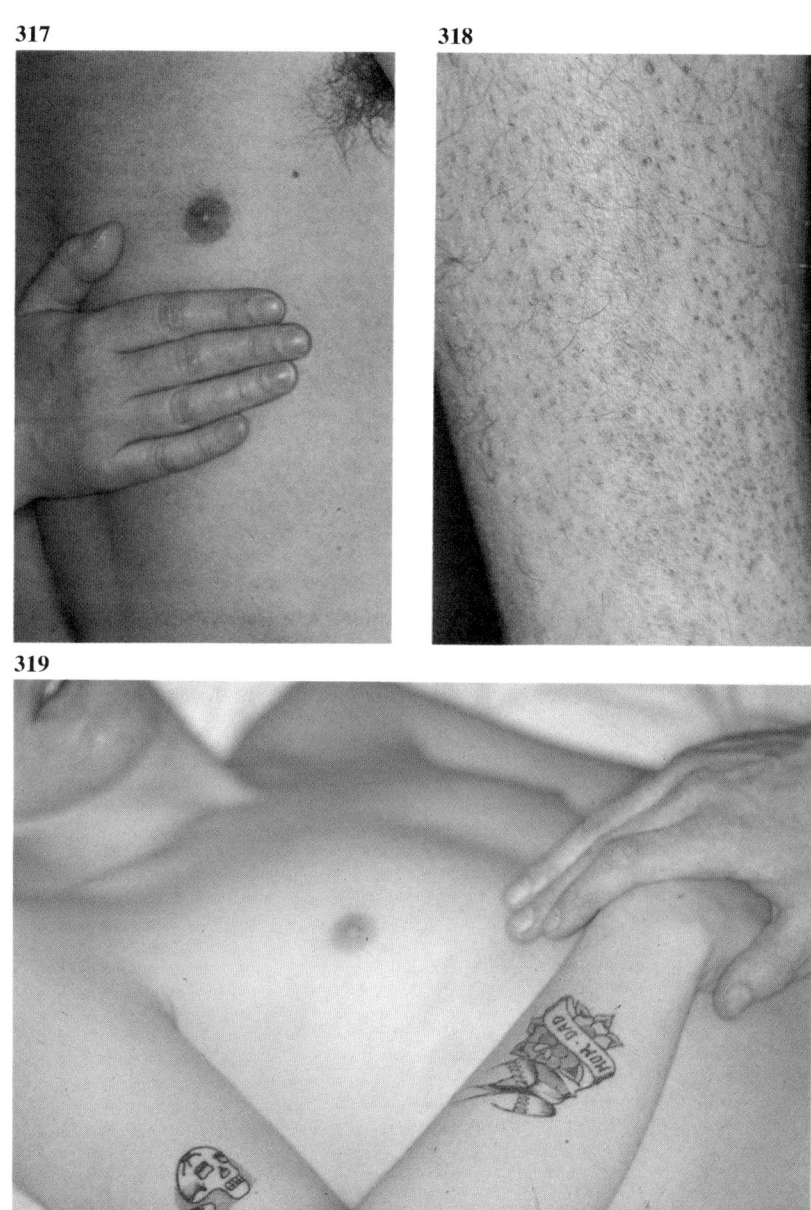

Myxovirusinfektionen

Myxoviren sind für viele Atemwegserkrankungen des Menschen, anderer Säugetiere und Vögel verantwortlich. Sie werden so genannt, weil sie eine besondere Affinität für Muzin besitzen. Die Viren enthalten einen inneren Kern aus RNS, dessen Spiralen von Eiweiß-Kapsomeren umgeben sind. Die äußere Hülle hat einen Lipidbestandteil, so daß die Viren äthersensibel sind. Die meisten Myxoviren besitzen Hämagglutinine und einige besitzen auch Hämolysine. Die Viren sind leicht verformbar, so daß es schwierig ist, sie zu messen, aber gewöhnlich haben sie eine Größe von 80-150 µm. Sie können sphärisch oder filamentöse Formen haben. Myxoviren können in 2 Untergruppen eingeteilt werden. Hier werden jedoch nur jene Mitglieder berücksichtigt, die den Menschen betreffen:

a) Orthomyxoviren – Influenzaviren A, B und C. Diese sind klein und haben filamentöse Formen. Der RNS-Aufbau ist schlank. Sie besitzen keine Hämolysine.

b) Paramyxoviren – Masernvirus, Mumpsvirus, Parainfluenzaviren 1, 2, 3 und 4. Diese sind groß und wechseln ihre Gestalt. Der RNS-Aufbau ist dichter. Filamentöse Formen findet man nicht. Sie besitzen sowohl Hämagglutinine als auch Hämolysine.

Influenza

Influenza ist eine hoch kontagiöse Krankheit, die durch das Myxovirus influenzae hervorgerufen wird. Es gibt 3 verschiedene Serotypen: A, B und C; jeder Serotyp enthält antigendifferente Stämme. Während die Krankheit, die durch die 2 Hauptviren A und B verursacht wird, klinisch nicht unterschieden werden kann, ist das epidemiologische Verhalten unterschiedlich. Virus A verursacht sowohl pandemische als auch örtliche Ausbrüche, während Virus B bei begrenzten Epidemien und sporadischen Fällen gefunden wird. Influenza zeigt das Phänomen der Antigendrift. Das Auftauchen eines neuen Antigenstammes kann eine Pandemie ankündigen. Die Infektion wird durch die Luft übertragen, und das Virus findet Eingang über die Atemwege.

Eine kurze Inkubationszeit von 1-4 Tagen ist von einem plötzlichen Krankheitsbeginn mit Fieber, Kopf- und Muskelschmerzen gefolgt. Das Virus schädigt die Atemwegsschleimhaut und verursacht Nasenverstopfung, Halsschmerzen und einen trockenen, hechelnden Husten. Schweiß ist ein hervorstehendes Merkmal. Bei unkomplizierter Grippe gibt es wenige physikalische Zeichen. Die Krankheitsdauer wechselt sehr, jedoch geht die Temperatur in der Regel am 3. oder 4. Tag zur Norm zurück. Bei schweren Erkrankungen können Bronchiolitis und Pneumonie entweder direkt durch das Virus verursacht sein oder aber durch einen sekundären, bakteriellen Befall der Lungen. Die Letalitätsrate ist niedrig, die Befallsrate jedoch hoch, und Pandemien mit neuen Antigenstämmen können Millionen von Todesfällen zur Folge haben.

Virologie

320 Elektronenmikroskopische Aufnahme des Influenzavirus. Teilchen aus infizierter Allantoisflüssigkeit sind von rundlicher Form und messen im Durchmesser 80-120 µm. Frisch isoliertes Virus A kann filamentös sein und denselben Durchmesser haben, aber mehrere Mikronen lang sein. Das Virion besteht aus einem hohlen, schneckenförmig angeordneten Nukleoproteinfaden, 800 µm lang und 9 µm breit, welcher sich zu einer zentral gelegenen Masse zusammenrollt. Das Virus-Nukleoprotein wird im Kern der Wirtszelle gebildet. Die äußere Hülle hat stabartige Fortsätze, welche Hämagglutinin enthalten. Auch Neuraminidase findet sich auf der Oberfläche.

Influenzaviren können auf embryonierten Hühnereiern und auf Kulturen von Säugetierzellen gezüchtet werden. Das Virus bringt rote Blutkörperchen von Mensch und Geflügel zur Agglutination. Jeder Typ des Influenzavirus ist durch sein spezifisches (lösliches) Nukleoprotein-Antigen gekennzeichnet. Antigene des Envelope (V-Antigene) geben die für Subtypen oder Stämme spezifischen Reaktionen.

Pathologie

321 Influenza. Aussehen von Trachea und Lungen. Tritt der Tod während der frühen Krankheitstadien der Grippe vor der bakteriellen Sekundärinfektion ein, dann sind die Lungen gesprenkelt mit subpleuralen Blutungen, und blutig gefärbte Flüssigkeit läuft reichlich von jeder Schnittfläche. Trachea und Bronchien sind injiziert, und es findet sich eine beträchtliche Zerstörung der epithelialen Decke. Auf dem Schnitt sind die Lungen hämorrhagisch und fest, ein Befund, welcher die dem Tod vorausgehende extreme Atemnot und Zyanose ausreichend erklärt. Die Pneumonie, welche sich in einem späteren Stadium entwickelt, wird durch bakterielle Sekundärinfektion, oft Staphylokokken, hervorgerufen. (A = Lunge, B = Trachea)

320

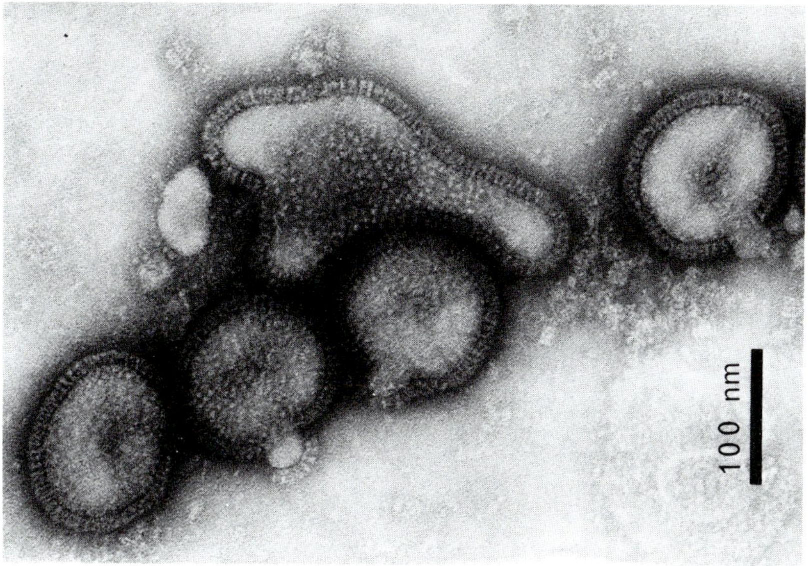

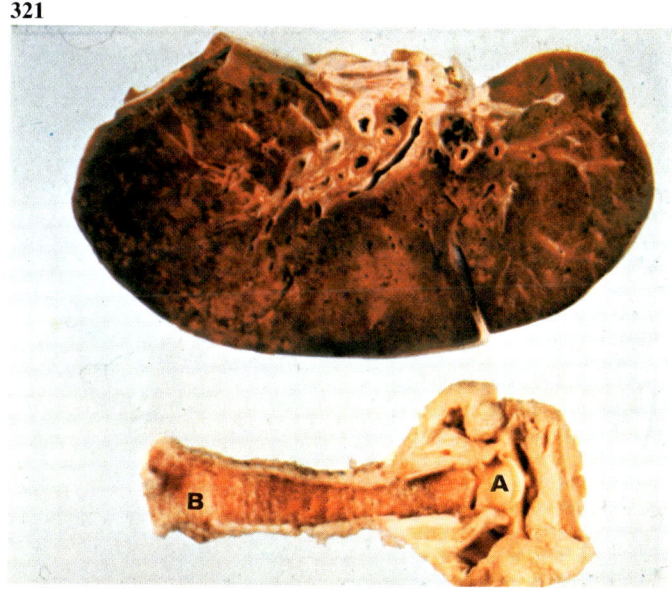

321

100 nm

B   A

322   Tracheaschnitt (HE). Trachea und Bronchien sind die anfänglichen Hauptangriffsflächen des die Atemwege schädigenden Influenzavirus. Die Submukosa ist geschwollen und von mononukleären Zellen durchsetzt, das bewimperte Zylinderepithel von seiner Basalmembran getrennt. Diese Schädigung der epithelialen Decke von Trachea und Bronchien ebnet den Weg für die Sekundärinvasion von Bakterien, die aus den oberen Atemwegen stammen. (A = abgeschilfertes Epithel, B = Basalmembran, C = Submukosa mit mononukleären Zellen, D = Knorpelring)

323   Lungenschnitt bei Influenza (HE). Die Alveolarwände sind verdickt und von mononukleären Zellen durchsetzt. Die Alveolen sind exsudatfrei. Um den kleinen Bronchus in der Mitte des Schnittes findet sich eine Infiltration. Das Lumen ist mit mononukleären Zellen ausgestopft. (A = Alveole, B = verdickte Alveolarwand, C = Bronchus mit Pfropf.)

324   Lungenschnitt bei Influenza (HE). Unter stärkerer Vergrößerung sieht man, daß die alveoläre Struktur erhalten ist, daß aber die Wände erheblich verdickt und von mononukleären Zellen durchsetzt sind. Die Alveolen sind exsudatfrei, an ihrer Oberfläche befindet sich jedoch eine starke Ablagerung von hyalinem Material, welches die Sauerstoffaufnahme stark behindern würde. Ein ähnliches Aussehen der Lunge findet man bei der Hyalin-Membran-Erkrankung der Neugeborenen und bei Strahlenpneumonitis. (A = Alveole, B = Alveolarwand, C = hyalines Material)

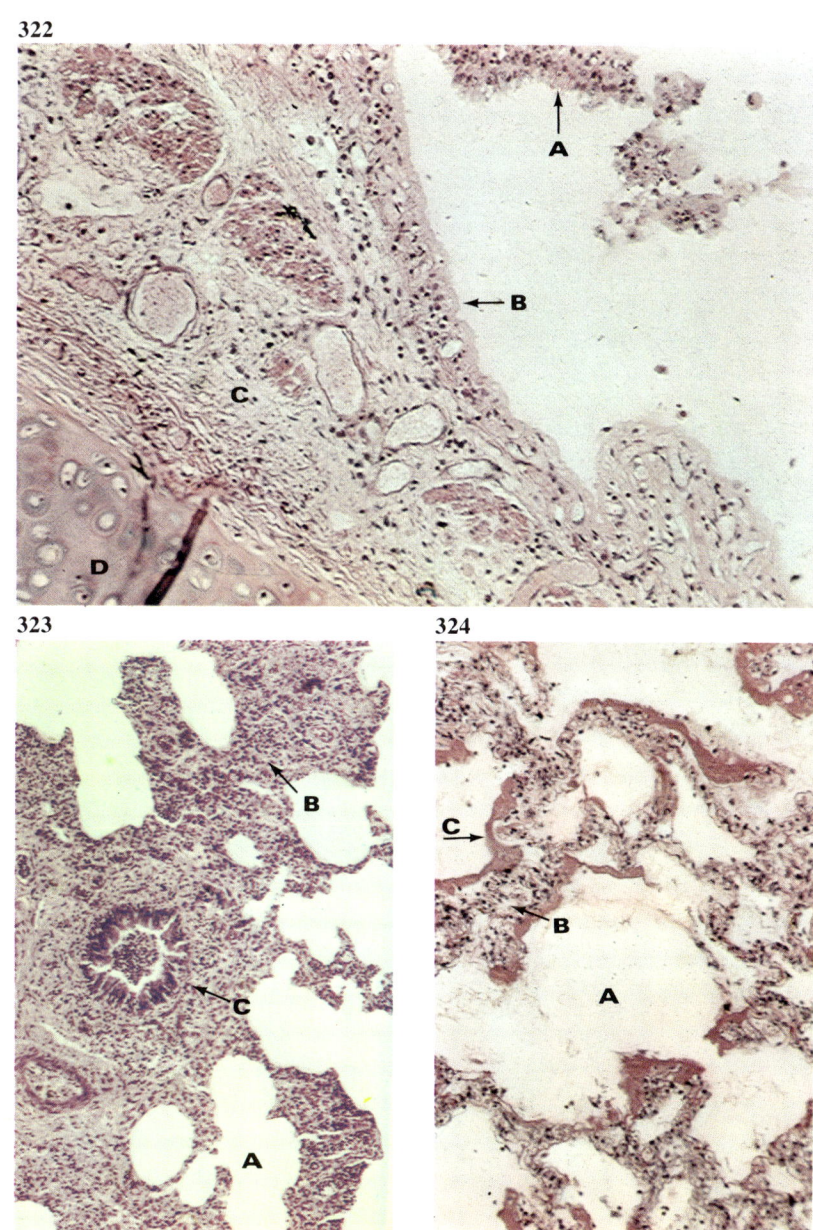

Mumps

Mumps ist eine generalisierte Virusinfektion vorwiegend der Speicheldrüsen, jedoch können auch viele andere Organe betroffen sein. Die Entzündung von Hoden, Bauchspeicheldrüse oder Zentralnervensystem kann die einzige Manifestation sein. Subklinische Infektionen sind sehr häufig und betragen etwa 30% aller Fälle von Mumps.

Mumps ist nur mäßig kontagiös. Der Mensch ist alleiniges Virusreservoir. Das Virus wird durch infizierten Speichel übertragen. Es gewinnt Zugang über die Atemwege. Viren können auch im Urin gefunden werden, aber es gibt keinen Beweis, daß dies ein wichtiger Übertragungsweg bei Mumps ist.

Myxovirus parotidis besitzt Hämagglutinin und Hämolysin. Filamentöse Formen finden sich nicht. Die Antigenstruktur ist einheitlich und von anderen Myxoviren verschieden. Das Mumpsvirus hat 2 komplementfixierende Antigene, das V- oder Virus-Antigen und das S- oder lösliche (soluble) Antigen. Nach einer Infektion bildet sich der V-Antikörper langsam, bleibt aber bestehen, während der S-Antikörper im Verlauf der ersten Krankheitswoche erscheint, einen Gipfel erreicht und dann absinkt.

Virologie

325 Normale Affennieren-Zellkultur.

326 Mumpsvirus auf Affennieren-Zellen. Das Mumpsvirus wächst im Hühnerembryo etwas langsamer als das Influenzavirus. Es verursacht keinen zytopathogenen Effekt, kann aber in der Amnionflüssigkeit mit Hilfe der Agglutination roter Geflügelblutkörperchen entdeckt werden.

Die Anzüchtung des Virus gelingt am besten in Kulturen von HeLa-, menschlichen Amnion- oder Affennierenzellen, in welchen es einen zytopathogenen Effekt mit Ausbildung von Riesenzellen und zytoplasmatischen Einschlüssen hervoruft. Die Anwesenheit des Virus kann durch Hämadsorption von roten Blutkörperchen von Huhn, Mensch, Meerschweinchen oder Schaf bewiesen werden. Die überstehende Flüssigkeit agglutiniert Geflügel- oder Menschen-Erythrozyten.

Die Diagnose Mumps wird am besten bestätigt durch die Komplementbindungsreaktion in paarigen Seren.

325

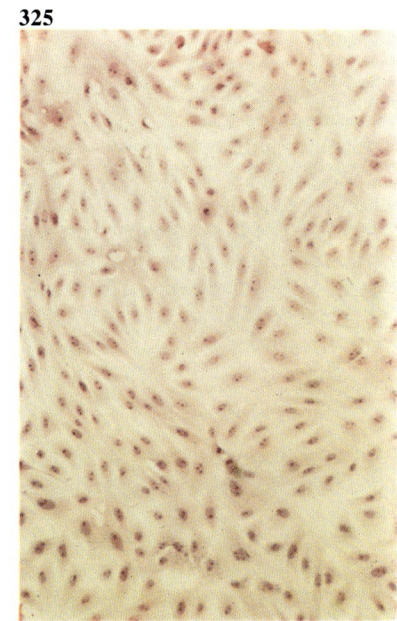

326

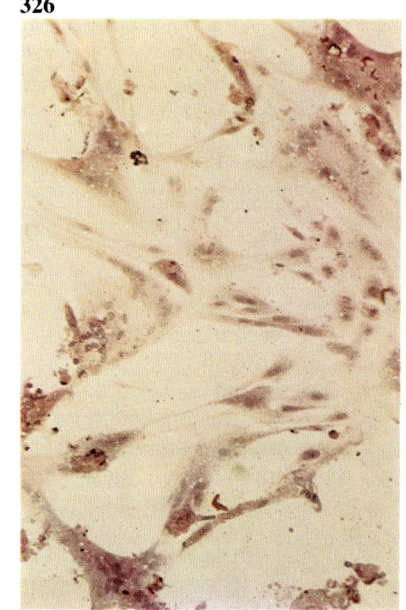

Klinische Zeichen

327 Parotitis beim Kind. Mumps ist eine Allgemeininfektion mit einem breiten Fächer klinischer Erscheinungsformen. Parotitis ist häufig und kann begleitet sein von einer Entzündung anderer Organe. Beide Ohrspeicheldrüsen sind bei 70% der Parotitiskranken betroffen.

Die Krankheit beginnt mit Fieber und Abgeschlagenheit, schnell gefolgt von Trismus und Schmerz hinter dem Kieferwinkel. Innerhalb von 24 Stunden beginnt die Speicheldrüse zu schwellen, die Grube hinter dem Unterkieferwinkel füllt sich auf, und die Schwellung reicht über den Kiefer hinaus. Zuweilen erfolgt eine Verwechslung mit vergrößerten Lymphdrüsen, jedoch liegen diese gewöhnlich unterhalb der Speicheldrüse, und die hintere Grenze des Unterkieferastes läßt sich deutlich durchtasten.

328 Speicheldrüsenpapille bei Mumps. Die Rötung der Papilla parotidea ist ein hilfreiches frühes Zeichen. Das aus dem Ausführungsgang der Speicheldrüse austretende Exsudat ist klar.

329 Speicheldrüsenpapille bei eitriger Parotitis. Bei eitriger Parotitis kann ein Tropfen Eiter aus dem Gang austreten oder ausgepreßt werden. Diese Art der Parotitis ist häufig bei hinfälligen, anderweitig erkrankten Patienten, kann aber gelegentlich auch bei zuvor gesunden Personen auftreten.

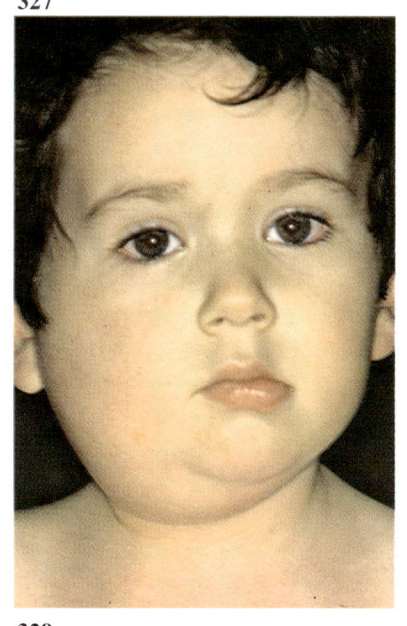

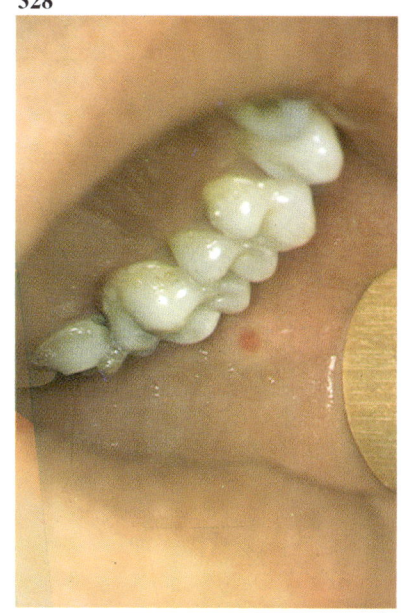

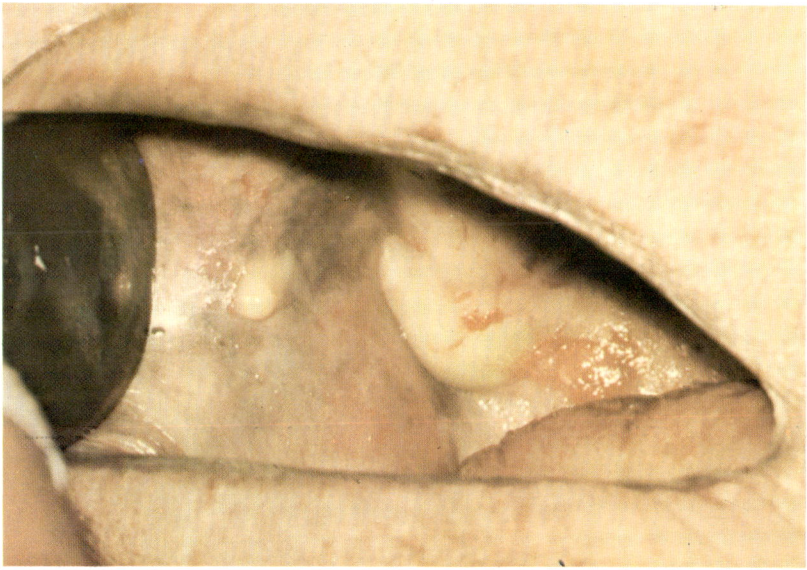

330 Parotitis beim Erwachsenen. Obgleich nur 60% der Erwachsenen sich bewußt sind, eine Mumpserkrankung durchgemacht zu haben, beweisen serologische Untersuchungen eine viel höhere Befallsrate. Die Erkrankung pflegt bei Erwachsenen schwerer zu verlaufen, und die Anschwellung ist schmerzhafter. Die Parotitis bei älteren Menschen wird gewöhnlich durch eine bakterielle Invasion des Ausführungsganges der Ohrspeicheldrüse verursacht.

331 Akute Parotitis – Gewebsödem. Die Anschwellung der Parotitisdrüse kann von einem Ödem des benachbarten Gewebes begleitet sein und sich auf den Mundboden und halsabwärts bis zum Ansatz der tieferen zervikalen Faszie am Manubrium sterni erstrecken. Dieses gelatineartige Ödem ist bei Negern besonders häufig. Ein kurzer Stoß erzeugt ein puddingartiges Vibrieren in den betroffenen Geweben.

332 Aussehen nach Genesung. Das Ödem ist verschwunden und das normale Aussehen wiederhergestellt.

330

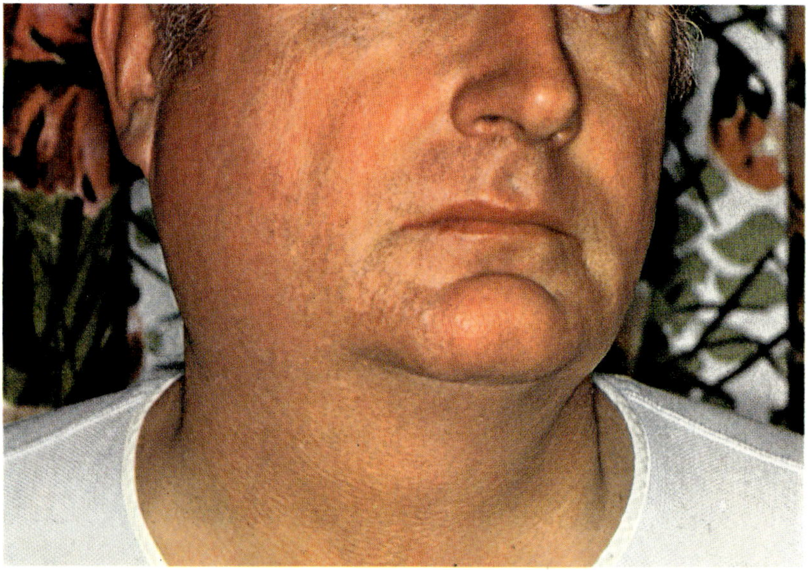

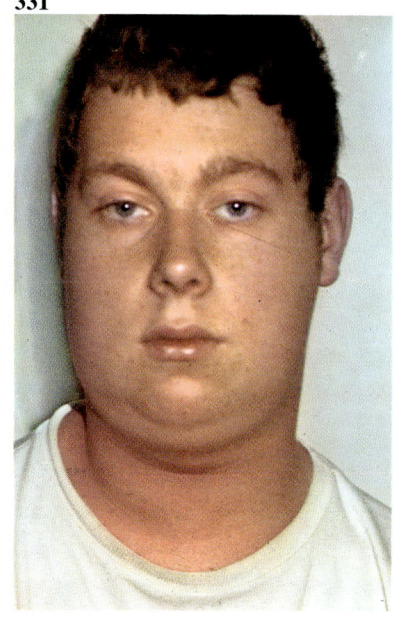

331

332

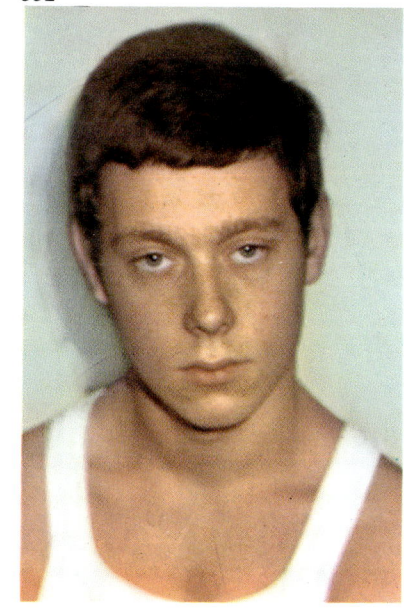

273

333 Submaxillärer Mumps. Die submaxillären Speicheldrüsen sind bei 10% der Mumpskranken betroffen. Die Diagnose ist leicht, wenn die Ohrspeicheldrüsen ebenfalls angeschwollen sind; andernfalls kann sie außerordentlich schwierig sein. Die Zählung der weißen Blutkörperchen, die Bestimmung der Serumamylase oder der Komplementbindungstest können helfen, eine submaxilläre Speicheldrüsenentzündung von einer submaxillären Lymphadenitis zu unterscheiden.

334 Orchitis. Eine Mumpsorchitis tritt selten vor der Pubertät auf. Sie ist in der Regel mit einer Parotitis vergesellschaftet, kann aber einzige Manifestation sein. Der Prozentsatz wechselt in einzelnen Epidemien erheblich, beträgt aber bei Jünglingen und erwachsenen Männern mit Mumps durchschnittlich 20-25%. In 80% der Fälle ist die Orchitis einseitig. Die Hodenanschwellung kann durch eine Hydrozele oder ein Skrotalödem verschlimmert werden.

335 Elektrokardiographische Veränderungen bei Mumps. Während des akuten Krankheitsstadiums finden sich in etwa 5-15% der Fälle anormale Elektrokardiogramme. Die üblichen Abweichungen sind Abflachungen oder Umkehr der T-Wellen und Senkung des S-T-Anteils. Das Kardiogramm kehrt in der Rekonvaleszenz zur Norm zurück. Der klinische Nachweis einer Myokarditis gelingt selten, jedoch kann eine Perikarditis gelegentlich entdeckt werden. Ähnliche elektrokardiographische Veränderungen finden sich bei vielen anderen Infektionen.

Die Ableitungen gegenüber (V_4) wurden bei einem 10 Jahre alten Knaben mit Mumps, aber ohne klinische Zeichen einer Herzbeteiligung gewonnen. Das erste EKG wurde während des akuten Stadiums, das zweite 2 Wochen später und das dritte nach 10 Wochen geschrieben. Der Myokardschaden wurde kontinuierlich besser.

333

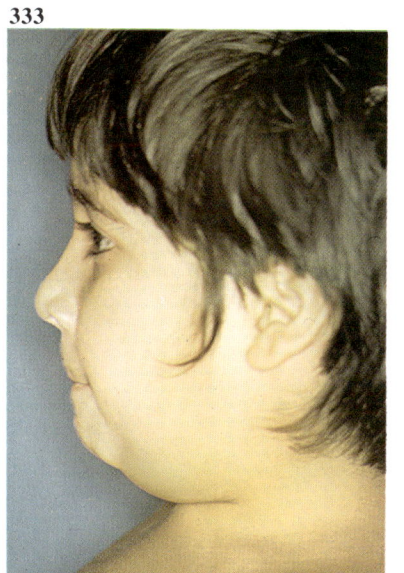

334

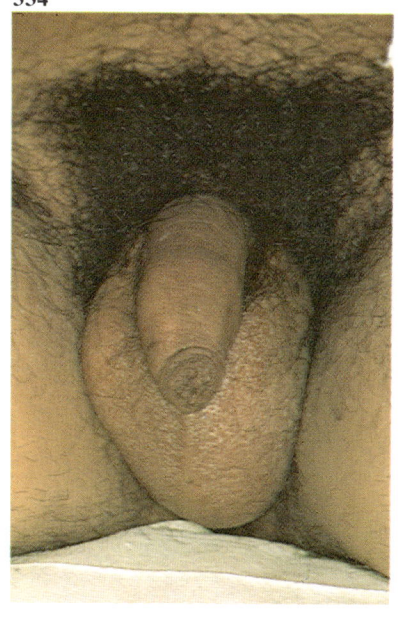

335

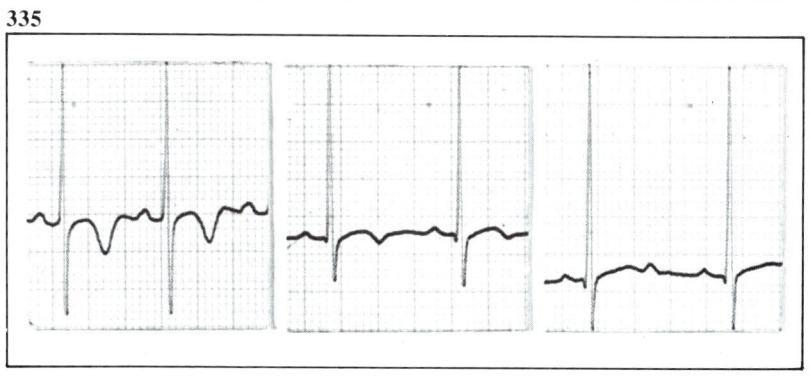

Masern

Masern sind eine hochkontagiöse Krankheit, welche durch ein Virus hervorgerufen wird, das eng mit den größeren Myxoviren verwandt ist. Die Patienten sind während des akuten Krankheitsstadiums infektiös; das Virus wird auf dem Luftwege übertragen. Es gibt keine Virusträger, so daß die Ausbreitung sich durch unmittelbaren Fall-zu-Fall-Kontakt vollzieht. Klinisch ist die Krankheit gekennzeichnet durch ein katarrhalisches Prodromalstadium, dem ein florider, generalisierter makulopapulöser Ausschlag folgt. Eine Schädigung der respiratorischen Schleimhaut erleichtert das sekundäre Eindringen von Bakterien in das Mittelohr und in die Lungen.

Eine zerebrale Störung unterschiedlicher Verlaufsform ist häufig. Die Immunität ist lebenslänglich.

Virologie

336 Elektronenmikroskopische Aufnahme des Masernvirus. Das Masernvirus gehört zu dem Genus Morbillivirus, das die Viren der Hundestaupe und der Rinderpest einschließt. Elektronenmikroskopisch ist es von annähernd runder Form und mißt 120-140 μm im Durchmesser. Die äußere Hülle enthält Lipide und Eiweiß. Hämagglutinin ist vorhanden, aber Neuraminidase fehlt. An der Oberfläche kann man ausstrahlende Fortsätze erkennen. Das Nukleokapsid enthält RNS und hat einen schneckenartigen Aufbau.

337 Normale Affennierenzellen.

338 Masernvirus in Affennierenzellen. Primatennierenzellen sind für die Erstanzüchtung am geeignetsten, jedoch können höhere Konzentrationen anschließend in anderen Gewebearten erzielt werden. Das Virus kann – einmal isoliert – leicht an kontinuierliche Zellinien menschlichen Ursprungs adaptiert werden. Es ist auch an ein Wachstum im Hühneramnion angepaßt worden.

Die Art des zytopathogenen Effekts wechselt je nach Virusstamm, dem Zelltyp und der Zusammensetzung des Mediums. In Primärkulturen bilden die befallenen Zellen Synzytialverbände, aber bei Reihenpassagen ist die Hauptveränderung der Formwechsel der Zellen von polygonal zu spindelig. Ein konstanter Befund sind intranukleäre Einschlüsse. (Vgl. normale Affennierenzellen in **337**)

336

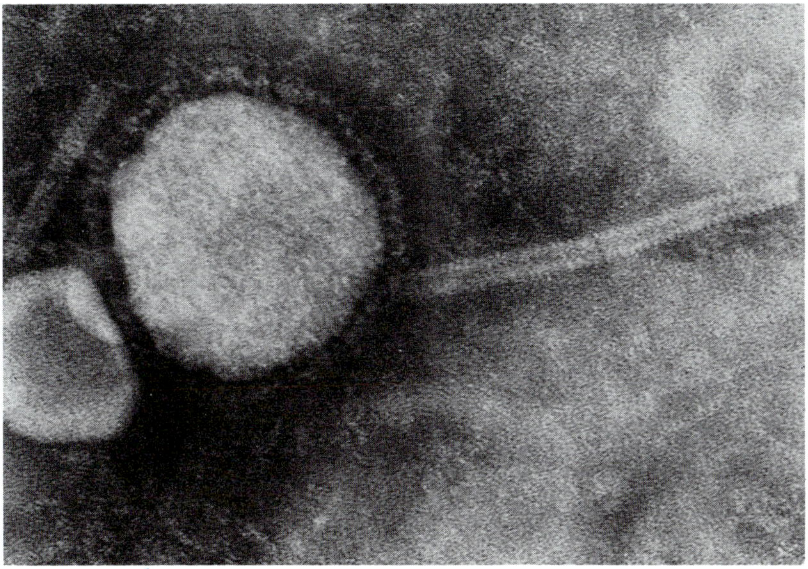

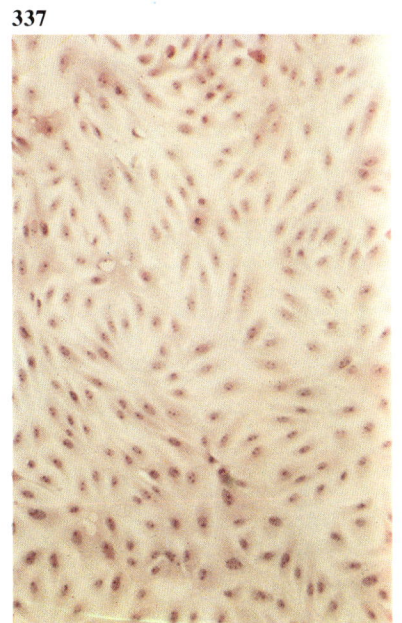

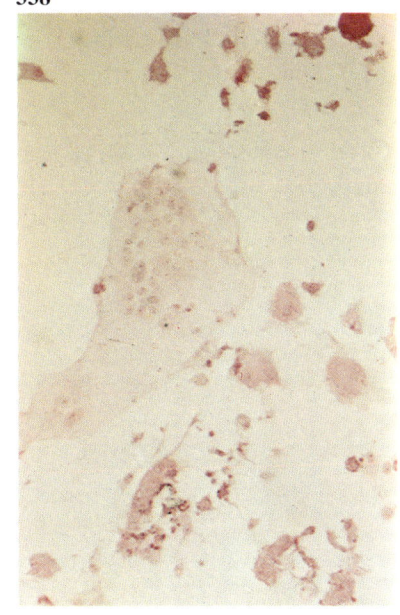

339 Lungenhistologie bei Masern (HE). Während des akuten Stadiums der Masern kann das Virus eine interstitielle Pneumonie verursachen, die zu schwerer Atemnot führt. Zu einer bakteriellen Sekundärinfektion der Lungen und nachfolgender fleckförmiger Bronchopneumonie kommt es in der Regel erst zu einem späteren Zeitpunkt, wenn der Ausschlag abzublassen beginnt.

Auf dem hier gezeigten Lungenschnitt ist das Alveolarmuster nicht gestört, jedoch sind die Alveolen mit mononukleären Zellen vollgestopft. Es ist sehr wenig Fibrin vorhanden. Einige Alveolen sind mit hyalinen Membranen ausgekleidet, welche den Gasaustausch empfindlich stören können. Beachte die großen vielkernigen Riesenzellen. (A = Alveole mit mononukleären Zellen, B = hyalines Material, C = vielkernige Riesenzelle)

340 Masern-Pneumonie. Lungenhistologie (Rot-Gelb-Färbung). Man sieht eine große vielkernige Riesenzelle in Schnittmitte. Die Virusnukleinsäure hat sich matt-rosa angefärbt.

Bei Patienten mit Leukämie, Mukoviszidose und Letterer-Siwescher Krankheit, bei denen ein Defekt der zellgebundenen Immunität besteht, ruft die Infektion mit dem Masernvirus nicht das klassische Krankheitsbild hervor, sondern eine Riesenzellpneumonie, eine langwierige und gewöhnlich tödliche Erkrankung. (A = Riesenzelle, B = Virusnukleinsäure)

341 Histologie des Wurmfortsatzes (HE). Im katarrhalischen Prodromalstadium der Masern sind Erbrechen und Durchfall – besonders bei Kleinkindern – häufig. Wurmfortsatz und Kolon sind in dieser Phase durch mononukleäre Zellen infiltriert und Riesenzellen bilden sich aus. Die Infiltration der Appendix kann genügen, um appendizitische Erscheinungen zu verursachen. Beim Aufblühen des Ausschlags verschwinden die vielkernigen Riesenzellen. (A = Mukosa, B = Lymphfollikel, C = Riesenzelle)

339

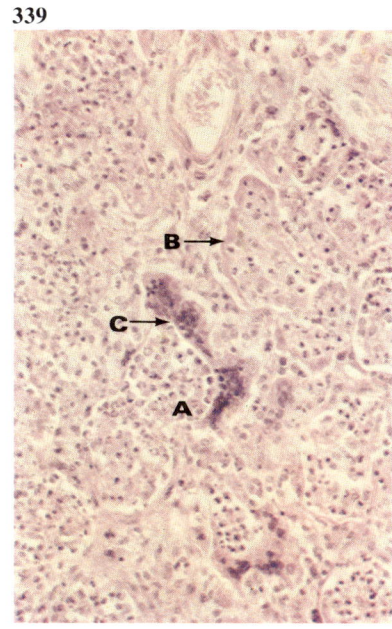

340

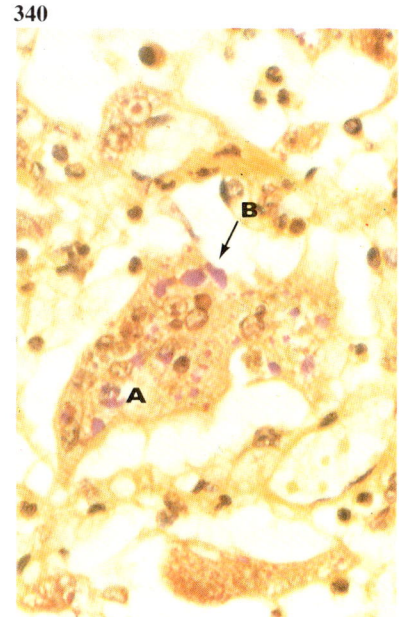

341

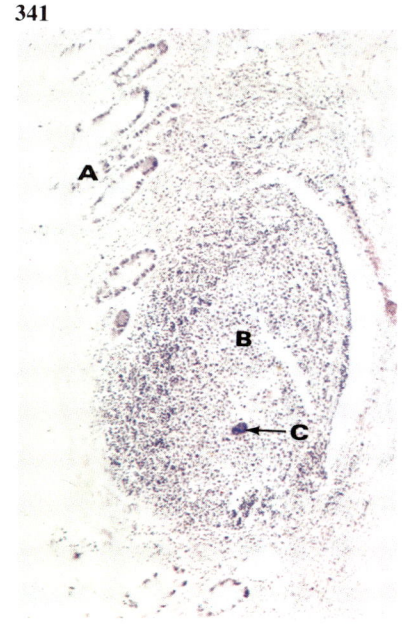

342   Aussehen des Gehirns bei Enzephalitis. Die postinfektiöse Enzephalitis entwickelt sich gewöhnlich 3 bis 4 Tage nach Beginn des Ausschlags. Die Häufigkeit ist annähernd 1 auf 1000 Fälle. Das Gehirn ist blutgefüllt. Die charakteristische Veränderung ist eine Entmarkung, welche von einer Proliferation der Mikroglia begleitet ist.

Beachte die schwere Entzündung der Hirnhäute, die intensive Blutstauung in der Hinrinde und die erweiterten Blutgefäße in der weißen Substanz.

Klinische Zeichen

343   Kopliksche Flecken. Kopliksche Flecken sind für Masern pathognomonisch. Man findet sie während des Prodromalstadiums auf den Schleimhäuten, und man entdeckt sie unschwer auf der den Molarzähnen gegenüberliegenden Schleimhaut. Sie gleichen groben Salzkörnchen auf einer entzündeten Fläche.

Histologisch bestehen die Flecken aus kleinen nekrotischen Herden in den Basalschichten der Schleimhaut mit Austritt von Serum und Infiltration durch mononukleäre Zellen.

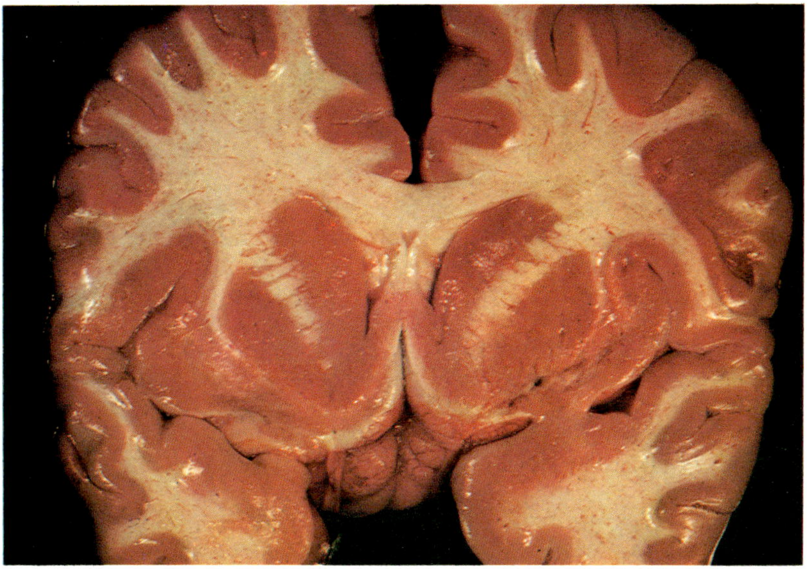

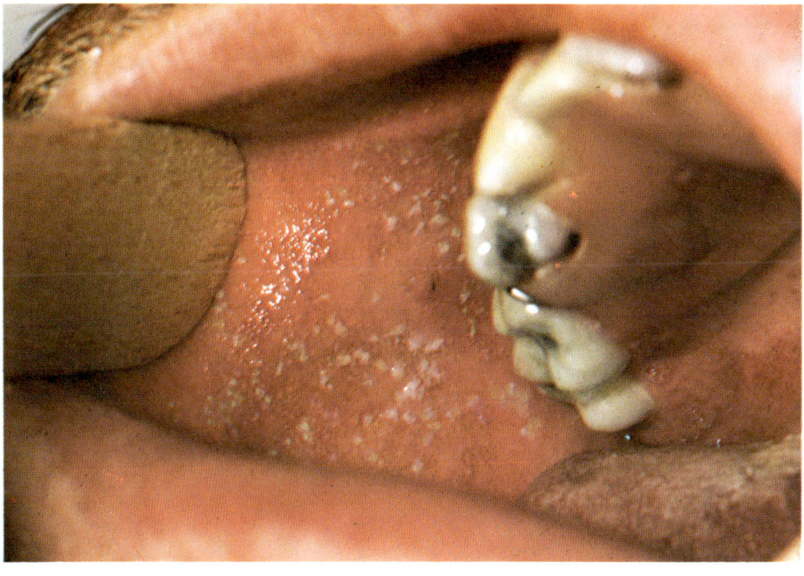

344   Kopliksche Flecken und Exanthem. Koplische Flecken sind fast immer während des frühen katarrhalischen Stadiums der Masern vorhanden, sie verschwinden aber beim Aufblühen des Ausschlags und sind nach dem 1. oder 2. Exanthemtag nicht mehr zu sehen.

Die Abbildung zeigt einen gutentwickelten Ausschlag im Gesicht, und man sieht noch Koplische Flecken im Mund.

345   Aussehen des Gesichts bei Masern. Das Gesicht hat ein unverwechselbares Aussehen mit Injektion der Augenbindehäute, Blutandrang in der Mundhöhle und einem dunkelroten, fleckigen Hautausschlag.

346   Masernausschlag am 1. Tag. Ein flüchtiger erythematöser Rash während der Prodromalperiode kann mit Scharlach verwechselt werden, aber eine sorgfältige Inspektion des Mundes wird in der Regel Koplische Flecken ergeben.

Der echte Ausschlag beginnt hinter den Ohren und entlang der Haargrenze, bezieht schnell das Gesicht ein und breitet sich kontinuierlich von oben nach unten aus. Am 1. Ausschlagstag ist nur das Gesicht dicht bedeckt, am restlichen Körper sind die Flecken jedoch spärlich.

344

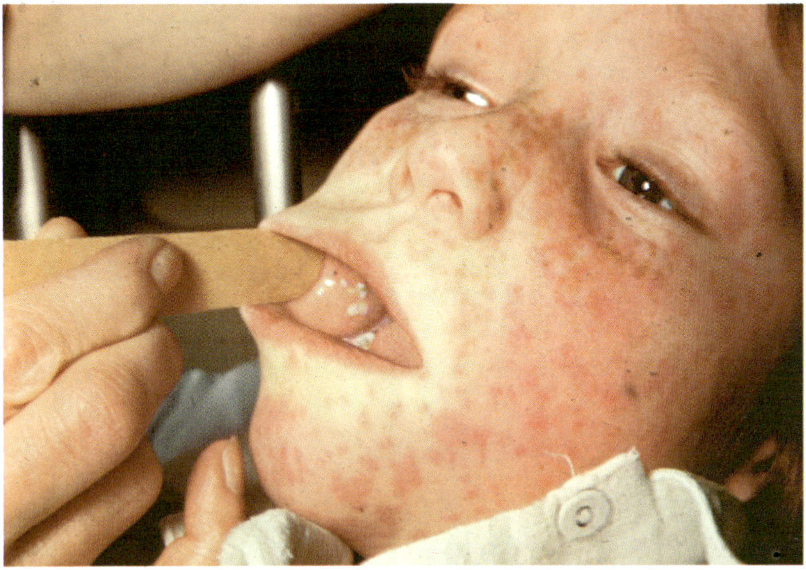

345

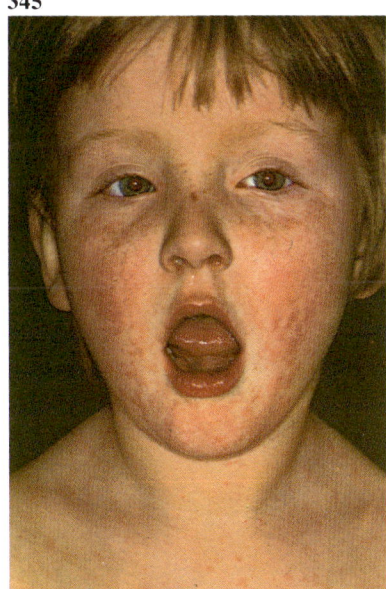

346

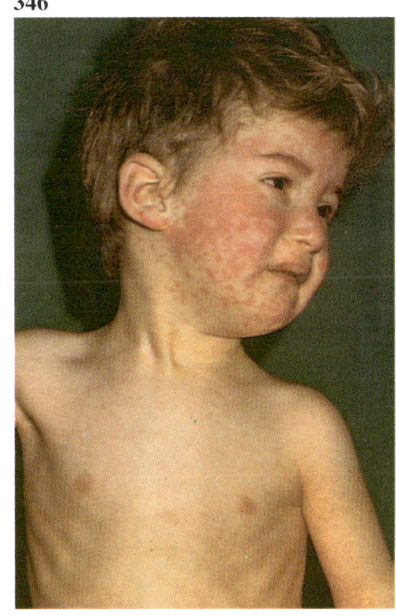

347   Nahaufnahme des Ausschlags. Der Ausschlag besteht aus großen Flecken oder leicht angehobenen sogenannten Makulopapeln. Diese vereinigen sich miteinander, um unregelmäßige Herde zu bilden.

348   Ausschlag am 2. Tag. Große Herde erscheinen während des 2. Ausschlagstags am Stamm. Die Entwicklung des Ausschlags von oben nach abwärts hilft bei der Unterscheidung von Medikamentenexanthemen ähnlicher Natur, welche selten diesen Verlauf nehmen.

349   Ausschlag am 3. Tag. Am 3. Tag kann der Ausschlag fast am ganzen Körper konfluieren, jedoch bleiben einige umschriebene Flecken besonders an den Extremitäten bestehen.

Zusammenfließen

347

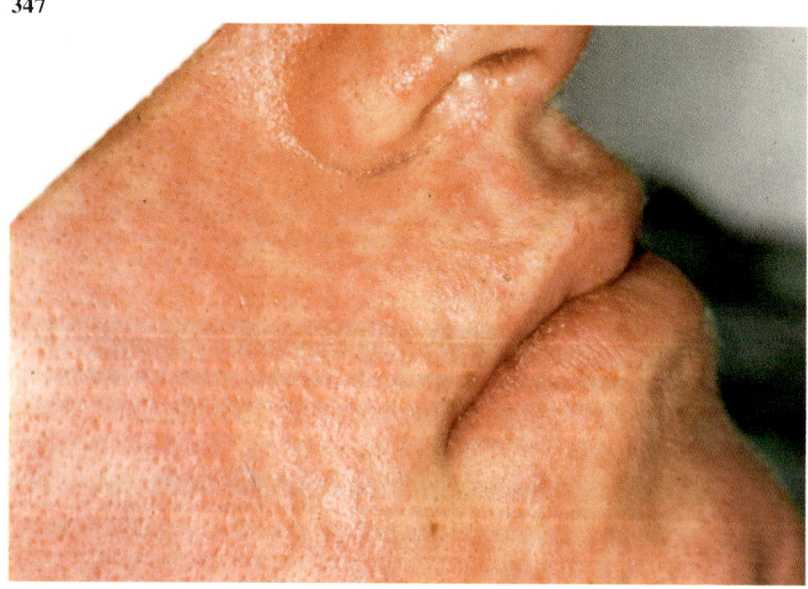

348

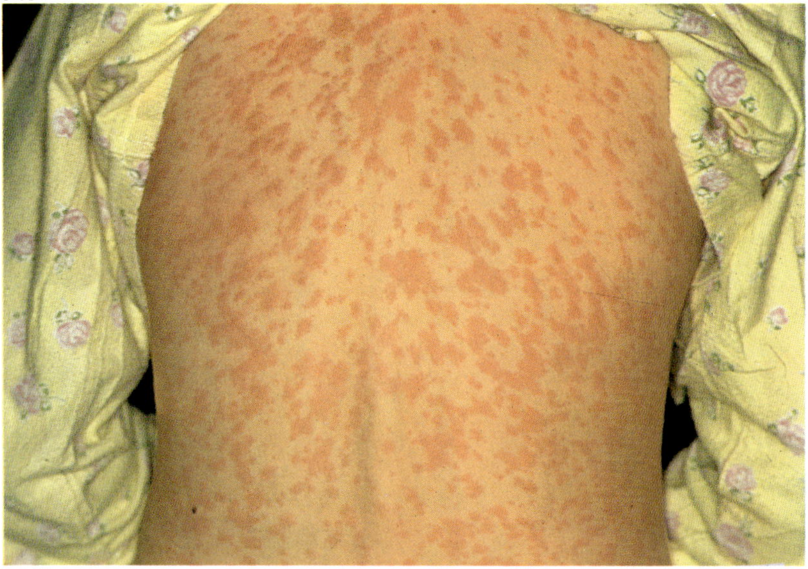

349

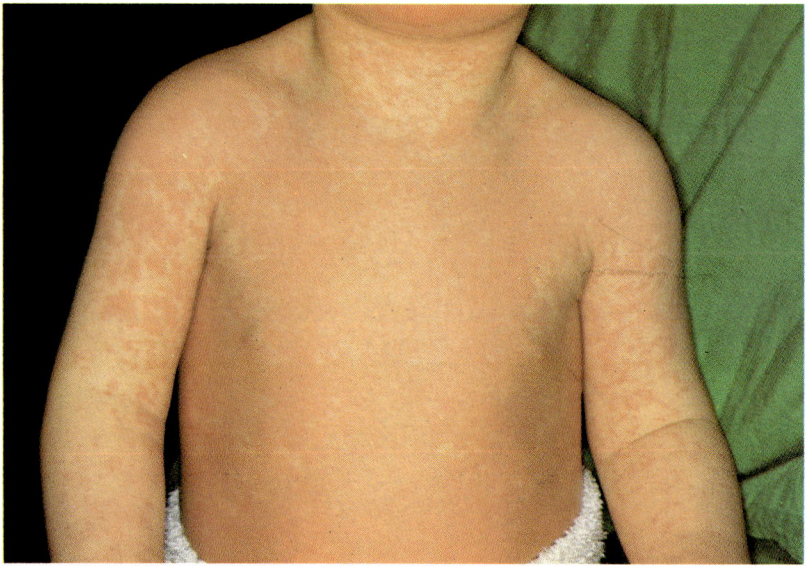

350 Masern bei einem schwarzen Kind. Masern können bei einem dunkelhäutigen Patienten schwierig zu diagnostizieren sein. Der Katarrh bleibt ein wichtiges Zeichen, und man kann während der Prodromalperiode Koplikische Flecken finden.

351 Masern bei einem schwarzen Kind. Das erythemartige Element des Ausschlags ist auf dunkler Haut viel weniger auffällig. Die papulöse Komponente kann man durch schrägen Lichteinfall besser sichtbar machen.

352 Schwerverlaufende Masern. Bei schwerem Verlauf kann der Ausschlag über weite Gebiete konfluieren, und es kann sich eine feine Abschilferung entwickeln. Beachte die Exkoriationen um die Augen.

350

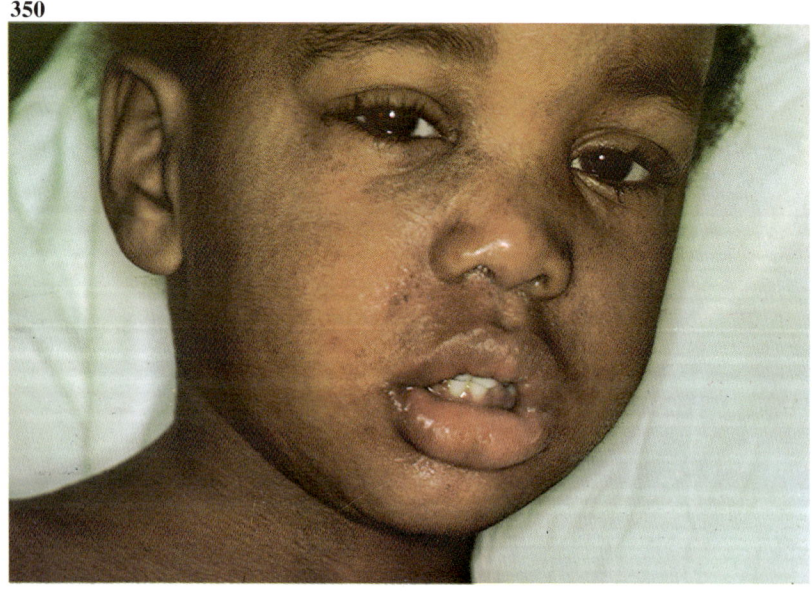

351

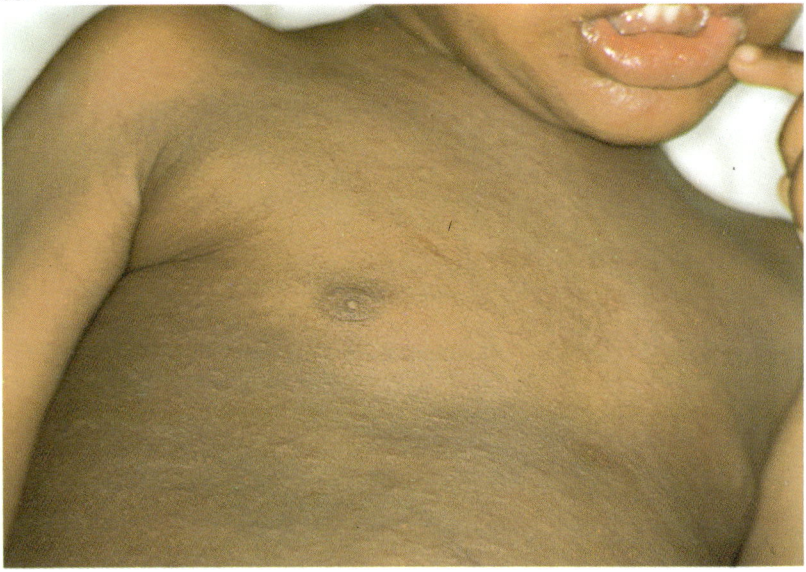

352

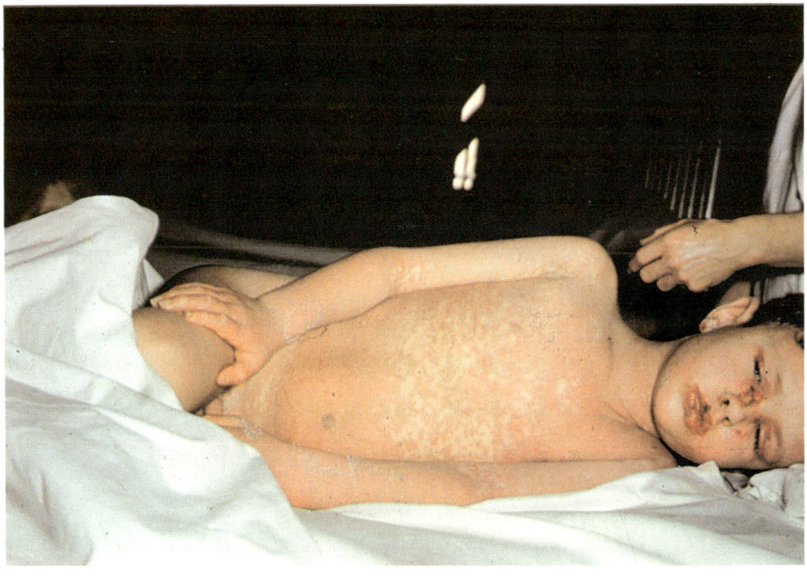

287

353 Tönung. Der Ausschlag blaßt in derselben Reihenfolge ab wie er erscheint. Er hinterläßt eine bräunliche Hautpigmentation, die man Tönung nennt. Diese kann generalisiert sein, hat aber zuweilen auch eine fleckige Verteilung. Im Gegensatz zu dem ursprünglichen makulopapulösen Ausschlag bleicht die Verfärbung nicht auf Druck aus. Die Tönung kann für 1 Woche oder 10 Tage bestehen bleiben, um dann spurlos zu verschwinden.

354 Ausschlag des 2. Stadiums bei Syphilis. Bei sekundärer Syphilis kann die Kombination von Fieber, vergrößerten Lymphdrüsen und einem dichtstehenden makulopapulösen Ausschlag fälschlich zur Diagnose Masern verleiten. Die Vorgeschichte und sorgfältige Untersuchung werden in der Regel zur richtigen Diagnose führen, jedoch ist es ratsam, in zweifelhaften Fällen die Möglichkeit einer Syphilis durch serologische Untersuchungen zu prüfen. Der frühe makulöse Ausschlag bei Meningokokken-Septikämie kann ebenfalls mit Masern verwechselt werden (s. 71).

355 Erythema multiforme. Erythema multiforme kann fälschlicherweise für Masern gehalten werden, insbesondere, wenn es von Konjunktivitis und Stomatitis begleitet ist. Der Ausschlag bei Erythema multiforme ist pleomorph. Die einzelnen Hautläsionen haben ein blasses Zentrum und einen bläulichen Farbton. Der Ausschlag bleibt viel länger bestehen als der Masernausschlag.

353

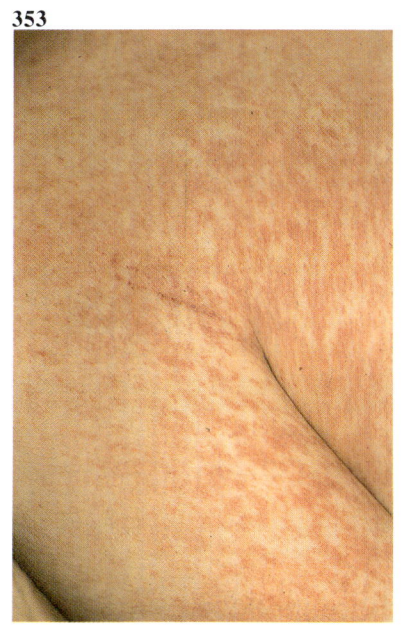

354

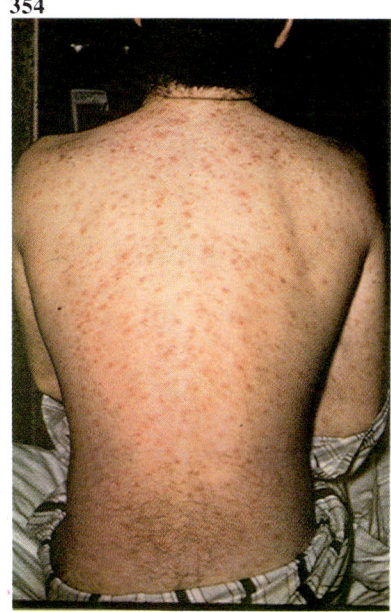

355

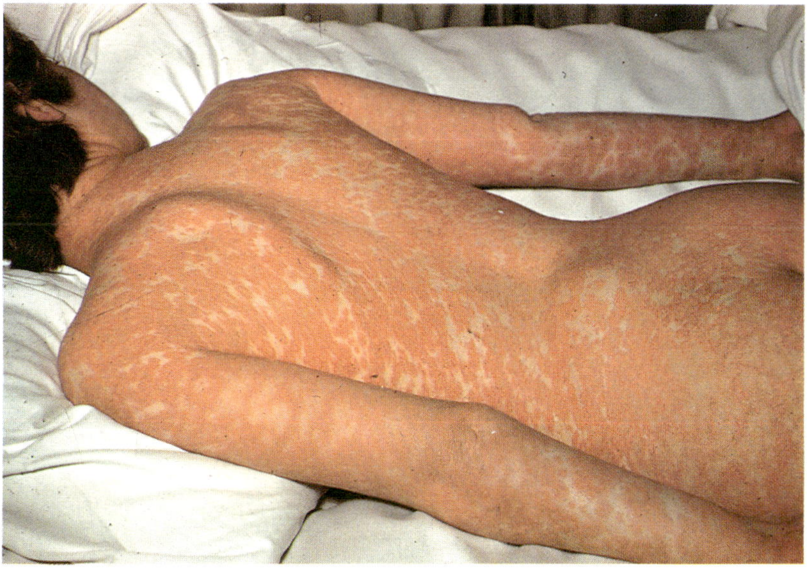

Komplikationen

356   Mundchanker. Kinder, die aufgrund einer Mangelernährung an einem Eiweißdefizit leiden, sind äußerst anfällig für Masern und haben eine hohe Sterblichkeitsrate durch Gastroenteritis und Pneumonie. Nekrotische Geschwüre des Mundes können bei diesen Kindern zuweilen Masern komplizieren.

357   Sekundäre bakterielle Pneumonie. Thorax-Röntgenaufnahme. Die Erscheinungen von seiten der Atemwege während des Prodromal- und frühen Ausschlagsstadiums von Masern sind unmittelbar durch das Virus verursacht, welches für die katarrhalische Entzündung des gesamten Atemtrakts verantwortlich ist. Bei Kleinkindern kann die Laryngitis zu beängstigenden Obstruktionssymptomen führen, jedoch ist ein chirurgischer Eingriff selten erforderlich. Eine akute Bronchitis gehört zum Bild der Masern, und eine Röntgenaufnahme während der Exanthemphase kann eine Viruspneumonie zeigen.

Sobald der Ausschlag abblaßt, fällt die Temperatur, und die Atemnot schwindet. Jedoch kann die Schädigung der respiratorischen Schleimhaut einer sekundären bakteriellen Invasion der Lungen den Weg bahnen, und die erwartete Entfieberung braucht nicht stattzufinden. Die Symptome von seiten des Atemtrakts mehren sich, und die röntgenologische Untersuchung kann die fleckförmigen Trübungen einer Bronchopneumonie sichtbar machen. Die Zahl der weißen Blutkörperchen kann von einer Leukopenie zu einer polymorphkernigen Leukozytose hinüberwechseln.

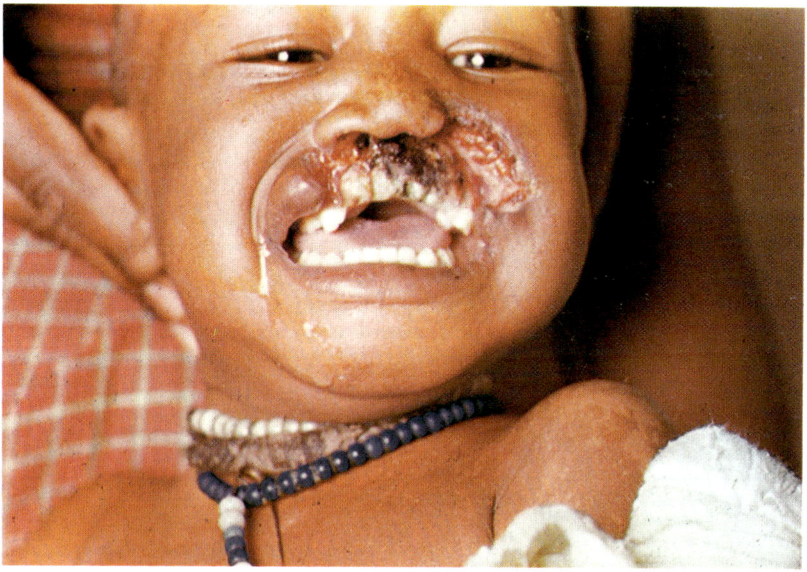

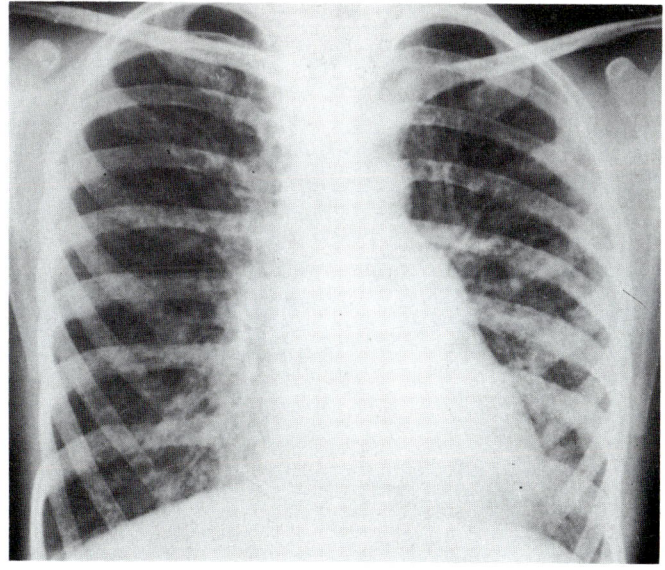

357

358 Enzephalitis. Elektroenzephalogramm. Bewußtseinstrübung und Reizbarkeit sind bei Masern konstante Erscheinungen, und Krämpfe sind bei Kleinkindern häufig. In Elektroenzephalogrammen, die während der akuten Krankheitsphase gewonnen wurden, finden sich häufig flüchtige Anomalien mit einem Mehr an langsamwelligen Mustern. Während der Rekonvaleszenz wird das EEG rasch wieder normal. Das Auftreten von Anomalien ist bei Kindern mit Fieberkrämpfen häufiger, jedoch besteht keine Beziehung zur Fieberhöhe. Die EEG-Veränderungen sind bei postinfektiöser Masernenzephalitis erheblich und können nach klinischer Genesung bestehen bleiben.

Die hier gezeigten Ableitungen wurden bei einem 5 Jahre alten Knaben gewonnen, welcher 3 Tage nach Beginn des Masernausschlags eine leichte Enzephalitis mit Bewußtseinstrübung und Nackensteifigkeit entwickelte. Die Erscheinungen blieben 8 Tage bestehen, gefolgt von einer vollständigen Genesung. Das EEG wurde nach 2 Wochen wieder normal.

359 Postinfektiöse Masernenzephalitis. Die postinfektiöse Enzephalitis zeigt sehr wechselnden Verlauf von flüchtiger Bewußtseinstrübung zu tiefem Koma, welches tödlich oder mit schwerer Behinderung endet. Das hier abgebildete Kind hat eine Quadriplegie mit Streckerlähmung, wie sie diese Form der Enzephalitis erzeugt. Die wesentliche Schädigung ist eine Entmarkung, welche von einer Proliferation der Mikroglia begleitet ist, beides möglicherweise das Ergebnis einer immunologischen Reaktion.

Die subakute, sklerosierende Panenzephalitis ist eine seltene Krankheit, welche mehrere Jahre nach einer Masernerkrankung auftritt. Das Virus persistiert nach der Ersterkrankung im Gehirngewebe und verursacht einen schweren Hirnschaden mit Mikrogliawucherung, aber minimaler Entmarkung. Die Erkrankung entwickelt sich langsam und endet innerhalb von 2 Jahren unweigerlich tödlich.

358

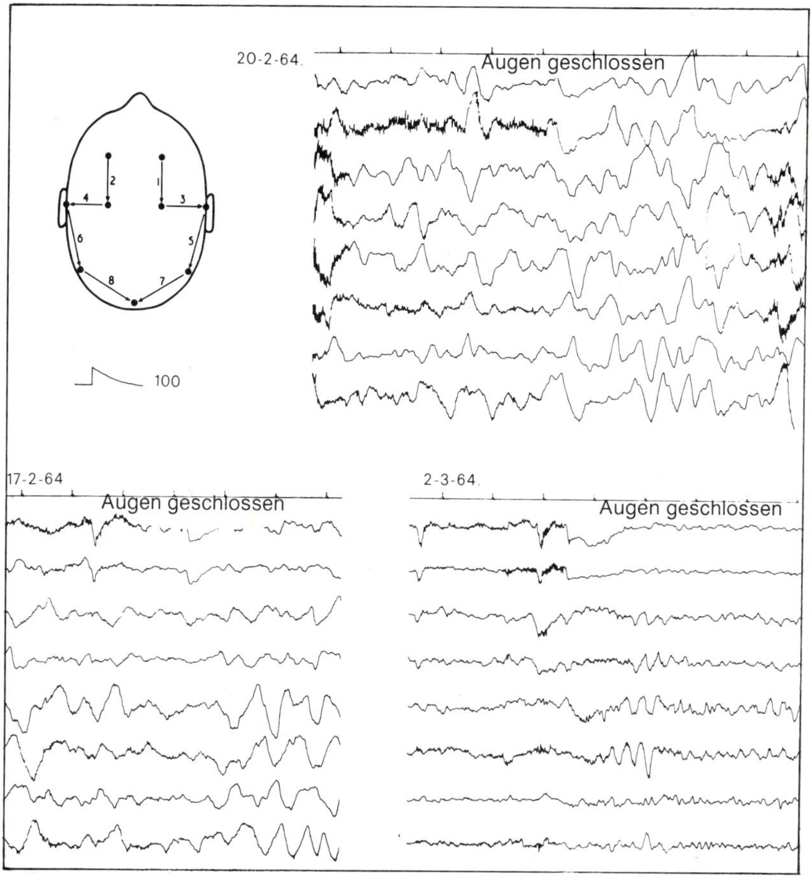

20-2-64.　　　　　　　　Augen geschlossen

_/‾‾ 100

17-2-64　　Augen geschlossen

2-3-64.　　　　　　　Augen geschlossen

359

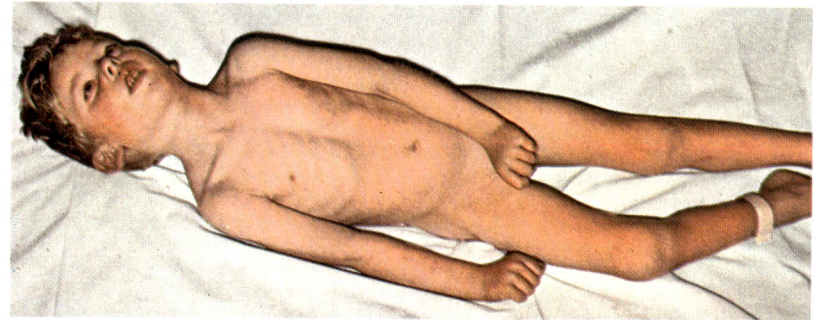

Röteln

Röteln sind eine Viruskrankheit mit weltweitem Vorkommen. Epidemien treten in unregelmäßigen Zeitabständen von 6-9 Jahren auf. Das Krankheitsmuster pflegt von einer Epidemie zur anderen zu wechseln, so daß man die Existenz von mehr als einem Virusstamm annehmen kann. In den meisten Ländern haben über 80 % der Bevölkerung im frühen Erwachsenenalter Antikörper gegen Röteln entwickelt.

Postnatale Röteln sind gewöhnlich eine banale Erkrankung, welche mit oder ohne Ausschlag auftreten kann. Die klinische Diagnose ist sehr schwierig und oft unmöglich, weil viele andere Virusinfektionen ein ähnliches Krankheitsmuster hervorrufen können. Für eine korrekte Diagnose sollten Antikörperbestimmungen in paarigen Seren durchgeführt oder der spezifische Antikörper in IgM nachgewiesen werden. Das Virus ist für wenigstens eine Woche vor und nach Beginn des Ausschlags im Rachen vorhanden. Die Infektion wird gewöhnlich durch Tröpfchen übertragen.

Eine Infektion mit Röteln in der Schwangerschaft führt zu kongenitalen Röteln. Die Folgen sind unterschiedlich und unvorhersehbar und reichen von fetalem Tod bis zur Geburt eines infizierten, aber sonst normalen Kindes. Das Risiko ist für den Fetus am größten in der Frühschwangerschaft. Der Zeitpunkt der Erkrankung entscheidet über den Ort des größten Schadens. Das Virus kann für viele Monate nach der Geburt über die Atemwege und mit dem Urin ausgeschieden werden.

Virologie

360 Normale Kaninchennierenzellen (RK 13).

361 Rötelnvirus in RK-13-Zellen. Das Rötelnvirus hat eine runde oder ovale Form und mißt 120-180 μm im Durchmesser. Es enthält RNS. Seine Infektiosität wird durch Äther oder Chloroform und extreme pH-Werte rasch zerstört.

Das Virus wächst auf primären und kontinuierlichen Kulturen vieler Säugetierzellen und bewirkt bei verschiedenen Arten von Laboratoriumstieren eine subklinische Infektion. Vervet-Affennierenzellen werden meist für die Virusisolierung benutzt, aber es entsteht kein zytopathogener Effekt. Die Virusaktivität wird kenntlich gemacht durch Interferenz mit dem Wachstum eines entsprechend dosierten Enterovirus oder durch indirekte Immunfluoreszenz bzw. durch Immunperoxidase-Techniken.

In einer Kulturlinie von Kaninchennierenzellen (RK 13) erzeugt das Virus regelmäßig einen zytopathischen Effekt mit herdförmigen Veränderungen und Einschlüssen im Zytoplasma. Die durch das Virus zerstörten Zellen türmen sich zu Inseln auf der gleichmäßigen Kultur und formen charakteristische Mikroherde.

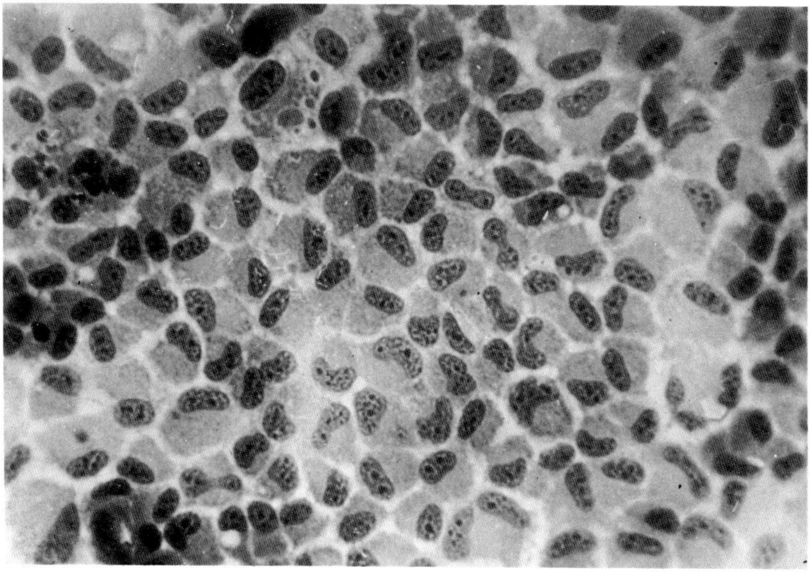

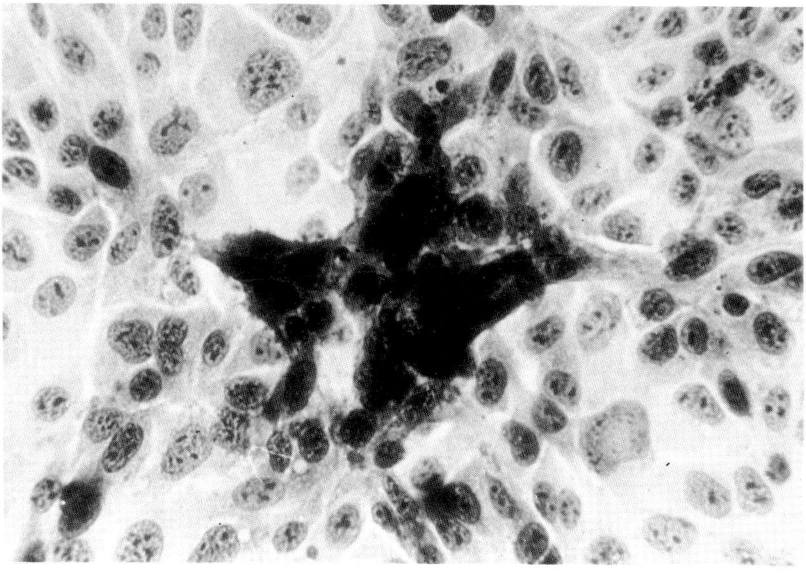

Postnatale Röteln

362   Rachen bei postnatalen Röteln. Nach der Geburt erworbene Röteln sind gewöhnlich eine banale Erkrankung, die mit oder ohne Ausschlag auftreten kann. Der Rachen kann schmerzen und leicht entzündet sein, aber es ist selten ein Exsudat vorhanden. Schnupfen fehlt vollständig, und die Mundhöhle ist sauber und blaß. Es finden sich keine Koplikschen Flecken.

Bei Kleinkindern treten Röteln häufig ohne Ausschlag auf und sind von den zahlreichen anderen Virusinfektionen, zu denen diese Altersstufe neigt, nicht zu unterscheiden. Diese Kinder bilden ein wichtiges Infektionsreservoir für schwangere Frauen.

363   Konjunktivitis bei Röteln. Die konjunktivale Injektion ist bei Röteln nicht so ausgeprägt wie bei Masern, und es ist kein Augensekret vorhanden. Der Grad des Blutandrangs in Augen und Mundhöhle ist für die Unterscheidung der Röteln von Masern und Scharlach von Wert. Bei Röteln sind die Augen gerötet, aber es gibt keine Blutfülle in der Mundhöhle. Bei Masern sind beide entzündet. Bei Scharlach ist die Mundhöhle gerötet, aber die Augen bleiben klar.

364   Rötelnausschlag am 1. Tag. Der Ausschlag besteht anfänglich aus umschriebenen hellrosa Flecken, zuweilen können sich jedoch auch makulopapulöse und hämorrhagische Bestandteile finden. Die Schwere des Ausschlags wechselt beträchtlich, und man übersieht ihn leicht, wenn die Läsionen dünn gesät sind.

Ähnliche Ausschläge finden sich bei vielen anderen Virusinfektionen, insbesondere bei ECHO-Virusinfektionen. Die klinische Rötelndiagnose ist höchst unzuverlässig, und weniger als die Hälfte der verdächtigen Fälle werden bestätigt, wenn Antikörperbestimmungen in paarigen Seren durchgeführt werden.

362

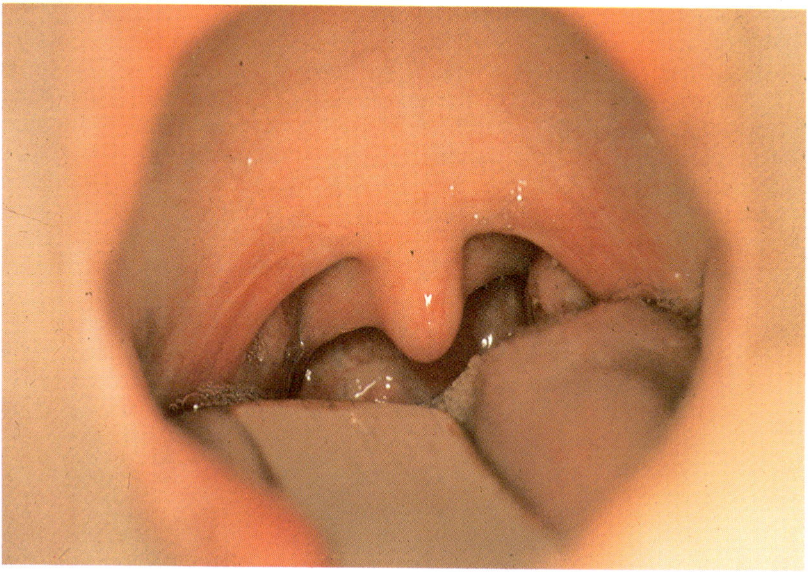

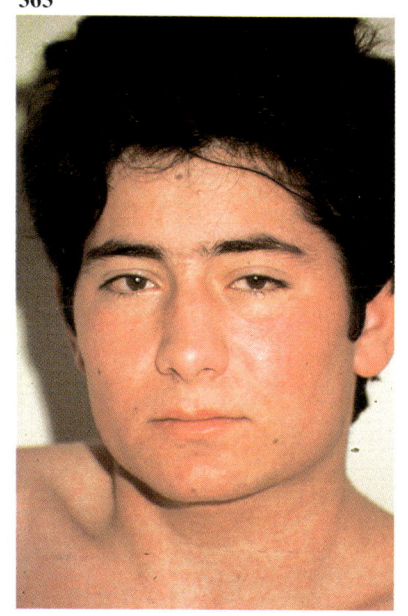

363

364

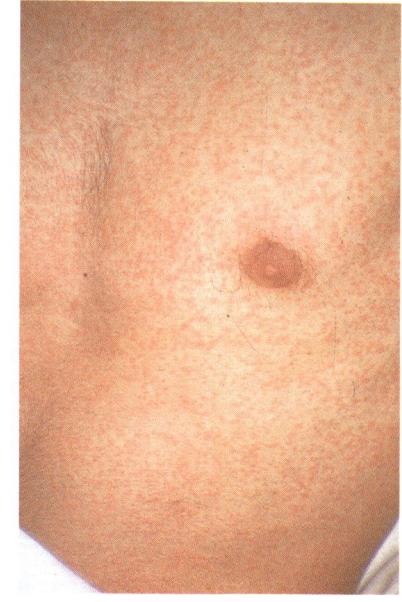

365 Röteln gegen Masern. Obgleich der typische Rötelnausschlag mit seinen feinen rosa Flecken leicht unterschieden werden kann von dem grobfleckigen, dunkelroten, makulopapulösen Masernausschlag, so ist diese Unterscheidung nicht immer glasklar. Eine Verwechslung kann vorkommen, wenn der Rötelnausschlag einen groben makulopapulösen Bestandteil aufweist. Die kurze Dauer der Prodromalperiode und die Abwesenheit eines Katarrhes der Atemwege deuten auf die richtige Diagnose hin. Bei bestehendem Zweifel läßt sich die Angelegenheit durch einen 4fachen Antikörper-Titeranstieg zwischen einer akuten und einer Serumprobe aus der Rekonvaleszenz entscheiden oder aber durch den Nachweis von Röteln-spezifischen IgM-Antikörpern.

366   Rötelnausschlag am 2. Tag. Die Entwicklung des Ausschlags kann im Fleckenstadium stehenbleiben, öfters jedoch verschmelzen die einzelnen Hautveränderungen am Stamm und bilden einen rosafarbenen Flush, welcher dem Scharlachausschlag sehr ähnelt, aber nicht dessen Punktierung besitzt.

365

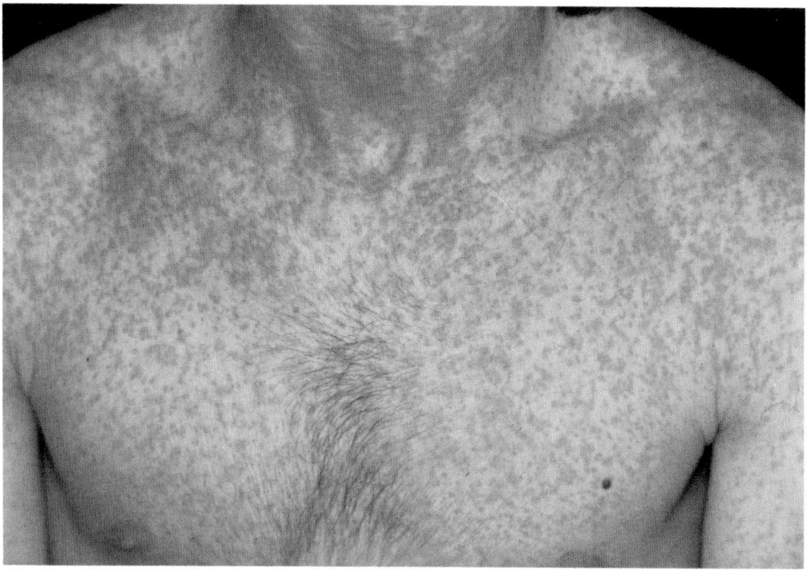

366

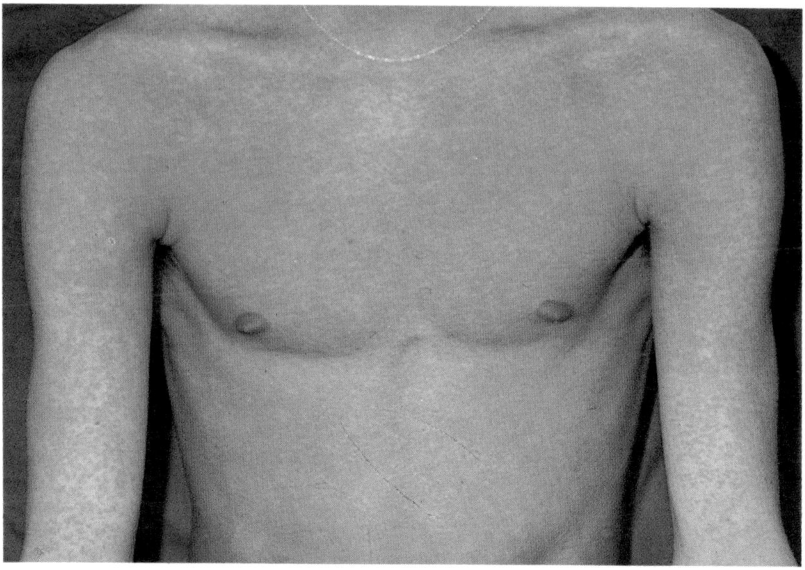

299

367 Ausschlag an den Oberschenkeln – 2. Tag. Während der Ausschlag am Stamm konfluieren kann, bleiben die Flecken an den unteren Extremitäten einzeln stehen, und frische Flecken können an den Füßen auftreten. Der Ausschlag verschwindet gewöhnlich am 3. Tag; es folgt keine Tönung oder Abschilferung.

368 Purpura bei Röteln. Ein purpuraartiger Ausschlag, der aus Petechien und gelegentlichen Ekchymosen besteht, kann während der akuten Phase der Röteln oder in der späten Rekonvaleszenz, nachdem das Exanthem verblaßt ist, auftreten. Dieser Zustand vergeht in der Regel von selbst.

Angeborene Röteln

369 Angeborene Röteln – purpuraartiger Ausschlag. Ein purpuraartiger Ausschlag ist bei angeborenen Röteln viel häufiger als bei postnatalen Röteln. Die Hautblutungen können bei Geburt vorhanden sein oder sich innerhalb von 48 Stunden entwickeln. Der Ausschlag wechselt erheblich an Schwere. Er kann von Blutungen von den Schleimhautoberflächen begleitet sein. Die anfängliche Blutplättchenzahl ist gewöhnlich niedrig, normalisiert sich aber bei überlebenden Säuglingen in 1 bis 4 Monaten wieder.

Die höchste Purpura-Rate betrifft Säuglinge, welche während der 4.-8. Schwangerschaftswoche infiziert worden sind. Die Sterblichkeit liegt bei etwa 30 %.

370 Purpura und Hepatomegalie. Eine Purpura ist in der Regel mit anderen ernsten Mängeln vergesellschaftet. Einige Säuglinge entwickeln eine ausgeprägte Anämie mit Hyperplasie des roten Markes, welche mehrere Monate bestehen bleiben kann. Ein hoher Prozentsatz leidet an Hepatomegalie, Splenomegalie, angeborenen Herzfehlern und Augendefekten. Die Infektion ist weitgestreut. Das Virus ist in den meisten Organen entdeckt worden.

367

368

369

370

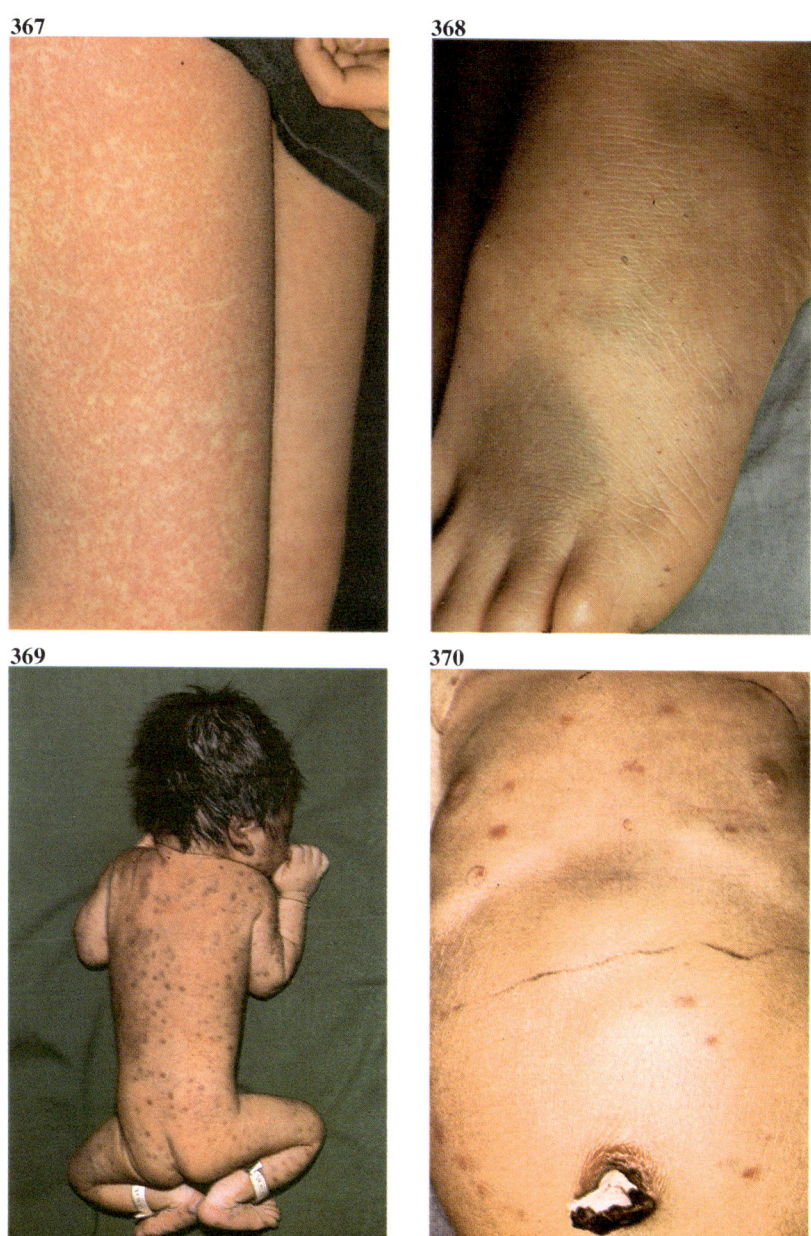

371 Leberhistologie bei angeborenen Röteln (HE). Eine Vergrößerung der Leber ist bei angeborenen Röteln oft vorhanden, wird aber meist nicht vor dem 2. oder 3. Lebensmonat entdeckt. Auch die Milz kann vergrößert sein. Eine Gelbsucht kann innerhalb weniger Stunden nach der Geburt auftreten, und das Serumbilirubin hohe Werte erreichen. Auch eine anikterische Hepatitis kann vorkommen, und die Transaminasenwerte im Serum können für mehrere Monate erhöht bleiben.

Das Rötelnvirus hat eine zytolytische Wirkung, und die örtliche entzündliche Reaktion ist gering. Die Leberveränderungen können diffus oder herdförmig sein. Im vorliegenden Schnitt sind viele Leberzellen zerstört. Die überlebenden Parenchymzellen sind geschwollen und haben Vakuolen im Zytoplasma. Das geschädigte Gebiet ist von mononukleären Zellen durchsetzt.

372 Röntgenbild des Thorax – angeborener Herzfehler. Eine Rötelnerkrankung während des zweiten Schwangerschaftsmonats, in welchem das fetale Herz sich entwickelt, kann von verschiedenen Defekten gefolgt sein. Ein offener Ductus arteriosus (Botalli) mit oder ohne Stenose der Pulmonalklappe oder -arterie ist bei weitem der häufigste Schaden. Zyanotische Herzfehler sind selten und wahrscheinlich ein zufälliges Zusammentreffen.

Das ursprüngliche „Röteln-Syndrom" mit angeborenem Herzfehler, Katarakten und Taubheit ist erweitert worden und umfaßt sowohl Schäden an vielen anderen Organen als auch allgemeine Wachstums- und Entwicklungshemmung.

373 Herzhistologie bei angeborenen Röteln (HE). Der elektrokardiografische Nachweis einer Myokardschädigung kann zu Lebzeiten geführt werden. Bei tödlichen Fällen zeigt die histologische Untersuchung des Herzens ausgedehnte myokardiale Nekrosen ohne entzündliche Reaktion. Die Muskelfasern schwellen und brechen. In schwer betroffenen Gebieten können sie unkenntlich werden. Die Kerne sind pleomorph und pyknotisch.

374 Hornhauttrübung bei kongenitalem Katarakt. Eine Hornhauttrübung wechselnder Stärke kann bei der Geburt vorhanden sein, möglicherweise infolge eines Ödems des Stützgewebes. Sie läßt sich von einem Glaukom unterscheiden, weil sowohl Hornhautdurchmesser als auch Tiefe der vorderen Kammer und Augendruck normal sind. Die Trübung verschwindet in der Regel während der ersten Lebenswochen.

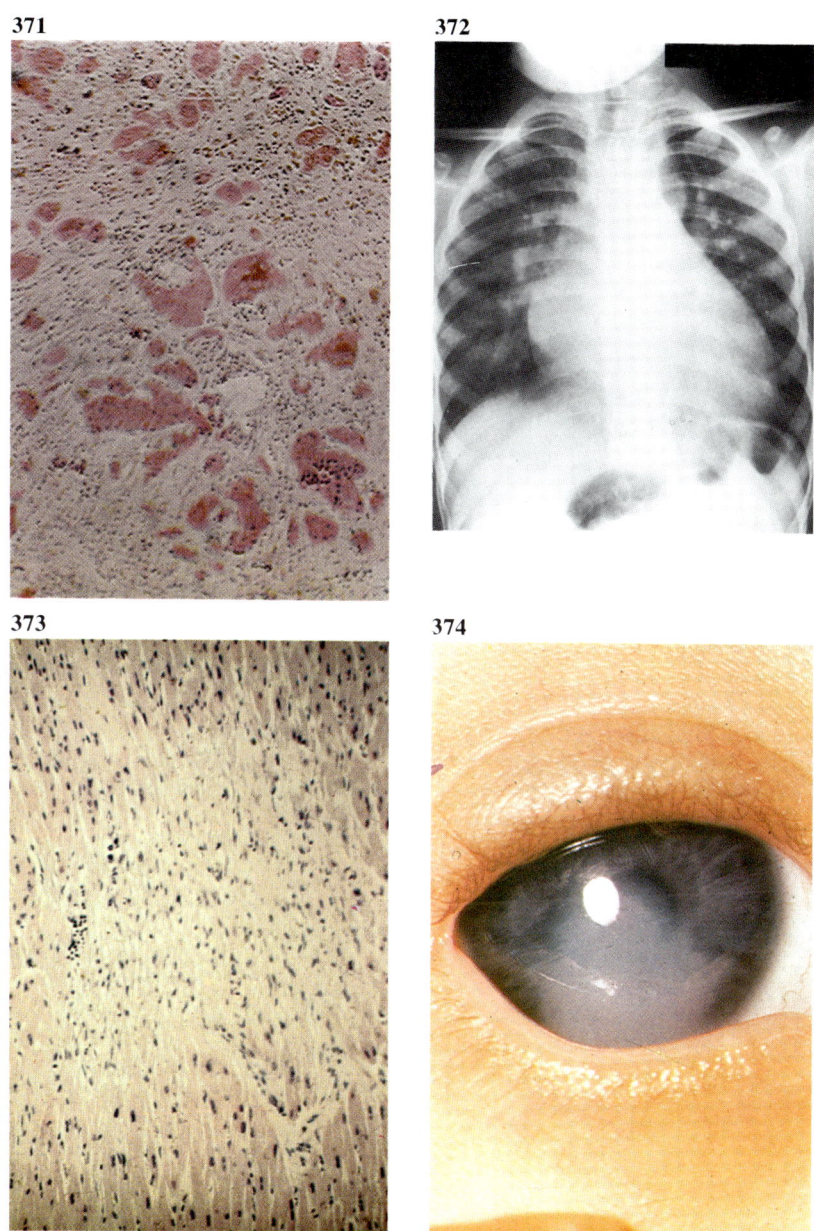

375 Angeborenes, durch Röteln verursachtes Glaukom. Ein Glaukom besteht bei 4% der Patienten mit angeborenen Röteln. Die Hornhaut ist stark getrübt und ihr Durchmesser vergrößert. Die vordere Kammer ist vertieft und der Augendruck beträchtlich erhöht. Nach frühzeitiger Operation können der Druck normal und die Hornhaut wieder klar werden. Das Rötelnvirus ist aus dem Glaskörper isoliert worden.

376 Katarakt bei angeborenen Röteln. Gelangt das Virus während der Entwicklung in die Linsen, so kommt es zu Kataraktbildung. Geschieht das während der 3. und 4. Schwangerschaftswoche, so entsteht eine dichte weiße Trübung. Findet die Infektion jedoch später während der 6. oder 7. Woche statt, dann ist der Katarakt klein und amorph und ohne ophthalmoskopische Untersuchung mitunter schwierig zu entdecken. Katarakte können ein- oder beidseitig sein. Sie sind oft mit Mikrophthalmie vergesellschaftet.

Katarakt und Retinopathia pigmentosa, die bei angeborenen Röteln am häufigsten angetroffenen Augenleiden, gehen oft mit Taubheit und angeborenem Herzfehler einher („Röteln-Trias"). Blindheit bei einem Kinde mit doppelseitigem Katarakt bedeutet – besonders wenn mit Taubheit gekoppelt – eine schwere Beeinträchtigung, so daß der augenchirurgische Eingriff nicht unnötig über das Alter von 6 Monaten hinaus verschoben werden sollte.

377 Röntgenaufnahme eines langen Röhrenknochens bei angeborenen Röteln. Bei Röntgenuntersuchung finden sich in den langen Röhrenknochen bei Kleinkindern mit angeborenen Röteln in einem hohen Prozentsatz pathologische Veränderungen. Es handelt sich um unregelmäßige Aufhellungsbezirke in den Metaphysen der langen Röhrenknochen, jedoch ohne Anzeichen einer periostalen Reaktion. Diese Veränderungen beginnen im frühen intrauterinen Leben und sind innerhalb von 6-8 Wochen nach der Geburt vollständig verschwunden. Rötelnvirus ist aus Knochen isoliert worden.

Das pathologische Aussehen der Metaphyse wird durch eine unzureichende Ablagerung und Verkalkung von Osteoid verursacht, die wahrscheinlich Folge von Stoffwechsel- und Ernährungsstörungen sind. Die Diaphyse ist nicht betroffen.

375

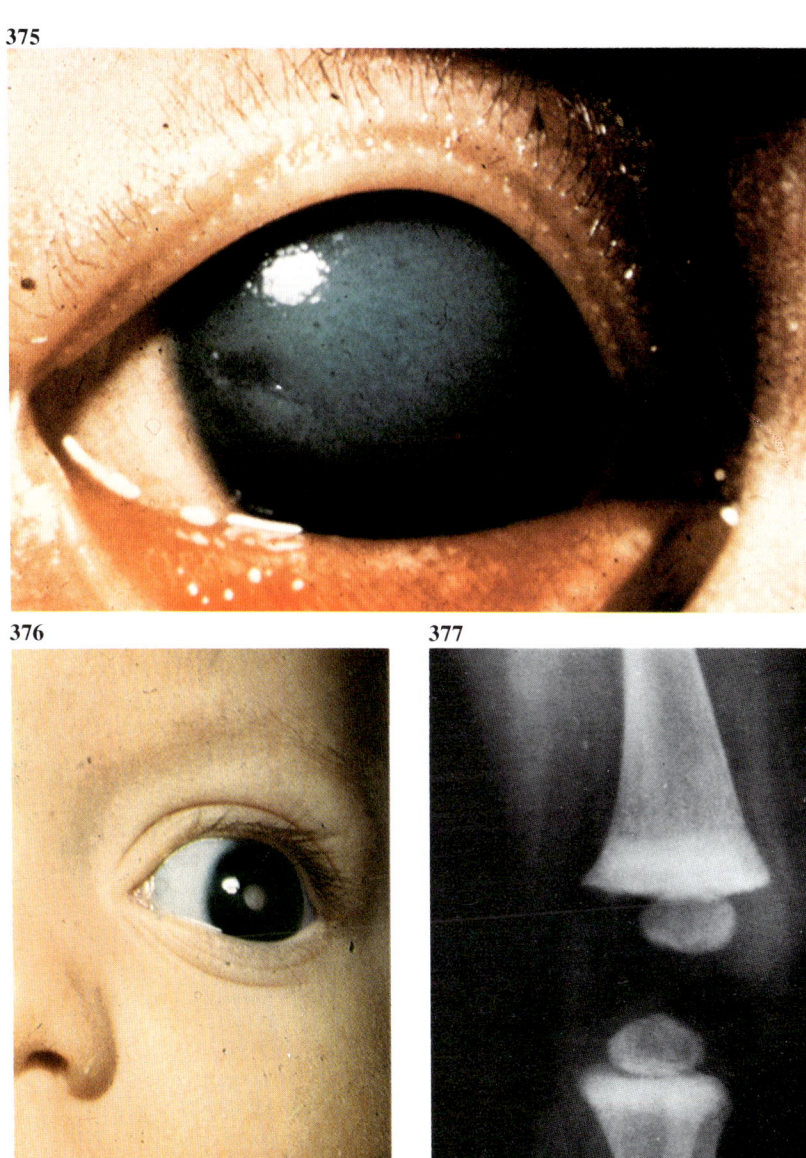

376

377

Enterovirus-Infektionen

Die Gruppenbezeichnung Picorna-Viren wurde einer großen Anzahl von Viren gegeben, welche klein (etwa 25 µm im Durchmesser), ätherresistent und in ihrem Kern aus Ribonukleinsäure zusammengesetzt sind. Die Gruppe umfaßt Enteroviren, Rhinoviren und ähnliche Viren nichtmenschlichen Ursprungs.

Zu den Enteroviren gehören die Polioviren, Coxsackie-Viren und ECHO-Viren. Die Mitglieder dieser Familie lassen sich nur schwer in bestimmte Einheiten unterteilen, da sie miteinander verwandt sind. Dennoch ist es zweckmäßig, diejenigen Vertreter mit engen Verwandtschaften in Gruppen zusammenzufassen.

Enteroviren bewohnen den Intestinaltrakt, insbesondere von Kleinkindern. Die Infektion ist passager und in der Regel asymptomatisch. Es kann aber auch zu einer leichten fieberhaften Erkrankung kommen. Der systemische Befall kann eine ernstere Krankheit unter Einbeziehung des Nervensystems und anderer Organe zur Folge haben. Diese Viren sind für eine große Anzahl wechselnder klinischer Syndrome verantwortlich, und derselbe Symptomenkomplex kann sich nach einer Infektion mit vielen einzelnen Vertretern der Gruppe entwickeln.

Enteroviren werden mit dem Stuhl ausgeschieden, finden sich aber auch in den Sekreten der oberen Atemwege, so daß eine Übertragung sowohl auf dem fäkal-oralen Wege als auch inhalativ durch Tröpfcheninfektion erfolgen kann.

Virologie

378 Elektronenmikroskopische Aufnahme von Enteroviren. Die Enteroviren sind kleine Kugeln mit einer Eiweißhülle und einem inneren Kern aus RNS. Sie messen 15-30 µm im Durchmesser. Sie sind sehr resistent gegenüber Äther, Chloroform und Gallensalzen. Enteroviren unterscheiden sich von Rhinoviren durch ihre Fähigkeit, einen so niedrigen pH-Wert wie 3 zu tolerieren und in Gegenwart von molarer $MgCl_2$ einer Erhitzung auf 50° C für eine Stunde zu widerstehen.

Die Enteroviren werden unterteilt in 3 Serotypen des Poliovirus, 23 Serotypen des Coxsackie-Virus Typ A, 6 Serotypen des Coxsackie-Virus Typ B und 30 Serotypen des ECHO-Virus. Es muß jedoch betont werden, daß diese Unterteilung willkürlich ist, und daß die einzelnen Gruppen ineinander übergehen.

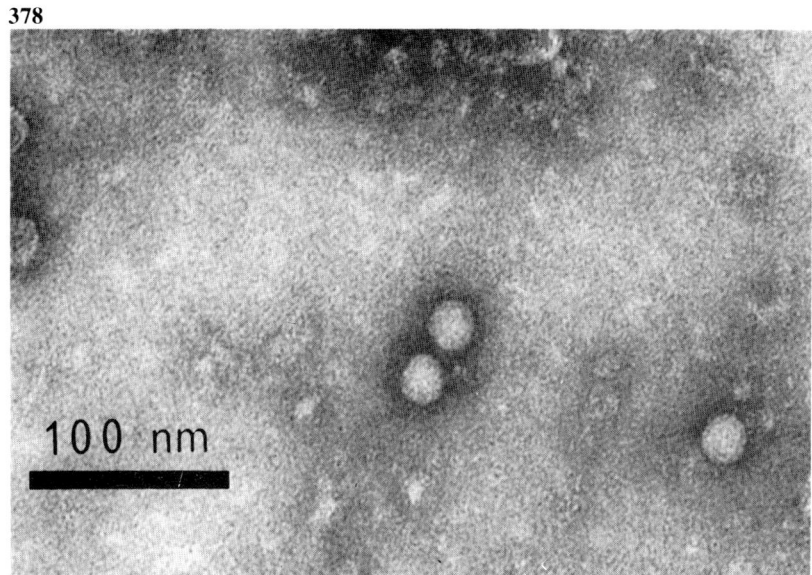

379 Normale Affennierenzellen.

380 Poliovirus in Affennierenzellen. Alle Enteroviren, mit der bemerkenswerten Ausnahme von einigen Coxsackie-A-Viren, wachsen unter Ausbildung zytopathogener Effekte auf Affennierenzellen. Diese Viren wachsen auch auf anderen kontinuierlichen Zellinien, die sich von normalen und malignen Geweben herleiten. Einige Coxsackie-A-Viren gedeihen jedoch nicht in Gewebekulturen, es sei denn, sie sind nach Erstisolierung in Säuglingsmäusen besonders adaptiert worden.

Der typische zytopathogene Effekt wird deutlich, wenn das vorliegende Foto mit **379** verglichen wird. Die einheitliche Zellage ist zerstört. Die Zellen sind abgerundet und haben pyknotische Kerne. Zu einem späteren Zeitpunkt trennen sie sich von der Wand des Reagenzgläschens.

Exanthem-Krankheiten

ECHO-Virus-Infektionen

381 Petechialer Ausschlag bei ECHO-9-Infektionen. Bei ECHO-Virus-Typ-9-Infektionen erscheint der Ausschlag kurz nach Krankheitsbeginn und besteht aus rosafarbenen Flecken, die am Stamm rasch abblassen, aber im Gesicht, wo sie grobfleckiger sind und einen purpurfarbenen Ton haben, bestehen bleiben können.

Zuweilen hat der Ausschlag – wie abgebildet – einen petechialen Charakter.

379

380

381

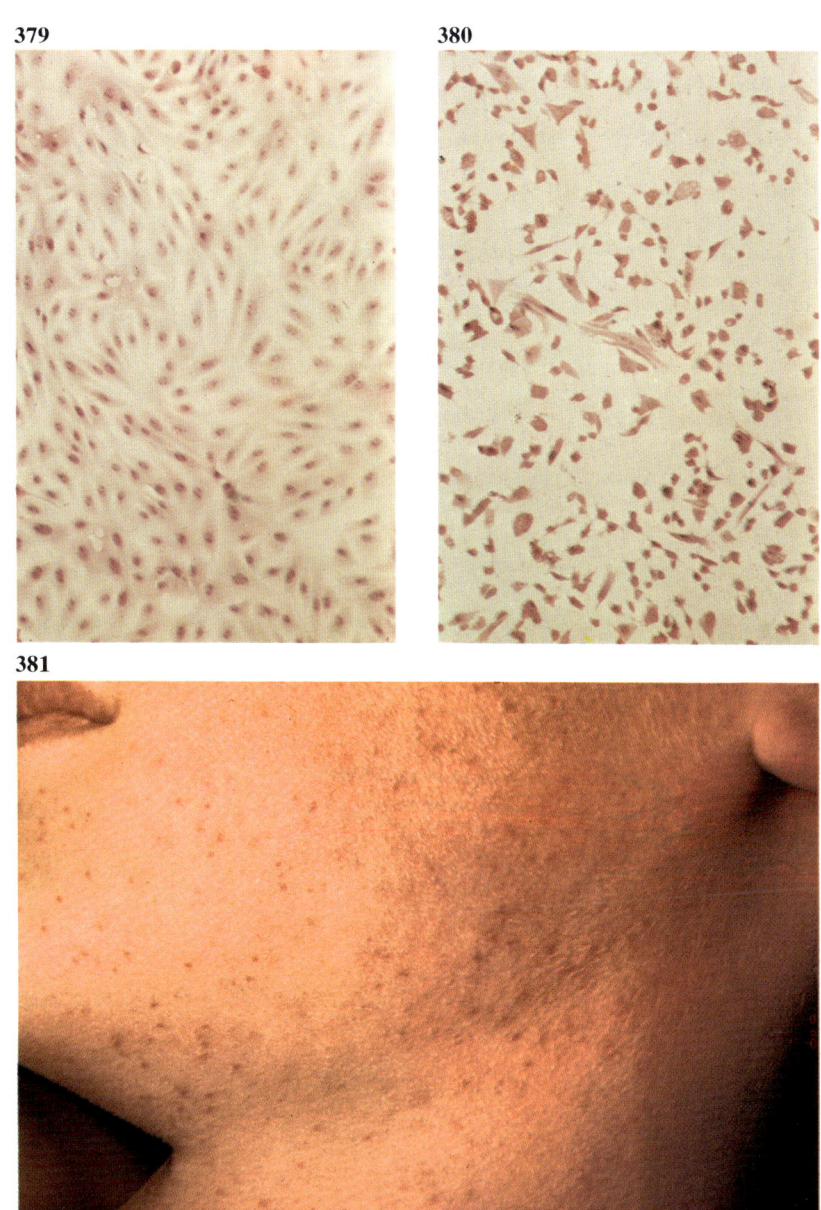

382 Ausschlag am Stamm – ECHO-Virus Typ 19. Der Ausschlag am Stamm des Kindes hat ein ähnliches Aussehen, ist aber weniger ausgedehnt.

Als Regel hat zu gelten, daß es nicht möglich ist, nach der Art des Ausschlags den Typ des ECHO-Virus zu bestimmen. Es sind makulopapulöse, vesikuläre, petechiale und pleomorphe Ausschläge beschrieben worden, aber außerhalb einer Epidemie kann man selten ein klinisches Syndrom ausmachen. Infektionen mit ECHO-Virus Typ 16 sind durch rosafarbene makulopapulöse Eruptionen charakterisiert, die auftauchen, während andere Symptome verschwinden.

383 Makulopapulöser Gesichtsausschlag bei ECHO-Virus-Typ-19-Infektion. Die aseptische Meningitis ist das häufigste mit ECHO-Viren verbundene Syndrom. Eine fieberhafte Ausschlagserkrankung, allein oder in Verbindung mit einer Meningitis, ist die zweithäufigste Manifestation. Außerdem sind Lähmungen, Enzephalitis, banale Atemwegserkrankungen und Diarrhoe mit einer ECHO-Virus-Infektion in Zusammenhang gebracht worden.

Makulopapulöse Ausschläge findet man bei Infektionen mit ECHO-Virus Typ 4, 11, 16 und 19. Diese Exantheme können Röteln vortäuschen, und ohne die Hilfe von Laboratoriumstesten kann es unmöglich sein, die richtige Diagnose zu stellen. Ein grobfleckiger, makulopapulöser Ausschlag bedeckt das Gesicht dieses Kindes, bei dem ECHO-Virus Typ 19 isoliert wurde.

Coxsackie-Virus-Infektionen

384 Makulopapulöser Gesichtsausschlag bei Coxsackie-Virus-Infektion. Makulopapulöse, petechiale und vesikuläre Ausschläge sind bei Infektionen mit Coxsackie-Viren, insbesondere A 9, A 16, A 10, A 5, B 3 und B 5, beschrieben worden. Andere Typen waren in sporadischen Fällen beteiligt.

Man sieht einen makulopapulösen Ausschlag im Gesicht eines jungen Mädchens mit einer fieberhaften Krankheit, die durch eine Coxsackie-Virus-Infektion bedingt war.

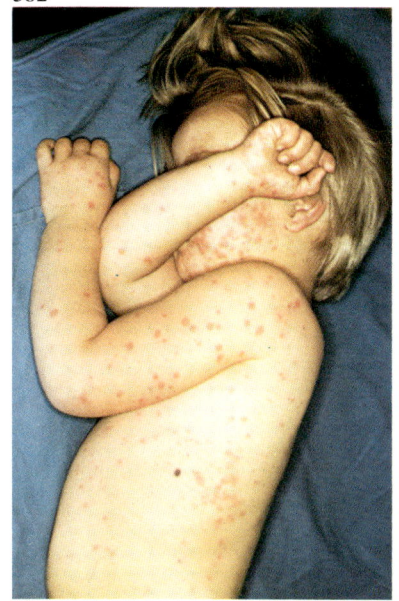

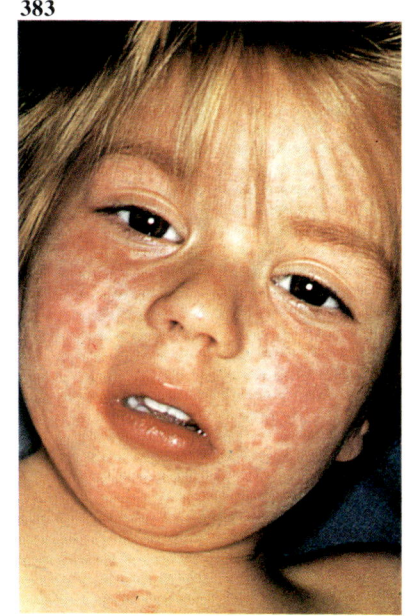

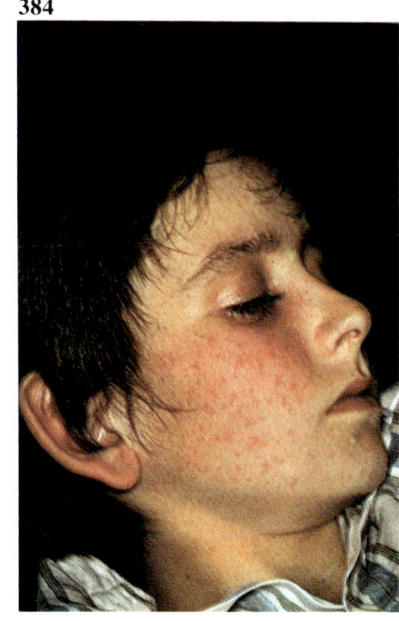

Herpangina

385 Herpangina. Herpangina ist vorwiegend eine Kinderkrankheit, die durch Typ-A-Coxsackie-Viren hervorgerufen wird. Die Krankheit ist charakterisiert durch einen plötzlichen Beginn mit Fieber, Halsschmerzen und Dysphagie. Kopf- und Muskelschmerzen sind häufig, zu denen Bauchschmerzen treten können.

Der Rachen ist entzündet; man sieht kleine, einzeln stehende Bläschen, jedes einzelne von einem Erythem umgeben, an Gaumen, Schlund und Pharynx. Die Bläschen platzen und hinterlassen flache Geschwüre, welche innerhalb einer Woche abheilen. Die ursprünglichen Bläschen sind klein mit einem Durchmesser von 1-2 mm, sie hinterlassen jedoch viel größere, etwa 5 mm messende Geschwüre.

386 Herpes simplex gegen Herpangina. Herpes simplex kann ähnliche Läsionen hervorrufen, jedoch bevorzugen diese die vordere Hälfte der Mundhöhle, während die Herpangina sich auf die hintere Hälfte beschränkt.

385

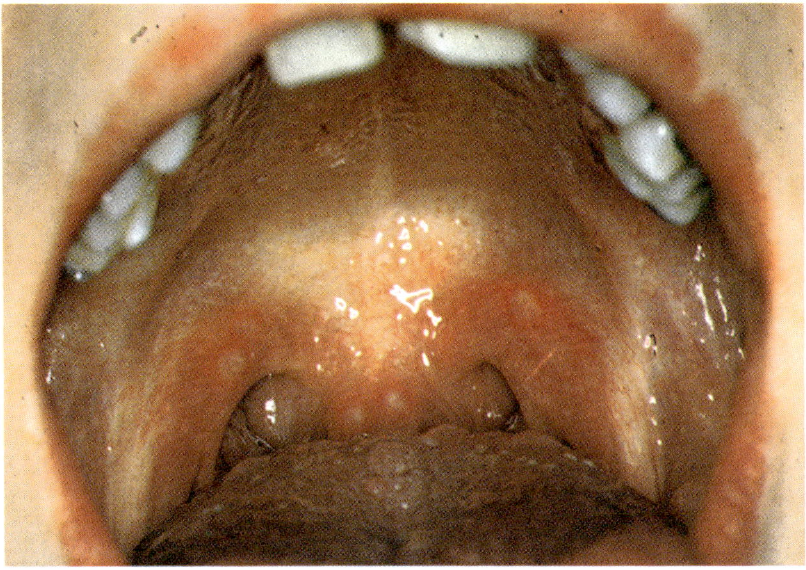

386

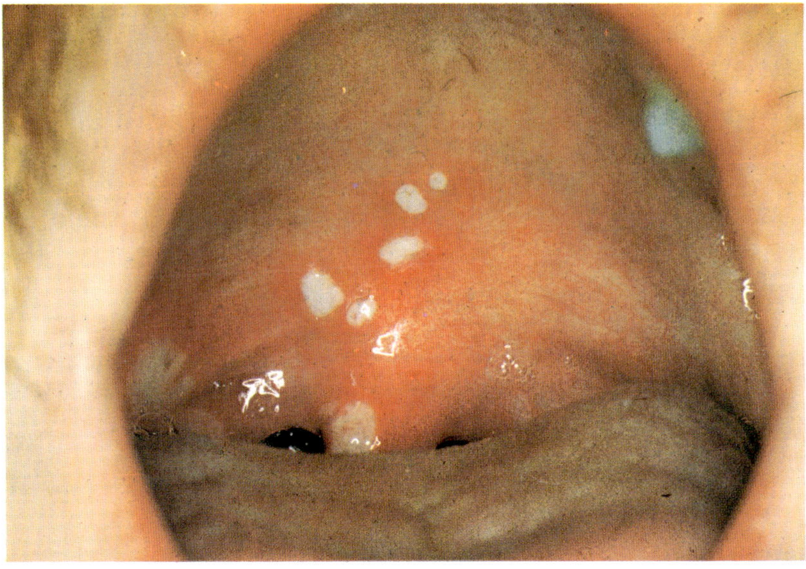

Hand-, Fuß- und Mundkrankheit

387 Hand-, Fuß- und Mundkrankheit – Bläschen an der Hand. Die Hand,- Fuß- und Mundkrankheit ist eine leicht verlaufende Erkrankung, die hervorgerufen wird von den Coxsackie-Viren Typ A 16, A 10 und A 5. Die Krankheit tritt in kleinen Ausbrüchen auf und verbreitet sich rasch in Schulen oder Familien. Nach einer kurzen Inkubationszeit von 3-7 Tagen beginnt die Krankheit mit Fieber, leichter Abgeschlagenheit und Wundsein im Mund. Typische Veränderungen erscheinen im Mund und an den Händen und Füßen. Das Syndrom tritt häufiger bei Kindern auf als bei Erwachsenen und pflegt hier schwerer zu verlaufen.

Die Veränderungen finden sich hauptsächlich an den Fingerseiten, können aber auch die Handinnenfläche betreffen. Der Ausschlag ist nicht allgemein.

388 Hand-, Fuß- und Mundkrankheit – Bläschen am Finger. Die Hautveränderungen können aus hellroten Flecken, kleinen Bläschen, dünnwandigen Blasen oder grauen Geschwüren innerhalb einer roten Basis bestehen.

389 Hand-, Fuß- und Mundkrankheit – Bläschen an der Ferse. Ähnliche Veränderungen finden sich am Fuß, besonders an den Zehen und den seitlichen Begrenzungen. Bei Kindern unter 3 Jahren sieht man Bläschen an den Füßen selten.

390 Hand-, Fuß- und Mundkrankheit – Bläschen am Zeh. Die Bläschen sind oberflächlich und heilen gewöhnlich innerhalb 1 Woche ab, ohne Beschwerden zu verursachen.

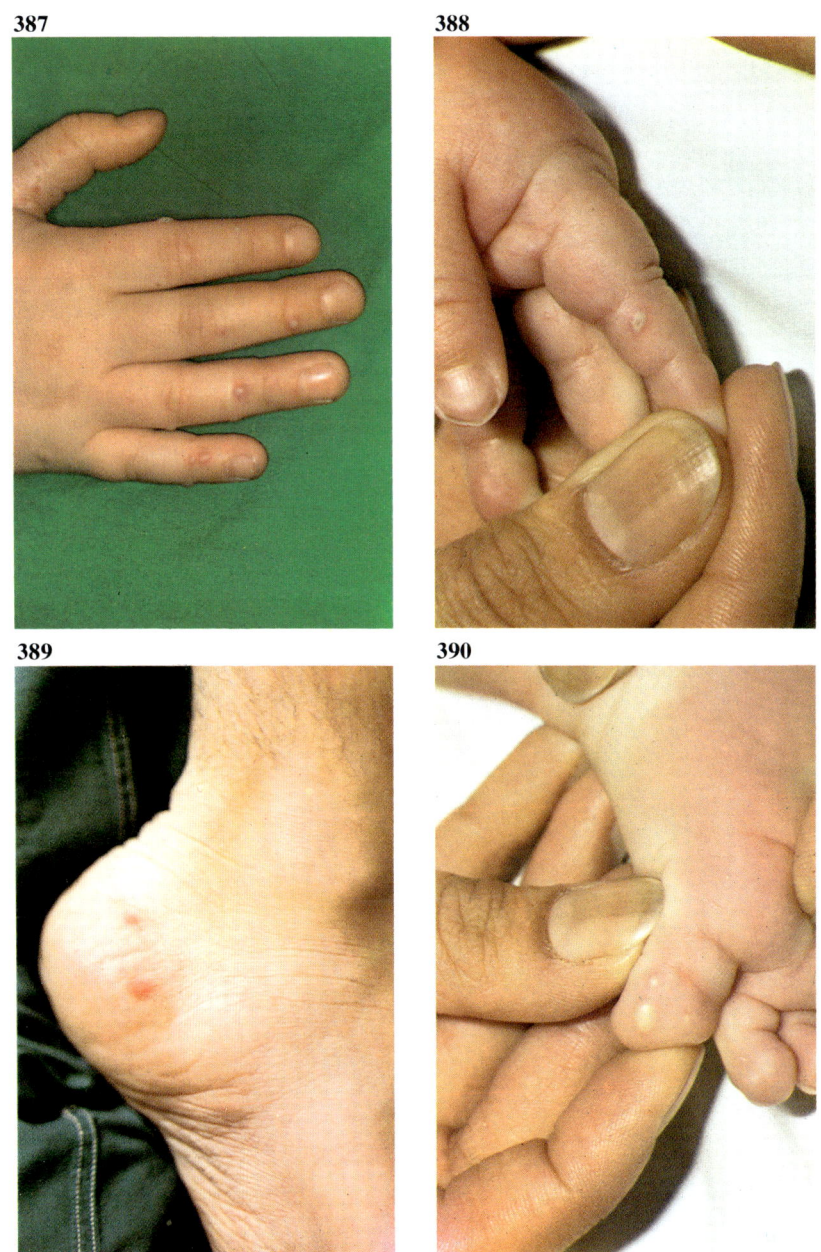

391   Hand-, Fuß- und Mundkrankheit – Bläschen im Mund. Die Mundläsionen sind hellrote Flecken, kleine Bläschen auf einer erythematösen Basis oder schmerzhafte, flache Geschwüre. Man kann sie in jedem Mundabschnitt finden, jedoch sind es gewöhnlich immer nur wenige; die Mandeln sind selten betroffen. Pharynx und die Haut um die Lippen herum bleiben frei.

392   Hand-, Fuß- und Mundkrankheit – Ausschlag am Gesäß. Ein makulopapulöser Auschlag am Gesäß scheint bei Kleinkindern Teil des Syndroms zu sein.

391

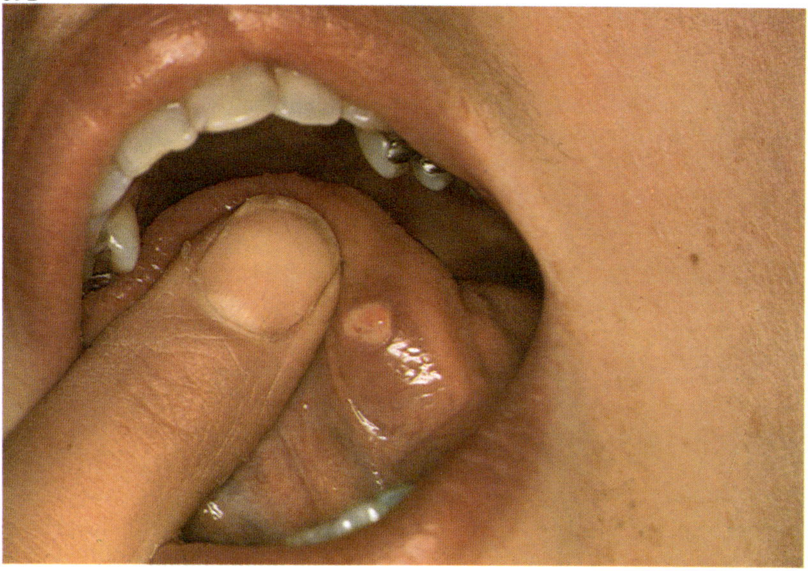

392

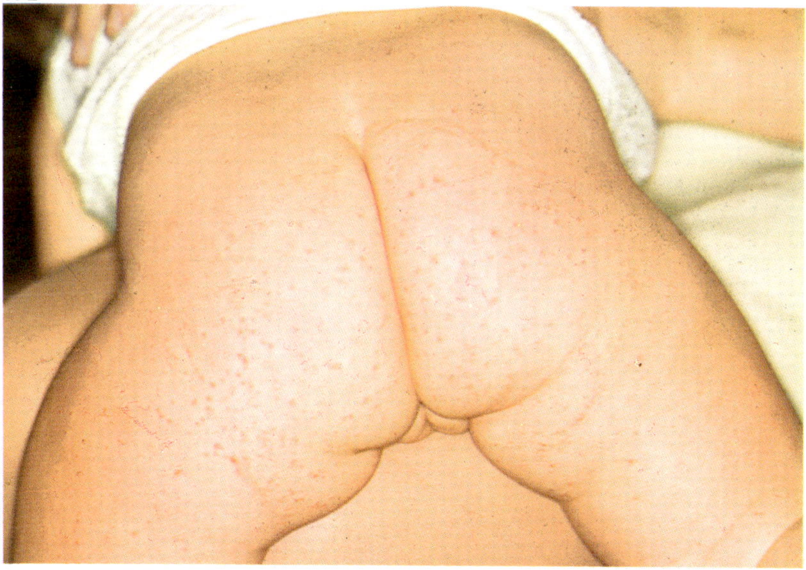

393 Hand-, Fuß- und Mundkrankheit – Ausschlag bei Gonorrhoe. Bei Erwachsenen kann eine Gonokokkämie von einem vesikulären oder pustulösen Ausschlag an den Händen begleitet sein, der fälschlicherweise für Hand-, Fuß- und Mundkrankheit gehalten werden kann. Es fehlen die Mundveränderungen, und in der Anamnese finden sich gewöhnlich eine Urethritis oder ein Ausfluß aus der Scheide. Blutkulturen und Abstriche von den Handläsionen können Gonokokkenisolate ergeben (siehe **178-180**).

394 Hand-, Fuß- und Mundkrankheit – Herpes simplex. Die herpetischen Veränderungen beschränken sich meist auf einen Finger, während der Ausschlag der Hand-, Fuß- und Mundkrankheit (siehe **287**) sich mehr ausbreitet.

Roseola infantum

395 Ausschlag am Stamm. Man nimmt an, daß Roseola infantum, Exanthema subitum oder 6. Krankheit durch eine Virusinfektion mit einer Inkubationszeit von 10-15 Tagen verursacht werden. Bei Krankheitsbeginn wird das Kleinkind fieberhaft und kann einen Krampfanfall haben. Bei der Untersuchung ist der Rachen entzündet, jedoch ohne Exsudat. Nach 3-4 Tagen normalisiert sich die Temperatur, und ein erythematöser, fleckiger Ausschlag erscheint. Dieser dauert 36 Stunden und vergeht dann. Hat das Kind eine antibiotische Behandlung bekommen, kann der Ausschlag fälschlich für eine Medikamentenüberempfindlichkeit gehalten werden. Krämpfe bei Krankheitsbeginn sind häufig, jedoch sind andere Komplikationen selten.

393

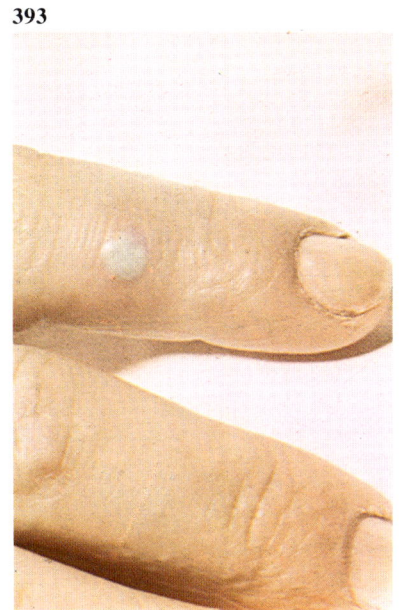

394

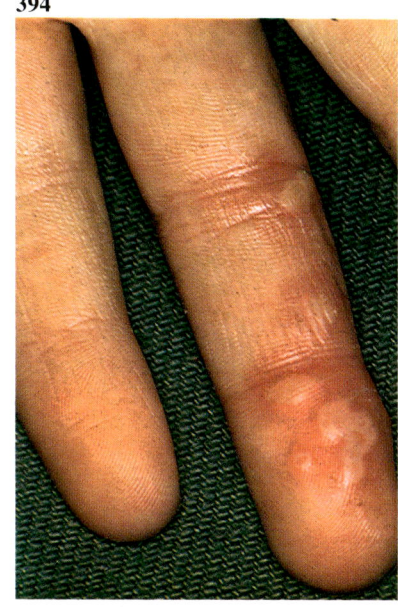

395

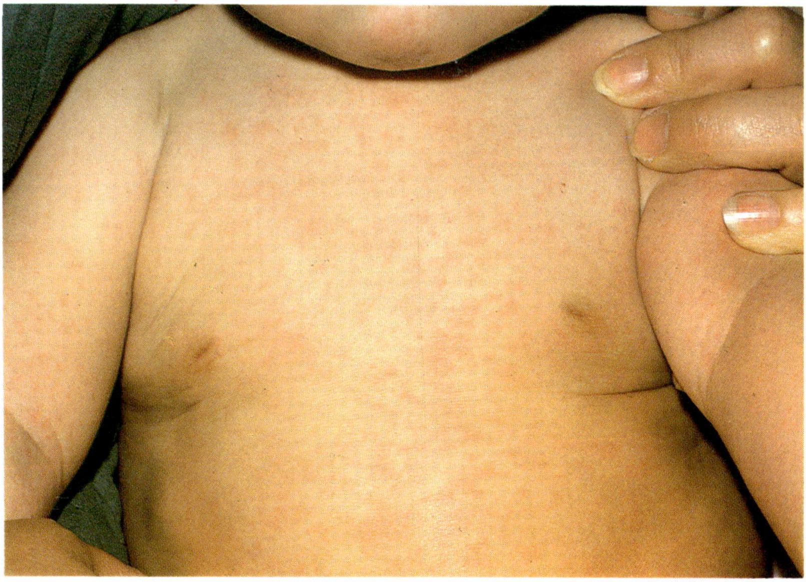

Erythema infectiosum (Backpfeifensyndrom)

Das Erythema infectiosum, auch 5. Krankheit genannt, ist eine leichte, durch ein Parvovirus hervorgerufene Infektion. Bei Kleinkindern verläuft die Krankheit gutartig. Bei Erwachsenen ist sie weniger häufig und neigt zu schwerem Verlauf mit einer hohen Rate an Arthritis und postviraler Schwäche.

396   Ausschlag im Gesicht. Eine kurze Prodromalperiode kann auftreten mit leichtem Fieber, Kopfschmerzen, Halsschmerzen und geringfügigen Magen-Darm-Störungen, bevor der Ausschlag im Gesicht erscheint. Bei vielen Fällen fehlen die Prodromi. Das Gesichtserythem hat ein fleckiges Aussehen und erinnert an die Spuren einer Backpfeife. Es kann mit zirkumoraler Blässe einhergehen.

397   Ausschlag am Arm. Entweder gleichzeitig oder innerhalb weniger Tage tritt ein erythemartiger Ausschlag an den Gliedern und am Stamm auf. Sein Aussehen wechselt erheblich. Er kann morbilliform, annulär oder konfluierend sein. Das Bild zeigt einige Flecken am Arm.

398   Ausschlag am Stamm. Der Ausschlag hat häufig ein gemustertes Aussehen infolge von Blässeflecken. Er hat eine bemerkenswerte Tendenz, über eine Woche lang oder mehr zu kommen und zu gehen. Das Wiederauftreten des Ausschlags kann eingeleitet werden durch heiße Bäder oder körperlichen bzw. emotionalen Streß. Bei Kindern gibt es – in der Regel – keine anderen Befunde. Erwachsene können jedoch eine Lymphadenopathie aufweisen und Arthritiden, insbesondere an Hand- und Kniegelenken, entwickeln.

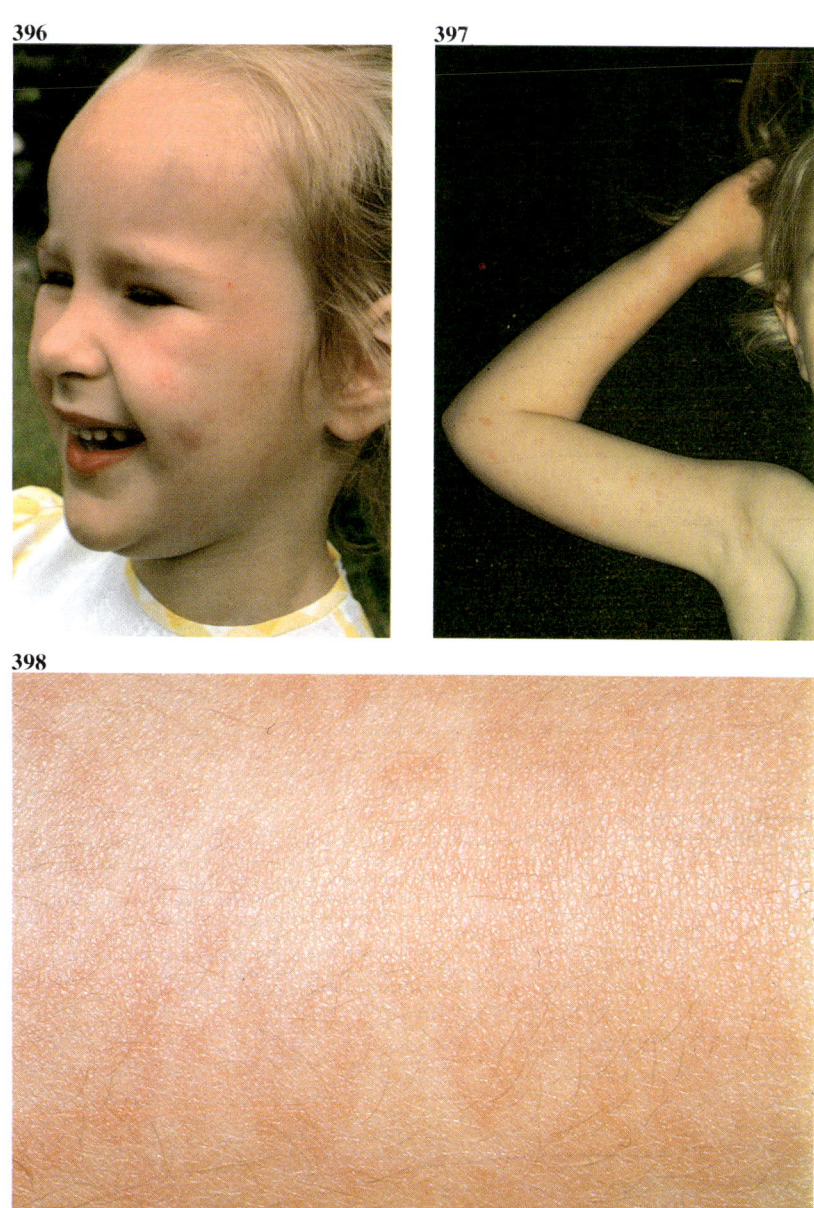

396

397

398

Rabies

Tollwut ist eine Viruskrankheit, die auf den Menschen – fast ausnahmslos – durch den Biß oder den Speichel eines infizierten Hundes übertragen wird. Viele andere Tiere können jedoch infiziert sein. Wilde Tiere sind das hauptsächliche Krankheitsreservoir. Rabies ist weltweit verbreitet, mit Ausnahme von Australasien und der Antarktis. Eine Kontrolle ist nur auf Inseln möglich, wie z. B. in Großbritannien, wo sie seit vielen Jahren wirksam ist.

399 Elektronenmikrogramm des Virus. Das Tollwutvirus gehört zu einer Familie von einzelsträngigen RNS-Viren, die Rhabdoviren genannt werden. Das Virion mißt 75 x 180 µm. Es hat Patronenform und ist flach an dem einen, konisch an dem anderen Ende. Mit Ausnahme des flachen Endes ist die Oberfläche mit aus Glykoprotein bestehenden Dornen bestückt, die vom Nukleokapsid durch die Oberflächenmembran herausragen. Dieses Glykoprotein ist stark antigenwirksam und erzeugt neutralisierende Antikörper. Die Virulenz des Rabiesvirus scheint mit der Struktur seines Glykoproteins vergesellschaftet zu sein.

400 Infizierter Hundebiß. Das Virus gelangt – in der Regel – durch den Biß eines infizierten Tieres in den Körper. Es vermehrt sich lokal, bevor es passiv im Axoplasma von Nerven zu Rückenmark und Gehirn transportiert wird. Nach weiterer Vermehrung im ZNS breitet sich das Virus peripher entlang denselben Nervenbahnen in die Körpergewebe aus. In der Prävention von Rabies ist die postexpositionelle Impfung im Verein mit Immunserum höchst erfolgreich gewesen. Die Einführung von auf humanen, diploiden Zellen hergestellten Impfstoffen hat die neurologischen Komplikationen, die mit den früheren Vakzinen verbunden waren, tatsächlich eliminiert.

401 Negri-Körperchen. Das frühe klinische Bild wird die Diagnose Tollwut nicht unmittelbar vermuten lassen. Später ist die Krankheit typisch. Früher bestand die einzige Bestätigung der Diagnose im Nachweis von Negri-Körperchen im Nervengewebe, insbesondere im Hippocampus und im Kleinhirn. Negri-Körperchen sind scharfbegrenzte, eosinophile, zytoplasmatische Einschlüsse. Sie messen 2-10 µm und bestehen aus viralem Nukleoprotein. Sie können nicht immer durch histologische Routinefärbung entdeckt werden. Eine spezifische Färbung mit Fluores-

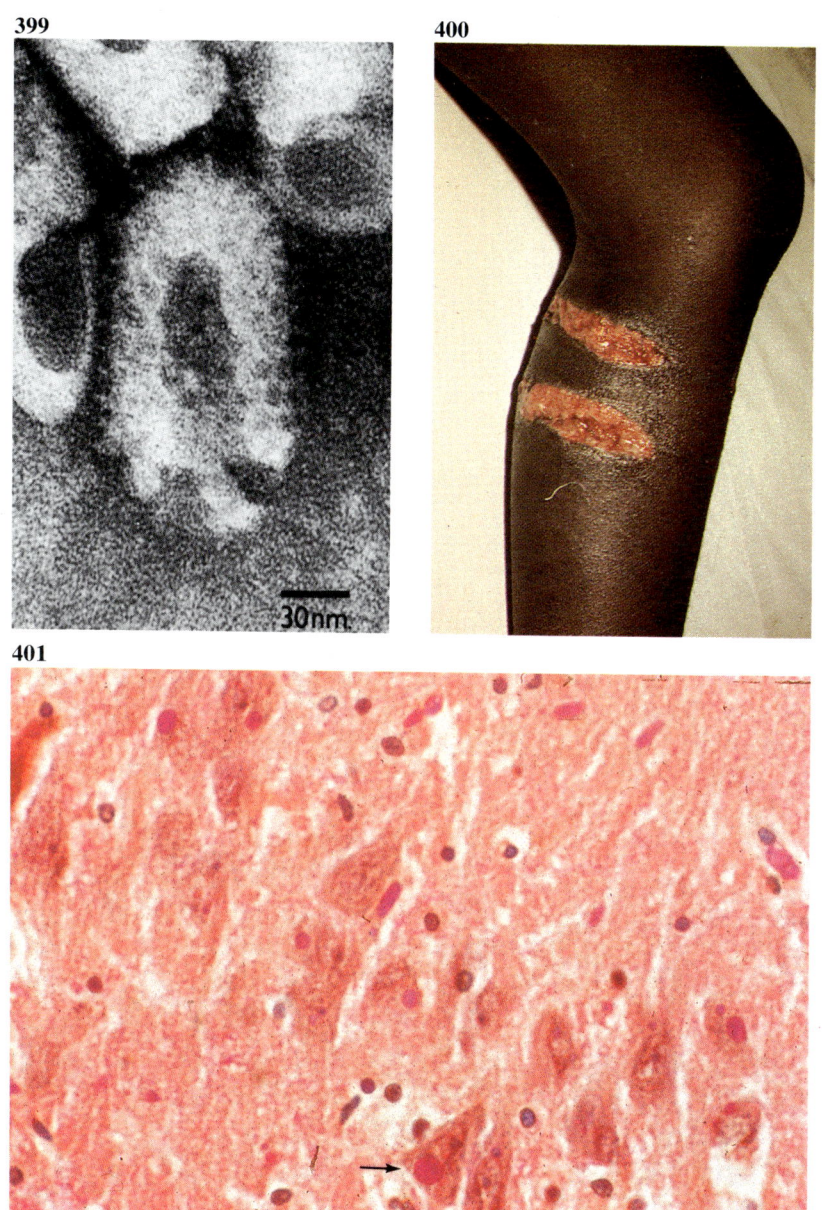

zein-markiertem Rabies-Antikörper kann notwendig werden. Zu Lebzeiten kann die Diagnose unter Verwendung dieses Antikörpertyps gestellt werden durch Färbung infizierter Zellen in Druckabstrichen der Hornhaut oder von Hautbioptaten.

402 Hydrophobie. Die anfänglichen Symptome sind Kopfschmerzen, Appetitverlust, Übelkeit und Erbrechen, meist begleitet von leichtem Fieber. Einige anormale Sensationen wie Taubheit und Überempfindlichkeit können hilfreiche, frühe Symptome sein. Zuweilen bestehen Zeichen akuter Angst. Nach 3 oder 4 Tagen werden die Symptome kontinuierlich schlimmer. Der Kranke ist ruhelos, erregt und überempfindlich gegen Reize. Sein Bewußtsein bleibt jedoch völlig klar, und er kann Fragen intelligent beantworten. Er kann dann das charakteristische Symptom der Hydrophobie entwickeln. Beim Versuch, zu trinken oder selbst bei der Vorstellung dazu gerät seine Schluck- und Atemmuskulatur in einen plötzlichen Krampfzustand, so daß jede Flüssigkeit heftig ausgespieen und der Kopf nach hinten geworfen wird. Krämpfe können jedoch durch eine Reihe von anderen Reizen provoziert werden. Sie können auch spontan auftreten als Teil eine Hyperreagibilität, die abgelöst wird durch Zeiten der Ruhe. Das Leben kann plötzlich enden durch Verlegung der Atemwege oder Herzstillstand bzw. allmählich durch fortschreitende Lähmung.

403 „Dumme" Tollwut. In vielleicht 20% der Patienten besteht keine Hyperaktivität. Lähmungserscheinungen überwiegen wie bei diesem Kind, dessen ausdrucksloses Gesicht die „dumme" Tollwut demonstriert.

402

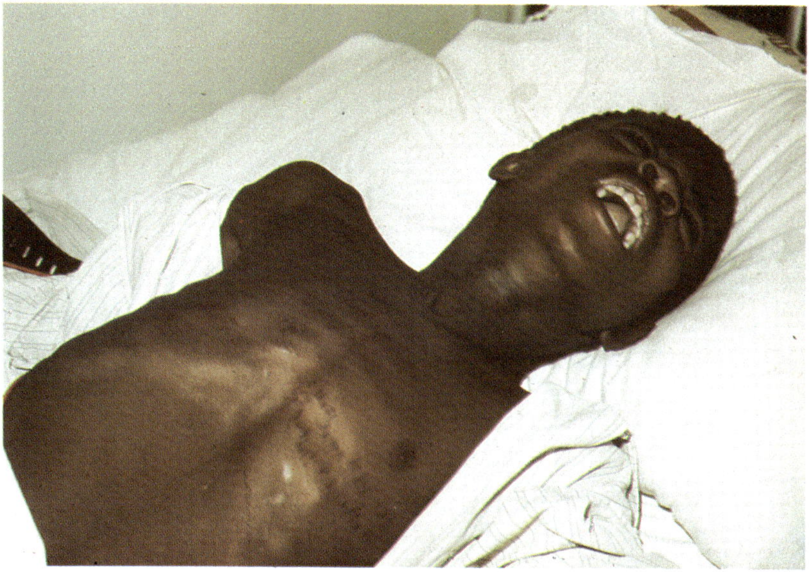

403

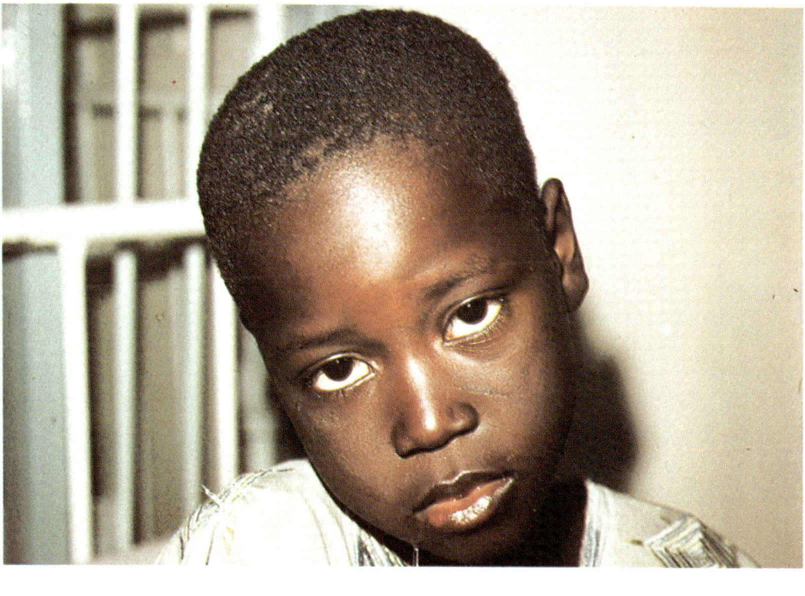

325

Pockenvirus-Infektionen

Die Pockenviren sind die größten und kompliziertest zusammengesetzten der echten Viren. Sie sind für Pockeninfektion bei vielen Säugetieren und Vögeln wie für die Myxomatosis der Kaninchen und Molluscum contagiosum beim Menschen verantwortlich. Die Viren sind im hydrierten Zustand oval, aber ziegelförmig, wenn sie zur elektronenmikroskopischen Betrachtung getrocknet sind. Sie enthalten DNS, und die meisten von ihnen haben eine unebene, maulbeerartige Oberfläche, die auf Fäden in der Hüllenstruktur zurückgeht. Die Ätherempfindlichkeit wechselt innerhalb der Gruppe. Die Vermehrung scheint vollständig im Zytoplasma der Wirtszellen vor sich zu gehen. Die Viruspartikel werden entweder durch den Untergang der Wirtszelle frei, oder sie werden direkt auf benachbarte Zellen übertragen. Die Orthopoxviren des Menschen sind seit der Ausrottung der Pocken im Oktober 1979 nicht länger von Bedeutung. Einige wenige Fälle klinischer Pocken sind bei Menschen beobachtet worden, die an den Rändern der tropischen Regenwälder Afrikas leben, jedoch ist eine Übertragung von Fall zu Fall wenig wahrscheinlich. Die Krankheit wurde als Affenpocken bezeichnet. Das Virus ist eng verwandt, aber unterschieden vom Pockenvirus. Parapoxviren sind verantwortlich für Krankheiten des Menschen wie Orf und Paravaccinia (Melkerknoten).

Orf (kontagiöse, pustulöse Dermatitis)

404   Elektronenmikroskopische Aufnahme des Virus. Die Viren von Orf und Paravaccinia haben eine ähnliche Morphologie wie die Poxviren der Variolagruppe. Das Orf-Virus mißt unter dem Elektronenmikroskop $252\,\mu m \times 158\,\mu m$ und hat ein gewundenes oder gewebtes Aussehen. Es erzeugt im Hühnerembryo keine Veränderungen, kann aber auf verschiedenen Gewebekulturen, einschließlich menschlichen Amnionzellen, angezüchtet werden.

405   Orf (kontagiöse, pustulöse Dermatitis). Die kontagiöse, pustulöse Dermatitis ist eine Krankheit von Schafen und Ziegen, die gelegentlich den Menschen befällt. Sie tritt besonders bei Lämmern und Zicklein auf. Die Infektion äußert sich bei Tieren durch einen papulo-vesikulären Ausschlag an den Lippen und der umgebenden Haut, kann aber auch nichtwolletragende Hautgebiete andernorts betreffen. Das Virus über-

404

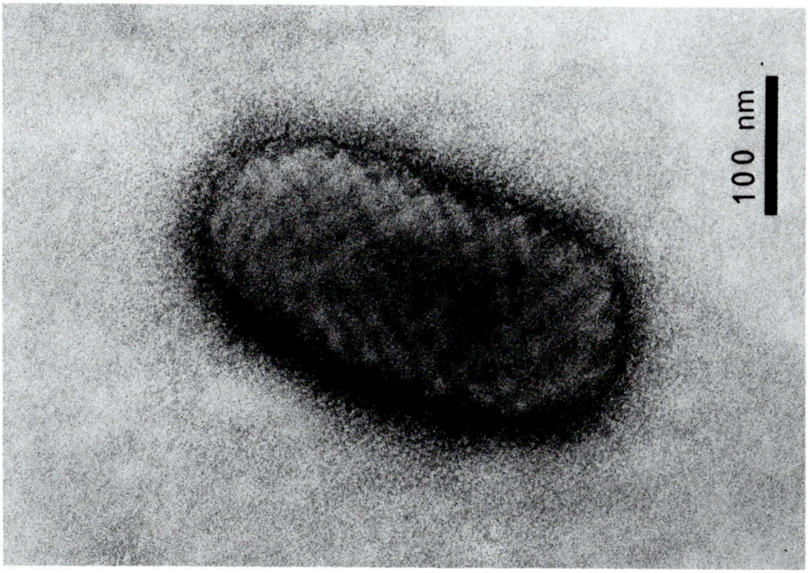

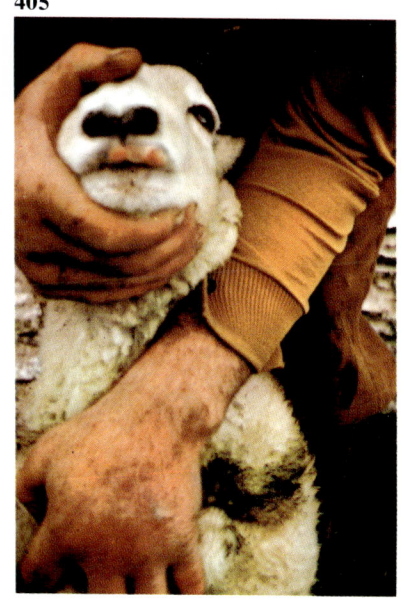

100 nm

405

lebt im Boden einer verseuchten Wiese mehrere Monate, und die Tiere infizieren sich wahrscheinlich beim Grasen. Die Infektion kann bei Schafhirten oder Fleischern, die mit infizierten Lämmern umgehen, durch direkten Kontakt erfolgen.

406 Kontagiöse, pustulöse Dermatitis – menschliche Infektion. Gelegentlich kann sich eine Läsion im Gesicht entwickeln. Obgleich häßlich aussehend und langsam abheilend, hinterläßt die Veränderung in der Regel keine Narbe. Virus kann angezüchtet werden durch Verimpfung von Geschwürssekret auf Gewebekulturen oder auf die skarifizierte Haut von Schafen.

407 und **408 Kontagiöse, pustulöse Dermatitis. Läsionen an Unterarm und Händen.** Bei den meisten Patienten erscheint eine einzelne Papel auf der Haut der Hand, des Handgelenks oder des Unterarms und entwickelt sich langsam zu einer großen, flachen Blase, die hämorrhagisch sein kann. Das umgebende Gewebe ist induriert und entzündet, aber die Läsion selbst ist bemerkenswert schmerzfrei. Das Allgemeinbefinden ist nicht gestört.

406

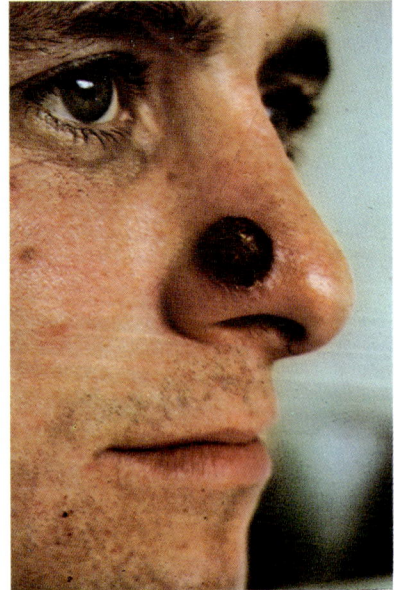

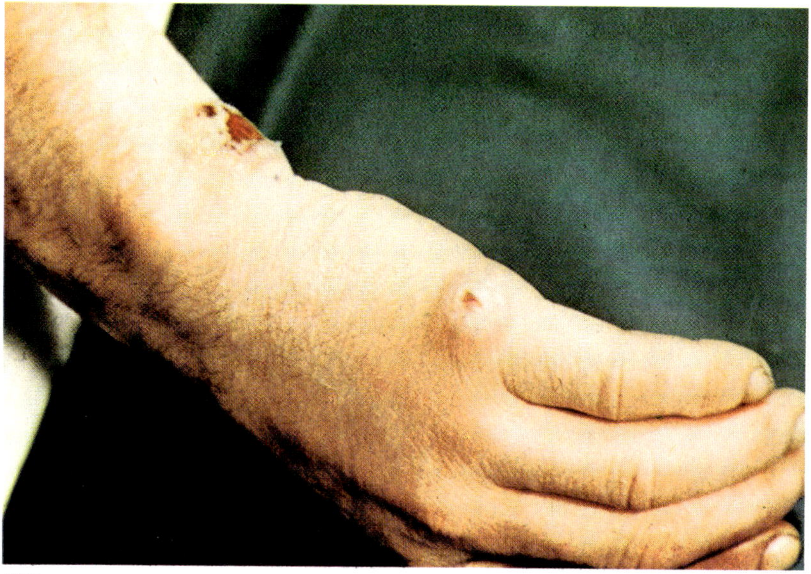

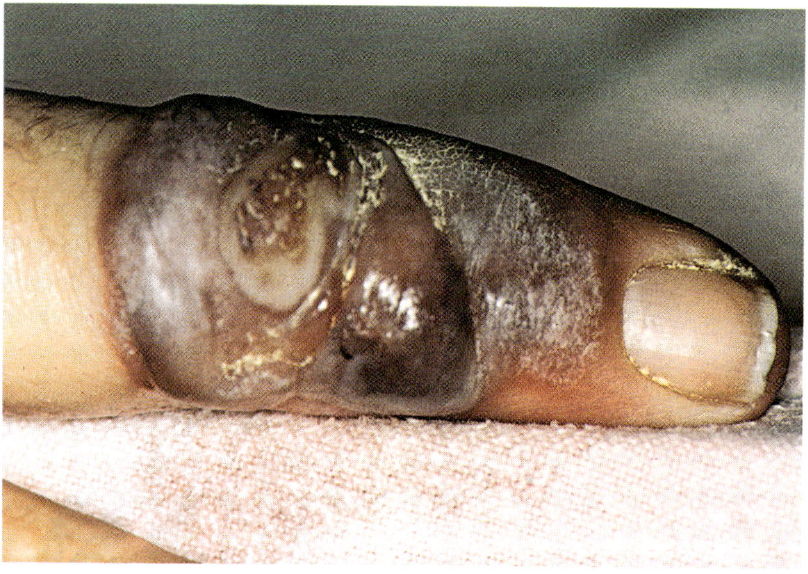

Melkerknoten (Paravaccinia)

409   Melkerknoten – Ausschlag an den Händen. Das Zustandsbild unterscheidet sich von Kuhpocken und Orf. Das verantwortliche Virus ist dem Orf-Virus nahe verwandt. Es kann im Hühnerembryo nicht angezüchtet werden, läßt sich aber in Rinderzellen passagieren. Die menschliche Infektion wird durch Melken infizierter Kühe erworben.

Beim Menschen erscheinen an Fingern oder Händen Papeln, welche im Laufe von 1 oder 2 Wochen langsam an Größe zunehmen. Die Knötchen sind bläulich-rot gefärbt und schmerzlos. Zu einer Blasenbildung kommt es nicht. Die Veränderungen heilen ohne Narbenbildung ab. Fieber besteht gewöhnlich nicht, aber es können schwere allergische Ausschläge auftreten.

410   Melkerknoten – allergischer Ausschlag. Man sieht Knötchen an den geschwollenen Händen, und es besteht ein allergischer Ausschlag an Gesicht und Hals. Beachte das Fehlen einer Toxämie. Die regionalen Lymphdrüsen sind selten vergrößert.

409

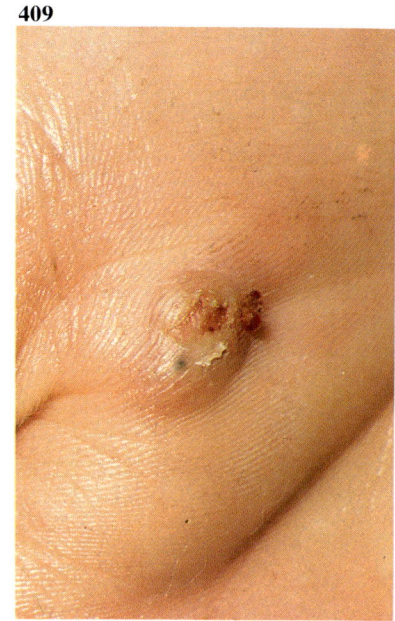

410

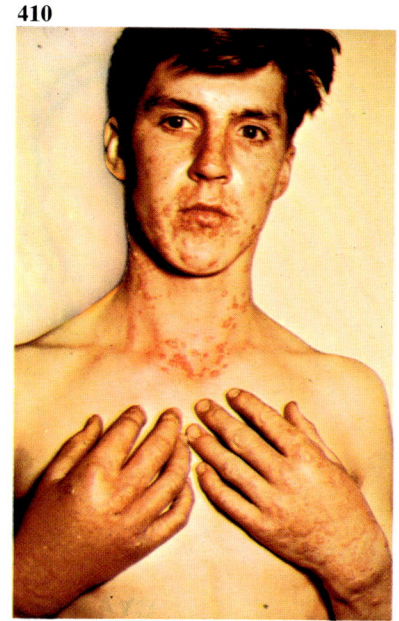

Molluscum contagiosum

Molluscum contagiosum ist eine weltweite menschliche Infektion, die durch ein nicht klassifiziertes Poxvirus verursacht wird. Die Infektion wird übertragen durch direkten Kontakt oder durch Gebrauchsgegenstände; sie ist in jedem Alter möglich.

411   Elektronenmikroskopische Aufnahme des Virus. Das Virus enthält DNS und mißt etwa 300 x 220 µm. Es verursacht eine gutartige Infektion der menschlichen Epidermis. Man findet es in hoher Konzentration in den oberflächlichen Epithelzellen, wo es eine ballonierende Degeneration erzeugt sowie die Bildung von großen, hyalinen, azidophilen, granulären, intrazytoplasmatischen Einschlüssen (Molluscum-Körperchen). Diese enthalten die Virusteilchen, die ähnlich aussehen wie die von Orf. Bei Negativfärbung gleichen die Teilchen unter dem Elektronenmikroskop Wollknäueln. Das Virus ist nicht kontinuierlich in Gewebekulturen gezüchtet worden. Es gibt keine serologischen Tests.

412   Hautläsionen. Die Anzahl der Läsionen wechselt von einem Patienten zum anderen. Jeder Körperteil mit Ausnahme der Handflächen und Fußsohlen kann befallen werden. Die Läsion beginnt als kleiner, fester, glänzender, perlartiger Knoten mit einem Durchmesser von 1-5 mm.

413   Hautläsionen. Diese wachsen langsam und bekommen einen Nabel. Käsiges Material wird abgesondert oder läßt sich aus den Läsionen auspressen. Nach wenigen Monaten bilden sich die Läsionen spontan zurück und heilen ohne Narbenbildung.

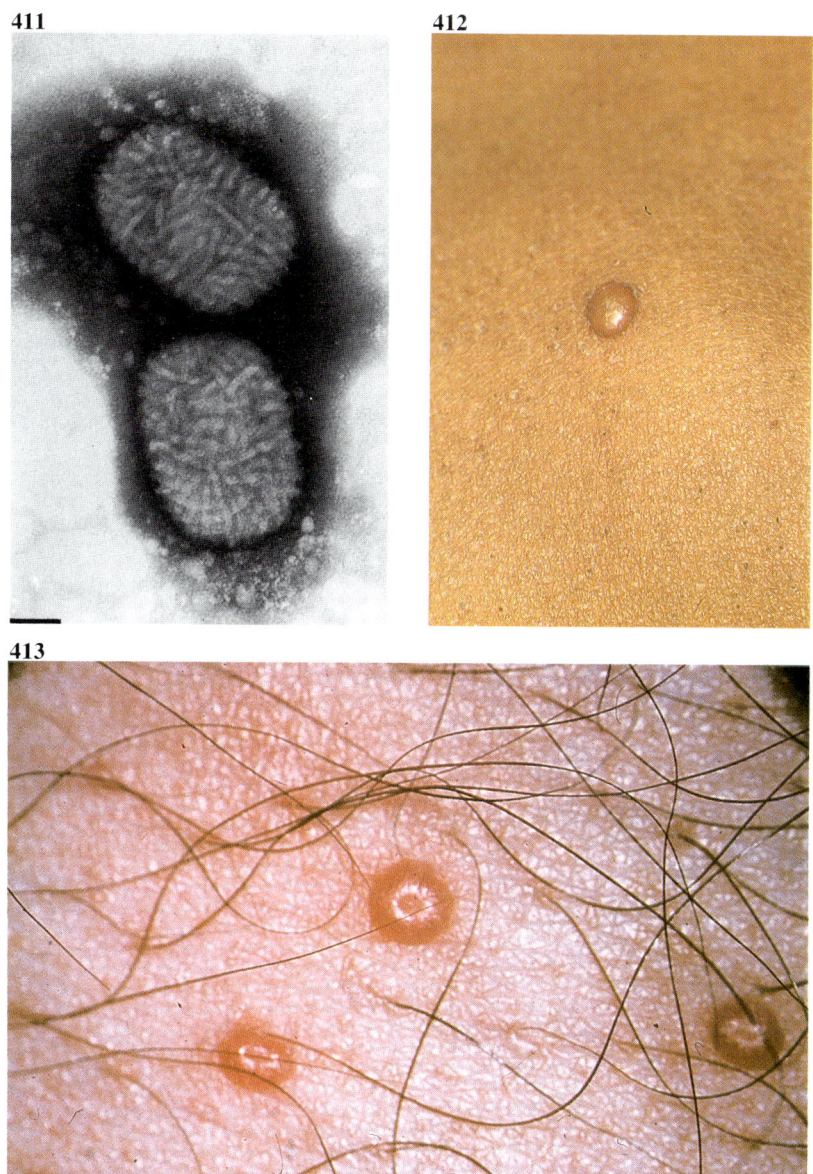

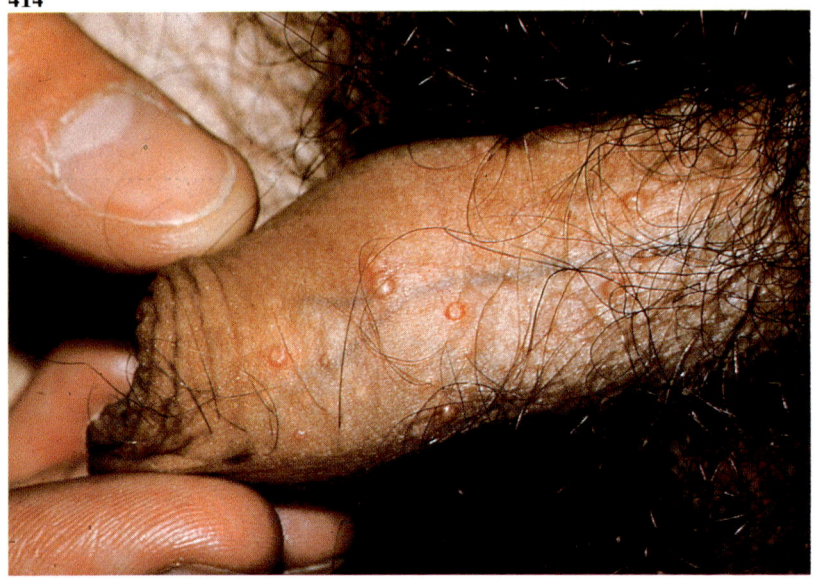

414

414 Läsionen am Penis. Vieles spricht dafür, daß Molluscum contagiosum sexuell übertragen wird.

Wahrscheinliche Virusinfektionen

Katzenkratzkrankheit

Die Katzenkratzkrankheit wird im allgemeinen durch Kratzer, Ablekken oder Biß von einer offenbar gesunden Katze erworben.

Innerhalb einiger Tage entwickelt sich an der Eintrittspforte eine Primärläsion, die gewöhnlich die Form einer geröteten Papel annimmt, aber auch zu Bläschen und Kruste werden kann. Gelegentlich fehlt die örtliche Reaktion. Nach einem Intervall von 10-30 Tagen vergrößern sich die regionalen Lymphdrüsen, und es kann zu einer geringen Störung des Allgemeinbefindens kommen. Der nachfolgende Krankheitsverlauf wechselt und kann sich hinziehen, jedoch ist die letzliche Wiederherstellung die Regel. Todesfälle sind unbekannt.

Die Natur des infektiösen Agens ist noch unbekannt. Man hat in gefärbten Eiterpräparaten Elementarkörperchen gefunden, welche denen der Psittakose gleichen, aber der Frei-Test ist negativ, und die Komplementbindungsreaktionen für Psittakose-Ornithose sind negativ oder nur schwach positiv. Die Diagnose kann klinisch vermutet werden, aber der endgültige Beweis hängt vom Ausfall des spezifischen Hauttestes ab. Das Antigen besteht aus sterilisiertem, verdünnten Buboneneiter.

415 Histologie eines Lymphknotens (HE). Anfänglich besteht eine Hypoplasie des Retikulums, aber bald erscheinen in den Keimfollikeln nekrotische Herde, die zu Mikroabszessen werden. Diese verschmelzen und können sich nach außen entleeren. Die Nekroseherde sind von einer Lage von Epitheloidzellen umgeben, zwischen die Riesenzellen vom Langhans-Typ eingestreut sind. Die nekrotischen Gebiete im Lymphknotenschnitt der Abbildung haben sich hellrosa gefärbt.

416 Vergrößerte supra- und infraklavikuläre Lymphknoten. Während des frühen Stadiums der Lymphadenitis kommt es häufig, aber selten zu einer schweren Störung des Allgemeinbefindens. Wenn es nicht zur Vereiterung kommt, kann die Schwellung in 1-2 Wochen zurückgehen. Bei Patienten mit schwerer Vereiterung zieht sich die Krankheit länger hin, und die Rückbildung kann 2-3 Monate dauern. Die Art der Infektion kann übersehen werden, wenn ein Primäraffekt fehlt, jedoch sollte die Möglichkeit einer Katzenkratzkrankheit stets dann in Betracht gezogen werden, wenn die Vorgeschichte bei einem Patienten mit ungeklärter Lymphadenitis einen Kontakt mit Katzen ergibt.

417 Vergrößerte epitrochleare und infraklavikuläre Lymphknoten. Am häufigsten betroffen sind die epitrochlearen, axillären und zervikalen Lymphknotengruppen. Die geschwollenen Knoten sind beweglich, ihre Konsistenz wechselt je nach dem Grad der Vereiterung. Manche sind schmerzhaft. Die bedeckende Haut ist gewöhnlich normal, kann aber auch entzündet sein und einbrechen, um einen sezernierenden Krater zu bilden. Eine Lymphangitis besteht nicht.

415

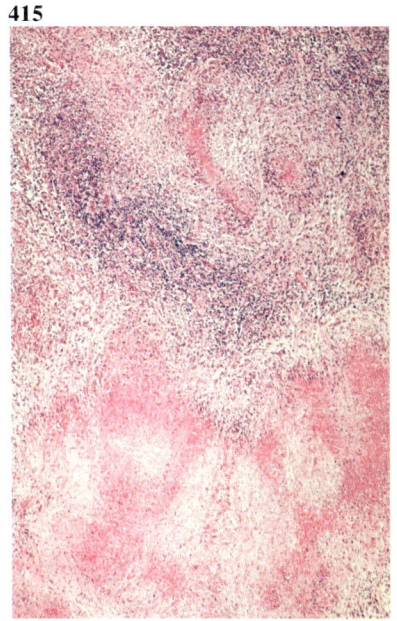

416

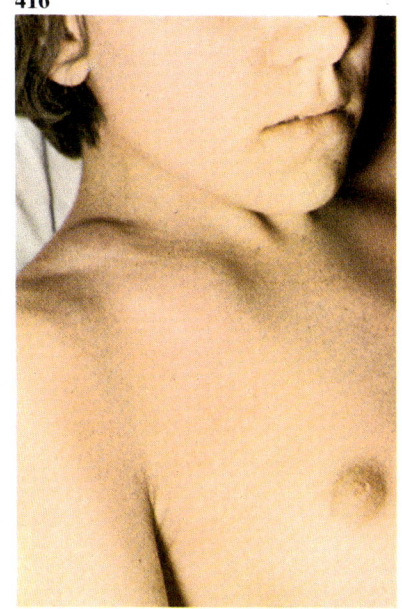

417

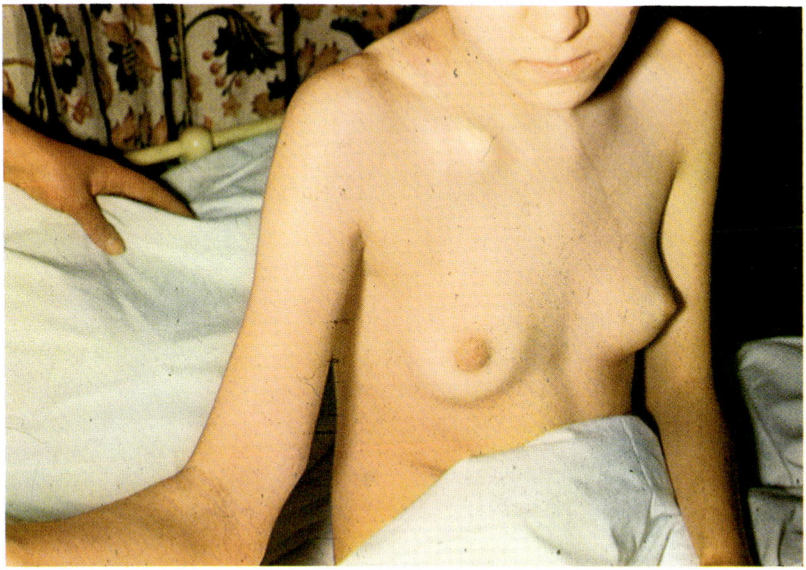

Pityriasis rosea

Man nimmt an, daß die Pityriasis rosea durch eine Virusinfektion verursacht wird, aber das ursächliche Agens ist noch nicht identifiziert worden. Dem Hauptausschlag geht oft ein „Herold"-Fleck voraus, welcher 1 Woche oder 10 Tage vor dem eigentlichen Ausschlag auftreten kann. In den frühen Krankheitsstadien können eine leichte Rachenröte und eine geringgradige Vergrößerung der Halslymphknoten vorhanden sein, aber die Störung des Allgemeinbefindens ist minimal. Der Ausschlag verschwindet innerhalb 4-8 Wochen nach Beginn.

418   Pityriasis rosea – „Herold"-Fleck und generalisierter Ausschlag. Ein typischer „Herold"-Fleck findet sich auf der Haut über dem Gesäß. Der übrige Ausschlag besteht aus sich schälenden, ovalen Flecken und runden, follikulären Papeln. Der Roseola-Ausschlag der sekundären Syphilis kann eine Pityriasis rosea vortäuschen, aber das Vorhandensein eines „Herold"-Flecks und das Fehlen von Schleimhautveränderungen weisen auf die richtige Diagnose hin.

419 und **420   Pityriasis rosea – generalisierter Ausschlag.** Besonders betroffen sind ältere Kinder und junge Erwachsene. Die Krankheit wird gewöhnlich eingeleitet durch einen einzelnen, schuppenden roten Fleck mit geringer oder keiner Störung des Allgemeinbefindens. Etwa 1 Woche später erscheint am Rumpf und an den proximalen Anteilen der Glieder ein allgemeiner Ausschlag. Über dem Brustkorb pflegen die langen Achsen der ovalen Flecken dem Rippenverlauf zu folgen. An der Peripherie der Extremitäten ist der Ausschlag spärlich.

418

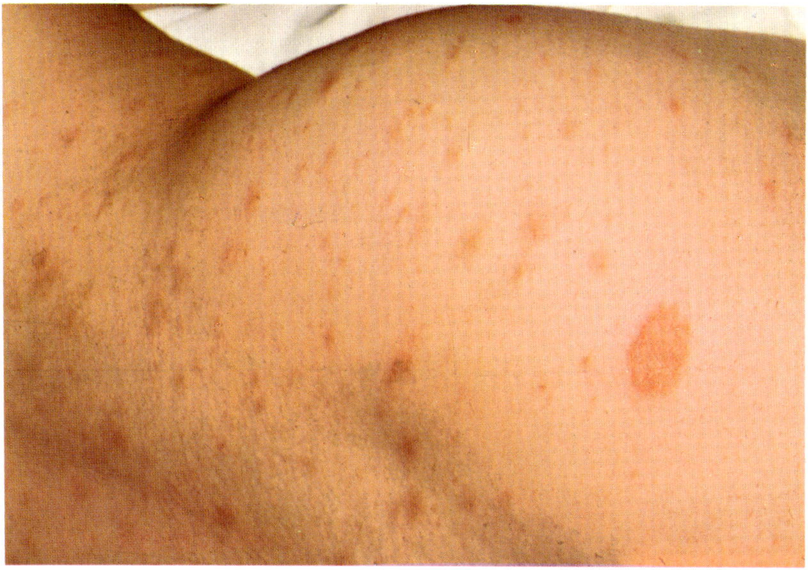

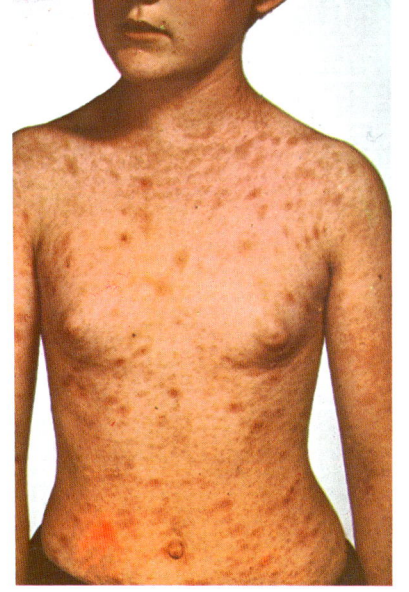

419

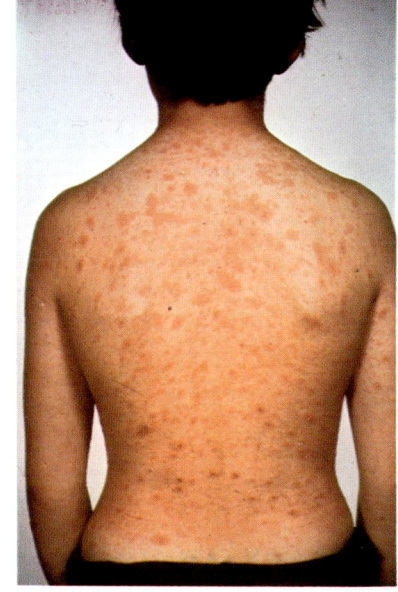

420

421 Pityriasis rosea – „Herold"-Fleck. Der „Herold"-Fleck tritt gewöhnlich am Stamm auf, findet sich aber zuweilen an den oberen Abschnitten der Glieder oder am Hals. Er beginnt als roter, schuppender Fleck, welcher sich rasch vergrößert und schließlich 3-4 cm lang sein kann. Auf schwarzer Haut kann es zu einem vorübergehenden Pigmentverlust kommen.

422 Pityriasis rosea – die einzelnen Teile des Ausschlags. Der Ausschlag setzt sich aus zwei Läsionstypen zusammen: kleine rote Papeln und charakteristische rosafarbene ovale Flecken, welche in der Längsrichtung 1-2 cm messen. Nach einigen Tagen beginnen die Flecken von der Mitte aus abzuschilfern und bilden eine Schuppenkrause, deren freie Ränder gegen das Zentrum stehen. Der Ausschlag wechselt im Charakter, und das papulöse Element kann zuweilen vorherrschen. Er kann leicht jucken.

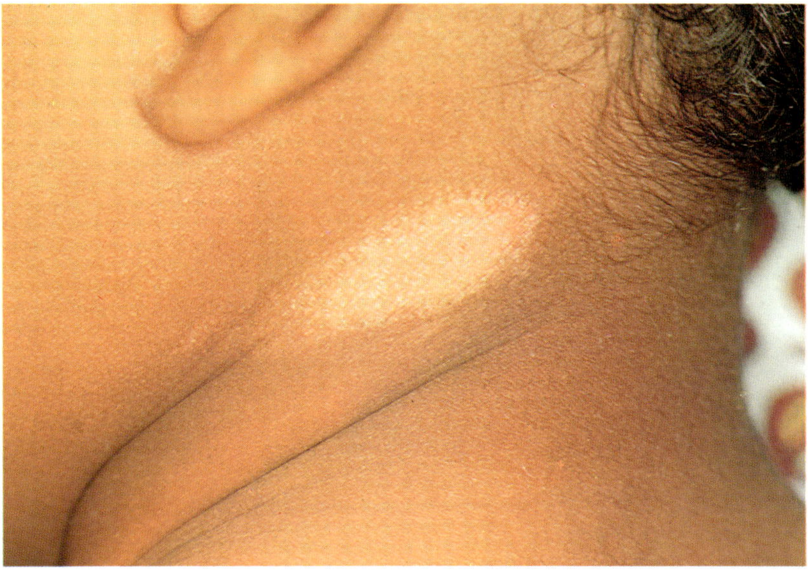

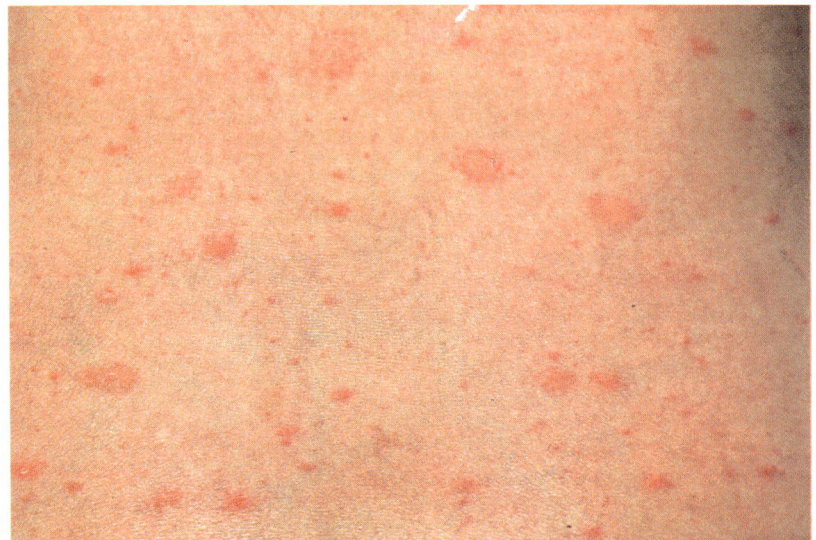

Infektionen durch Protozoen

Amoebiasis

Die Amoebiasis ist eine Infektion durch den einzelligen Parasiten *Entamoeba histolytica*. Der Mensch ist der einzige Wirt. Die Infektion wird in der Regel durch Wasser übertragen. Der Erreger existiert in zwei Formen: die vegetative Form, die sich teilen kann, aber empfindlich auf Umwelteinflüsse reagiert, und die Zyste, die sich nicht teilen kann, aber der Umwelt gegenüber resistent ist. Unter bestimmten, nicht genügend verstandenen Umständen kann die vegetative Form invasiv werden, die Dickdarmmukosa durchdringen und unter Vermehrung in der Submukosa Symptome hervorrufen. In einem kleinen Prozentsatz der infizierten Individuen können die Amöben die Leber oder andere Organe erreichen, sich dort vermehren und Lokalsymptome erzeugen.

423 E. histolytica-Zyste. Die Diagnose Amoebiasis wird meist durch den Nachweis von Zysten im Stuhl – gewöhnlich bei einem asymptomatischen Träger – gestellt. Die Amöbenzyste mißt mehr als 10 μm im Durchmesser. 4 Kerne können in der Regel identifiziert und auf diese Weise von der Zyste der nichtpathogenen E. coli mit 8 Kernen unterschieden werden.

424 E. histolytica-Trophozoit. Trophozoiten findet man nur bei Patienten mit Symptomen. Durchfall mit oder ohne Blut, Fehlen von Bauchschmerzen und von Allgemeinstörungen sind charakteristische Zeichen. Unter dem Mikroskop mißt der Trophozoit 20-30 μm, ist beweglich und enthält verdaute Erythrozyten. Er bewegt sich in typischer Weise unter Ausstoßung von Pseudopodien, in welche Zytoplasma und alle aufgenommenen roten Blutkörperchen hineinfließen, wie ein „Sack von Murmeln" dahinrollend. Der Stuhl ist bemerkenswerterweise frei von entzündlichen Zellen und unterscheidet dadurch die Amöben- von der Bakterienruhr.

425 Aussehen des Dickdarms. Die Amöben-Trophozoiten vermehren sich in der Submukosa des Dickdarms und verursachen Gewebsnekrosen. So entsteht das unterminierte Geschwür, das man bei der Sigmoidoskopie sieht. Nur gelegentlich dringen Amöben tiefer in die Darmwand ein und führen zur Perforation.

Bei der Autopsie kann der Darm von einem Ende zum anderen geschwürig verändert sein und multiple Perforationen aufweisen. Die

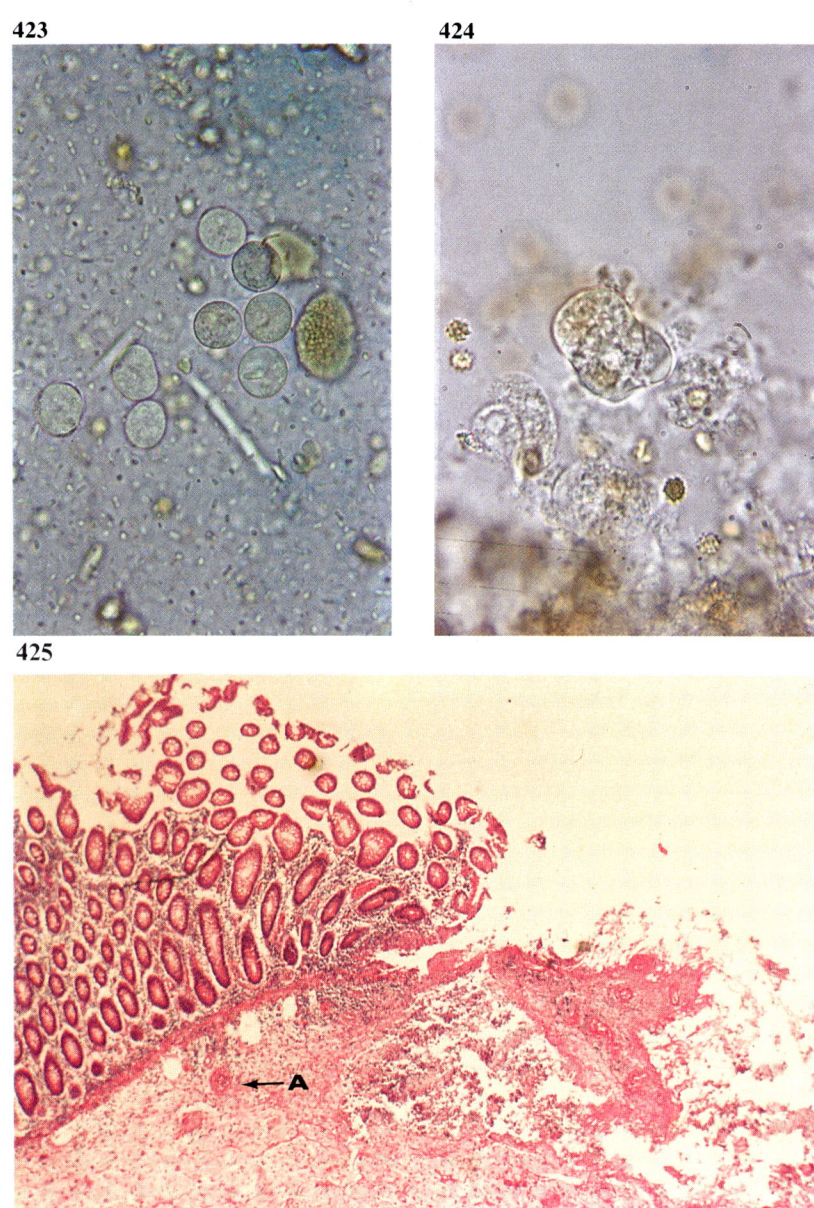

423

424

425

A

Darmwand kann äußerst zerreißlich sein mit der Konsistenz von nassem Löschpapier. Eine derartige ausgedehnte Geschwürsbildung führt zum Tod, insbesondere bei älteren, geschwächten und unterernährten Menschen.

426 Leberabszeß – Ultrasonographie. Die Ultrasonographie der Leber bestätigt das Vorhandensein eines Hohlraums und unterscheidet zwischen einem Abszeß und einer Zyste. Amöbenabszesse finden sich am häufigsten im rechten Leberlappen. Sie können bei der Untersuchung multipel erscheinen. Größe und genaue Lokalisation eines Abszesses sind vom Skan bestimmbar. (A = Abszeß)

427 Leberpunktion. Vor Erfindung der Sonographie war die Punktion die einzige diagnostische Methode. Wurde Amöben-Material angetroffen, setzte man die Aspiration als Teil der Behandlung fort. Sie ist jetzt durch Chemotherapie ersetzt worden. Wenn jedoch die Ruptur eines Abszesses zu drohen scheint oder die Reaktion auf die Chemotherapie zu langsam erfolgt, kann die Aspiration sinnvoll sein. In Teilen der Welt, wo Sonographie und serologische Untersuchungen nicht verfügbar sind, ist die Punktion für Diagnose und Behandlung noch immer wichtig.

426

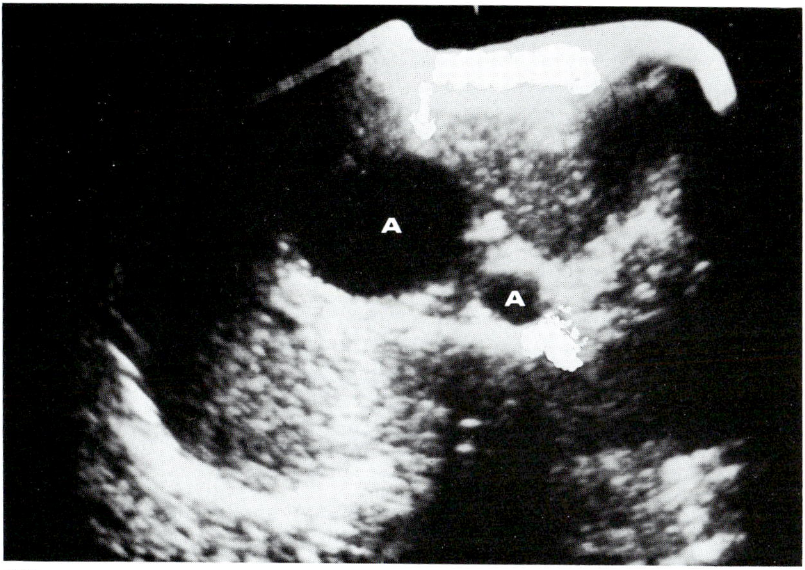

427

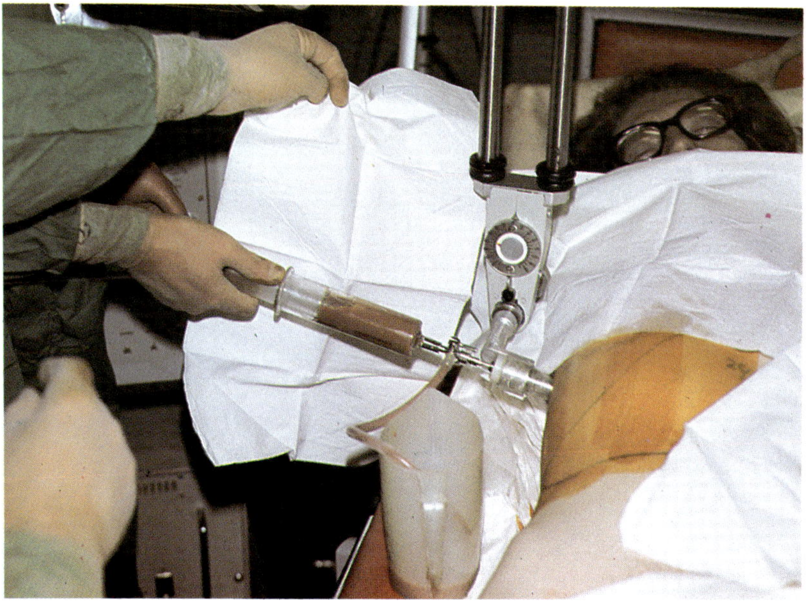

345

428 Leberaspirat. Das von einem Amöbenabszeß der Leber aspirierte Material hat ein charakteristisches Aussehen und einen typischen Geruch. Obgleich als „Anchovis-Sauce" beschrieben, hat das Material oft einen mehr rötlichen Ton. Es handelt sich nicht um Eiter im strengen Sinne, da die Neutrophilen fehlen. Das Aspirat besteht aus nekrotischem Lebergewebe als Ergebnis von proteolytischen Enzymen der Trophozoiten. Der Geruch des Aspirats ist nicht unangenehm. Kulturell wachsen keine Bakterien. Die sekundäre bakterielle Infektion eines Amöbenabszesses ist selten.

429 Amöbiasis der Haut. Dies war, bevor es eine wirksame Behandlung gab, eine ernste Komplikation. Sie ereignete sich an der Stelle, wo ein Amöbenabszeß platzte, oder bei geschwächten Patienten mit Amöbenkolitis am Perineum. Auf der Abbildung wurde ein fehlinterpretiertes Empyem chirurgisch drainiert. Die richtige Diagnose war ein Leberabszeß, der durch das Zwerchfell in die Pleurahöhle durchgebrochen war.

430 Thorax-Röntgenaufnahme. Die Röntgenuntersuchung des Thorax kann einen Amöbenabszeß der Leber vermuten lassen. Die röntgenologischen Zeichen sind Anhebung des Zwerchfells, ein kleiner Pleuraerguß sowie einige Kollapslinien an der rechten Lungenbasis. Bei der Durchleuchtung findet sich eine beeinträchtigte oder paradoxe Beweglichkeit des rechten Hemidiaphragmas.

428

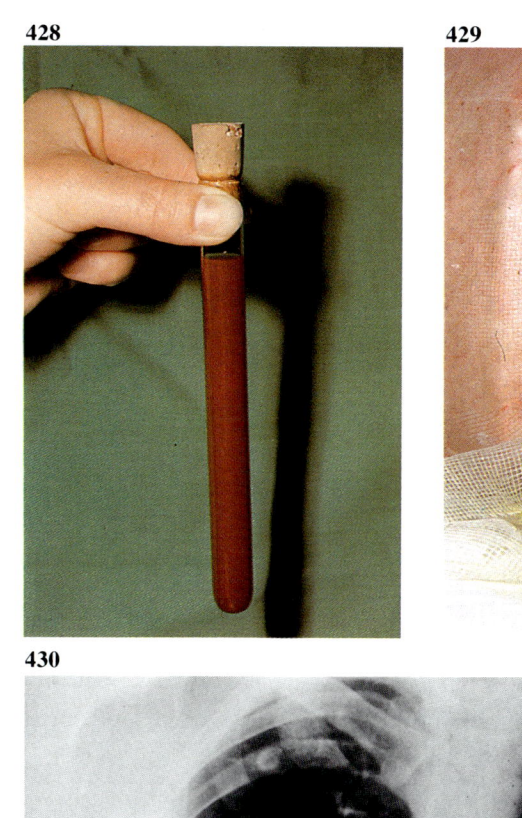

429

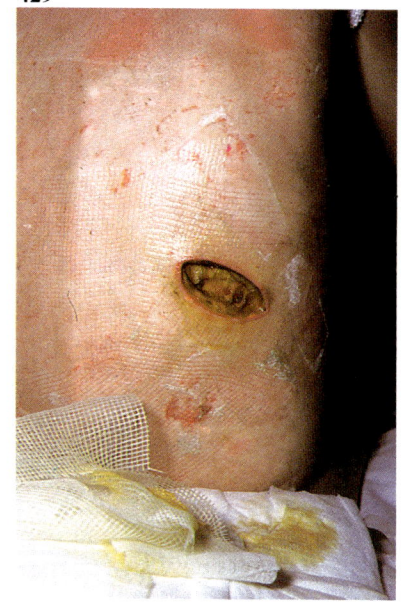

430

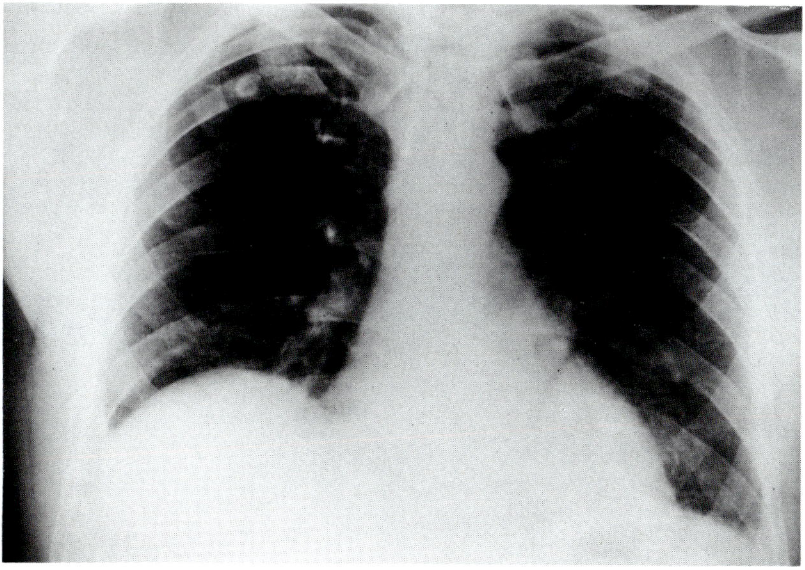

Malaria

Malaria wird durch einzellige Parasiten vom Genus Plasmodium verursacht und auf den Menschen durch den Stich einer weiblichen Anopheles-Mücke übertragen. Malariainfektionen beschränken sich auf den Menschen, welcher Zwischenwirt ist. Endwirt ist die Mücke, in der sich die sexuellen Formen des Parasiten finden. Malaria ist fast gänzlich auf die Tropen und Subtropen beschränkt. Gelegentlich jedoch kann eine infizierte Mücke in ein nichtendemisches Gebiet transportiert werden und Menschen infizieren, oder aber eine infizierte Person aus einem endemischen Gebiet kann zur Infektionsquelle für eine Mücke in einem gemäßigten Teil der Erde werden.

431 Leberschizont. Sporozoiten – durch die Stechmücke inokkuliert – verbringen eine kurze Zeit im peripheren Blut, bevor sie sich in der Leber festsetzen. Abhängig von der Parasitenart werden die Abkommen des Leberschizonten früher oder später in das strömende Blut entlassen, wo sie Erythrozyten befallen. Die Parasiten der Tropica- oder Falciparum-Malaria und die der Quartana werden früh entlassen, während die von Vivax und Ovale erst Wochen, Monate oder selbst Jahre später entlassen werden können.

432 Plasmodium falciparum – kleine Ringe. Die Parasiten der Malaria tropica erscheinen in den peripheren Erythrozyten als kleine Ringe oder Merozoiten. Oft kann man mehr als einen Parasiten innerhalb eines roten Blutkörperchens sehen. Die Parasitämie (Anteil der befallenen roten Blutzellen) kann bis zu 20 % betragen. Die weitere Entwicklung des Parasiten findet in den tiefen viszeralen, nicht in den oberflächlichen Gefäßen statt.

433 Plasmodium falciparum – Gametozyten. Diese sexuellen Formen des Parasiten erscheinen im peripheren Blut Tage oder Wochen, nachdem die asexuellen Formen erstmalig zu sehen waren. Sie sind für Mücken infektiös. Die von P. falciparum sind charakterischerweise mondsichelförmig gestaltet.

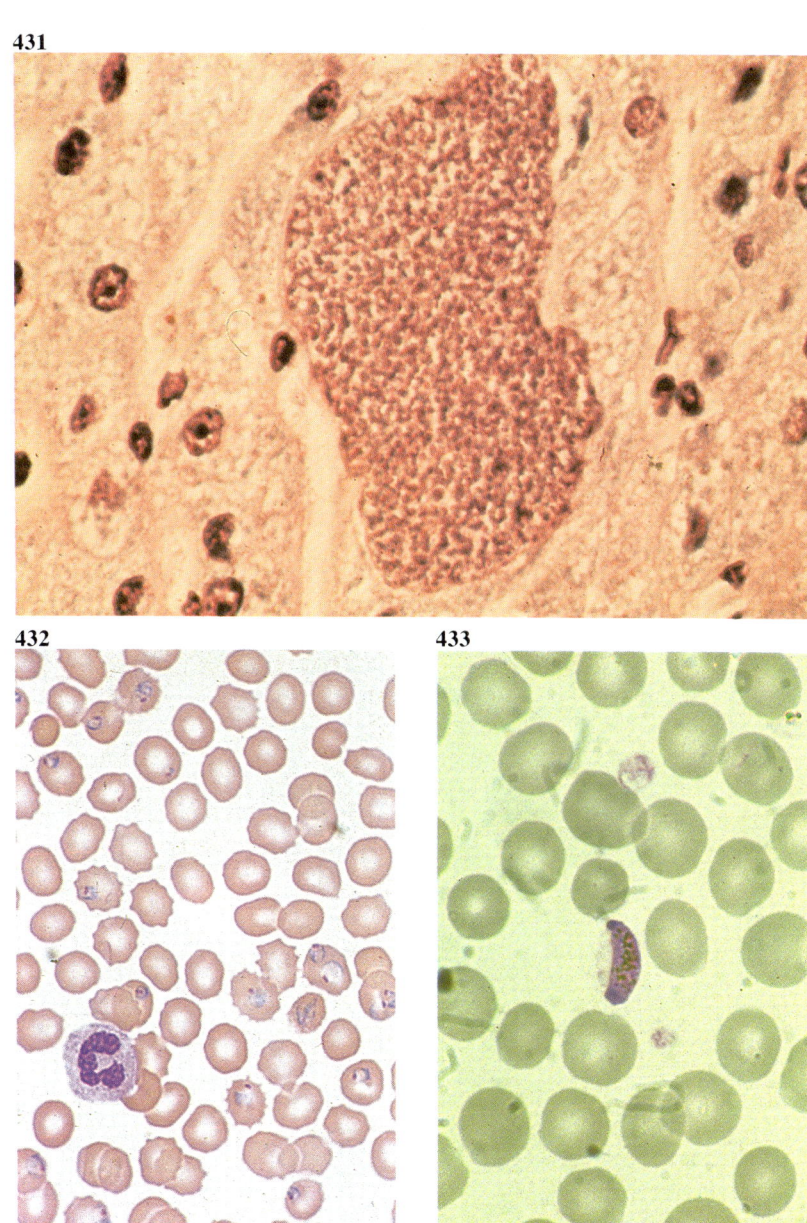

434   Plasmodium vivax. Diese Art wird in peripheren Blutausstrichen rasch erkannt, da sie den befallenen Erythrozyten ausfüllt und vergrößert. Beachte die typische Schüffnersche Tüpfelung. Die Parasitämie ist selten größer als 1%. Gametozyten sind selten zu sehen.

435   Plasmodium ovale. P. ovale gleicht in peripheren Blutausstrichen P. vivax, jedoch sind die ausgefüllten roten Blutzellen oval geformt und haben eine etwas gezackte Oberfläche. Gametozyten sind selten zu sehen.

436   Plasmodium malariae. Der Parasit der Malaria quartana erzeugt Schüttelfrost mit einer Periodizität von 72 Stunden. In der Regel besteht eine schwache Parasitämie. Rückfälle, die auf die Persistenz von Blut-, nicht von Leberformen zurückgehen, können noch Jahre nach der Erstinfektion auftreten. Die hier gezeigte „Band"-Form ist für P. malariae typisch.

437   Nephrotisches Syndrom. Das nephrotische Syndrom ist eine Komplikation der Malaria, besonders bei mit P. malariae infizierten Kindern. Es unterscheidet sich vom kindlichen nephrotischen Syndrom in gemäßigten Klimaten dadurch, daß es in einem späteren Alter (3-5 Jahre) auftritt, weniger gut auf Kortikosteroide reagiert und eine schlechtere Prognose hat. Darüber hinaus reagiert es nicht auf eine Behandlung mit Antimalariamitteln.

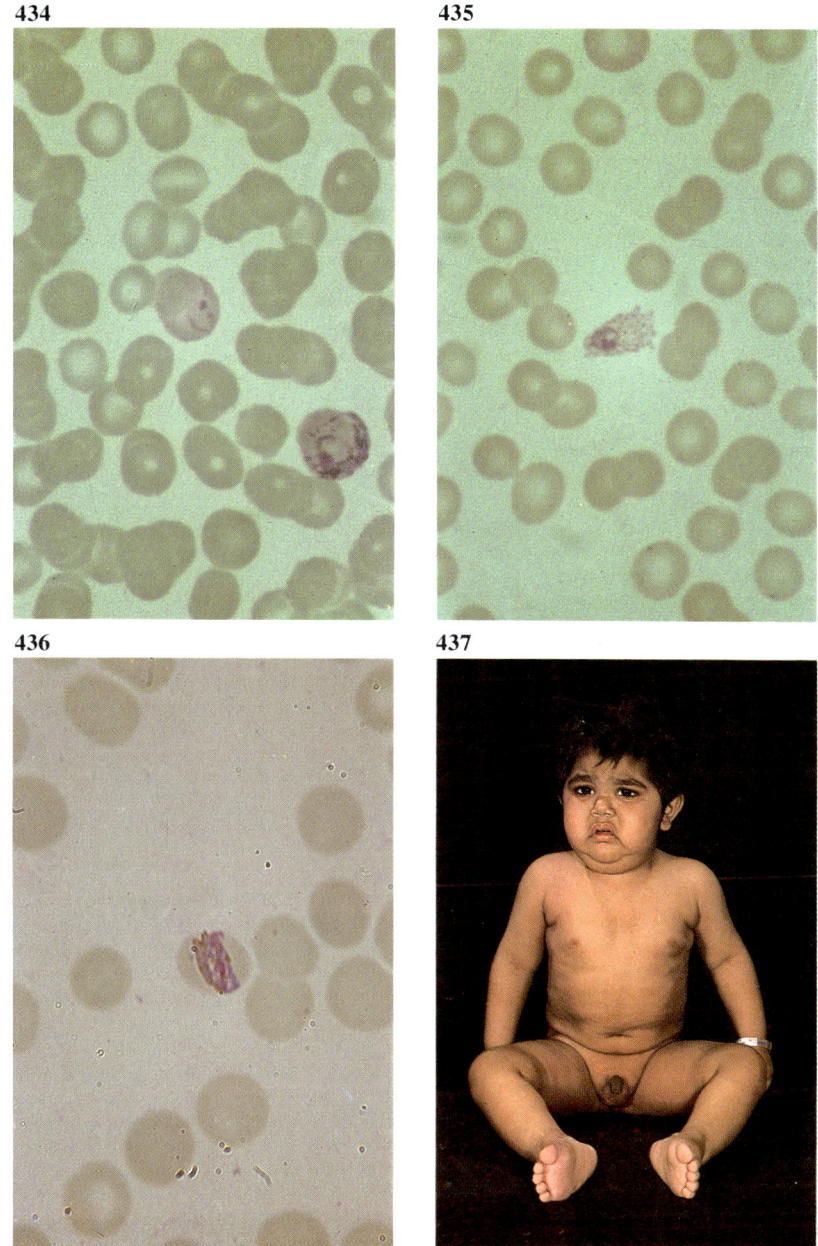

438 Gelbsucht. Fieber, Schüttelfrost und Schweißausbruch sind – gewöhnlich – die einzigen anormalen Befunde bei einem Malariaanfall. Bei den für einen komplizierten Verlauf verantwortlichen Falciparum-Infektionen können jedoch andere Zeichen, einschließlich Gelbsucht, hinzukommen. Letztere kann teils durch Hämolyse, teils durch Leberschädigung verursacht werden. Eine schwere Gelbsucht ist häufig verbunden mit anderen Erscheinungen einer komplizierten Malaria, wie zerebrale Symptome, Nierenversagen und Blutung.

439 Blutung. Thrombozytopenie ist häufig bei Falciparum-Malaria. Sie ist jedoch nicht ausgeprägt genug, um eine Blutung hervorzurufen. Gelegentlich können jedoch subkonjunktivale Blutungen auftreten.

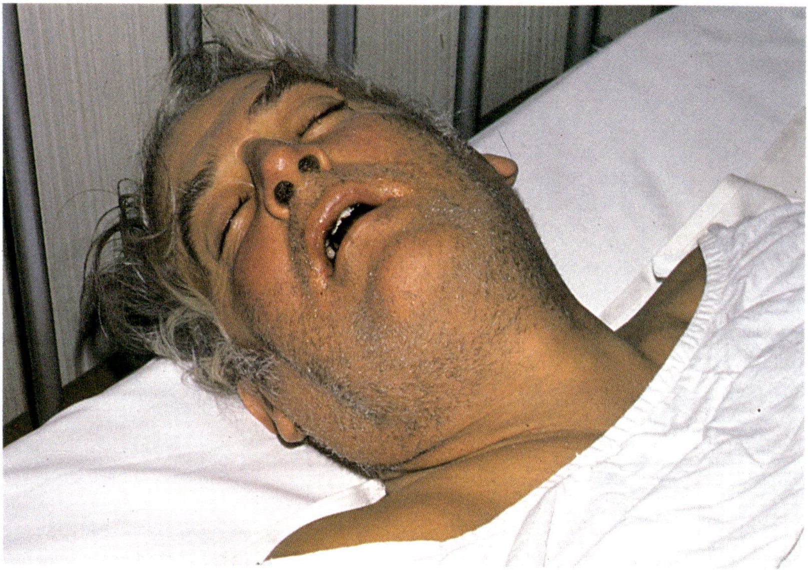

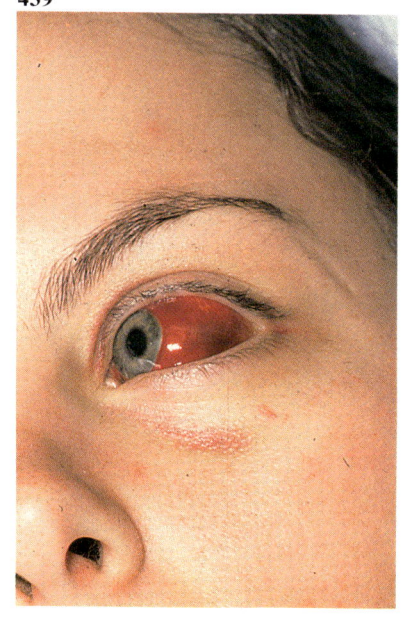

440 Histologie – zerebrale Malaria. Nur Falciparum-Malaria ist tödlich. Eine Verschlechterung kann plötzlich einsetzen. Sie kann sogar eintreten, während der Patient oral Antimalariamittel einnimmt. Der Tod tritt als Folge einer Verstopfung der viszeralen Gefäße auf, die vollgepackt sind mit infizierten Erythrozyten. Die zerebrale Malaria ist das Ergebnis einer solchen Verstopfung. In dem hier gezeigten Gehirnschnitt findet sich Pigment. Die Erythrozyten enthalten sich teilende Parasiten (Schizonten).

441 Histologie – Leber. Malariapigment ist ein auffälliger Befund sowohl in Leberschnitten von tödlich ausgegangenen Fällen als auch in Leberbioptaten von Patienten, die in endemischen Gebieten leben.

440

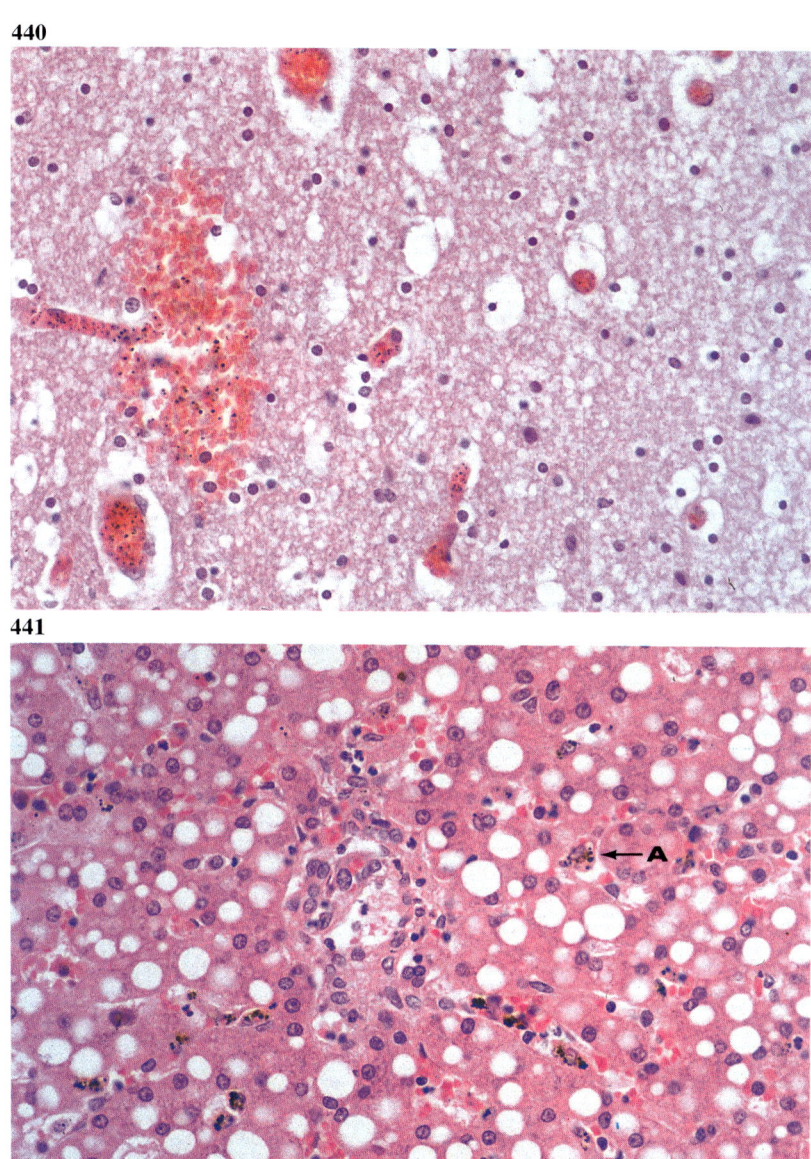

441

Pfeifersches Drüsenfieber

Vermehrung der Lymphozyten im Blut
Bezeichnung für Erkrankung d. Lymphknoten
xxx generalisiert = allgemeine Ausbreitung
         ganzer Körper, o ganzes Organ

Tropozoid = vegetative Form bei Protozoen

Gameten = ♂ + ♀ Keimzellen zusammenfassende Bez

Toxoplasmosis

Die Infektion mit dem Protozoon Toxoplasma gondii ist bei Vögeln und vielen Säugetieren, einschließlich des Menschen, weitverbreitet. Die Befallsrate der menschlichen Bevölkerung wechselt beträchtlich; sie ist am höchsten in den Tropen. Die nach der Geburt erworbene Toxoplasmose verläuft in der Regel als subklinische Infektion oder als gutartige Lymphadenitis, sie kann aber gelegentlich auch eine Enzephalitis oder eine oft tödlich verlaufende, generalisierte Erkrankung hervorrufen. Während der Schwangerschaft geht die Toxoplasmose der Mutter rasch auf den Fetus über, der abstirbt oder ernsten Schaden an Auge oder Gehirn erleidet.

Bei erworbener Toxoplasmose ist der übliche Krankheitsverlauf eine gutartige Lymphadenitis, welche der glandulären Spielart der akuten, infektiösen Mononukleose sehr ähnelt. Der Blutausstrich kann eine Lymphozytose mit atypischen Zellen aufweisen, jedoch ist der Paul-Bunnell-Test immer negativ. Die Hauptkrankheitszeichen sind Abgeschlagenheit und Lymphadenopathie, welche generalisiert oder auf eine Region beschränkt sein kann. Die Rekonvaleszenz ist verzögert, aber die vollständige Wiederherstellung die Regel. Die Diagnose wird mit Hilfe des Sabin-Feldmanschen Farbtestes gestellt.

Das Toxoplasma existiert in 3 Hauptformen: Trophozoit, Gewebszyste und Stuhlzyste. Der Trophozoit oder die freie Form breitet sich im Wirt aus und erzeugt Krankheit. Es handelt sich um eine kernhaltige Zelle, die mondsichelförmig oder birnenförmig gestaltet ist und in der Längsachse etwa $5,0\,\mu m$ mißt. Der Parasit vermehrt sich im Zytoplasma der Wirtszelle in einem Vorgang der inneren Knospung, welcher Endodyogenie genannt wird. Schließlich ist die Wirtszelle mit Trophozoiten angefüllt, platzt und gibt die Parasiten frei, welche weitere Zellen infizieren.

Sobald sich eine Immunität entwickelt, werden die freilebenden Formen zerstört, und der Parasit tritt in Augen, Zentralnervensystem und Skelettmuskeln in ein zystisches Stadium ein. Diese Zysten enthalten Zoiten und können für viele Jahre überleben, ohne eine Wirtsreaktion hervorzurufen. Wahrscheinlich kann eine Infektion durch Genuß von ungekochtem Fleisch, welches Zysten enthält, übertragen werden.

Ein sexueller Fortpflanzungszyklus ist in den Därmen von infizierten Katzen entdeckt worden. Es bilden sich Gameten in den Schleimhautzellen, und ein befruchteter Makrogamet wird als Oozyste ausgeschieden. Diese durchläuft einen weiteren Reifeprozeß im Boden, um eine reife Stuhlzyste, die 4 Sporozoiten enthält, zu bilden. Nach Aufnahme durch irgendein warmblütiges Tier wird die Zystenwand verdaut, die Sporozoiten dringen in die Schleimhautzellen ein, wo sie zu Trophozoiten werden und den Wirt befallen.

Keim

442 Trophozoiten im Zytoplasma der Wirtszelle (Färbung nach Leishman). Trophozoiten kann man im Zytoplasma jeder kernhaltigen Zelle finden, sie sind aber besonders häufig in den Zellen des retikulo-endothelialen Systems. Sie sind mondsichel- oder birnenförmig gestaltet mit abgerundeten oder spitzen Enden. Nach Leishman gefärbt, ist das Trophozoiten-Zytoplasma blau und enthält eine rundliche, rötlich gefärbte Chromatinmasse, den Kern. Die Größe kann in Beziehung zu den sich schwach anfärbenden roten Blutzellen geschätzt werden. Die Fortpflanzung erfolgt asexuell durch Längsteilung. Schließlich bildet sich eine intrazelluläre Kolonie (Pseudozyste) von 16-32 Trophozoiten.

443 Von der Zelle freigegebene Trophozoiten (Färbung nach Leishman). Die Wirtszelle platzt und gibt dabei die Trophozoiten frei. Diese breiten sich über den Körper aus, dringen in Zellen des retikulo-endothelialen Systems ein und vermehren sich dort, bis sich eine Immunität entwickelt und die freien Formen zerstört werden.

444 Gewebszyste im Kleinhirn (HE). Sobald die Immunität ansteigt, bilden sich Zysten, und der Parasit tritt in eine andere Zyklusphase ein. Diese Zysten sind durch eine feste elastische Membran vom Wirtsgewebe getrennt und rufen keine entzündliche Reaktion hervor, wenn sie nicht leck sind. Die junge Zyste ist klein und enthält nur 2 Zoiten, welche kleinen Trophozoiten gleichen. Die Zyste wächst jedoch langsam, während sich die Zoiten vermehren, und kann schließlich einen Durchmesser von 100 µm erreichen und viele tausend Zoiten enthalten.

Gewebszysten sind spärlich, und man muß viele Gewebsschnitte untersuchen, bevor man eine findet. Eine Schrumpfung während der Fixation hat den ungefärbten Hof um die im Kleinhirn gelegene Zyste hervorgerufen. (Pfeil = Zyste)

Pathologie

445 Schnitt eines infizierten Lymphknotens, welcher aktive Keimzentren zeigt (HE). Das histologische Bild eines infizierten Lymphknotens ist nicht pathognomonisch, und man findet selten die parasitären Zysten. Die Veränderung besteht in einem nicht nekrotisierenden Granu-

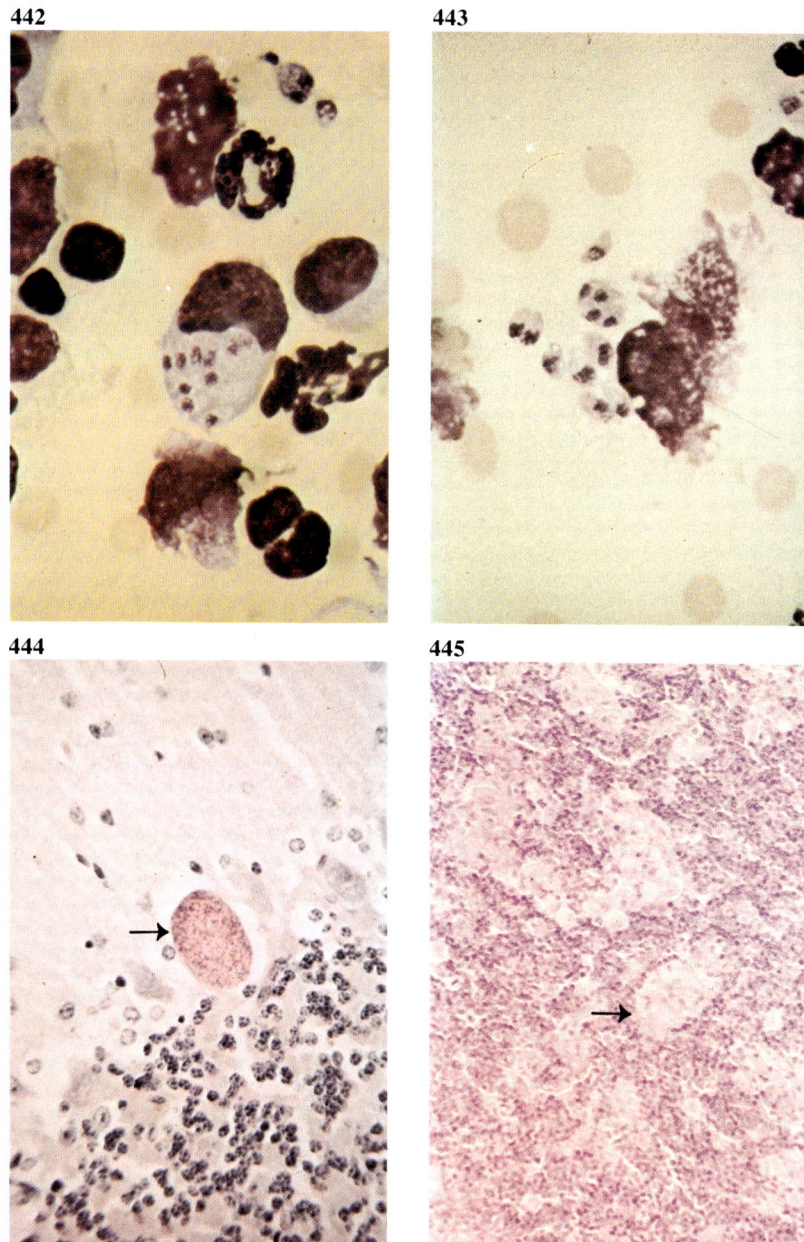

lom mit zahlreichen kleinen Haufen von großen epitheloiden Makrophagen, die zwischen Lymphoidgewebe zerstreut sind. Riesenzellen fehlen. Ein ähnliches Bild findet man bei früher Tuberkulose und bei Sarkoidose. (Pfeil = große, epitheloide Makrophagen)

Klinische Befunde

446   Akute Choroidoretinitis.

447   Chronische Choroidoretinitis. Eine klinische oder subklinische Infektion während der Schwangerschaft kann zur Invasion der Feten durch Trophozoiten führen. Das Ausmaß des Schadens hängt ab vom Alter der Feten und von der Virulenz des Toxoplasmastamms. Bei früher Schwangerschaft kann die Infektion zum Abort führen, in späteren Stadien aber brauchen sich die Zeichen einer Schädigung erst einige Wochen nach der Geburt bemerkbar zu machen. Anfänglich sind das retikuloendotheliale System und die Muskeln schwer befallen, letztlich aber drängt der Parasit in das Zentralnervensystem, wo er schweren und bleibenden Schaden verursachen kann. Die klassische Trias von Hydrozephalus, Gehirnverkalkung und Choroidoretinitis findet sich in 60% der Fälle.

Choroidoretinitis ist eine häufige Manifestation der kongenitalen Toxoplasmose. Sie kann bei der Geburt vorhanden sein oder sich wenige Wochen später entwickeln. Bei der Mehrzahl der Kranken sind beide Augen befallen. Obgleich die Augenveränderungen sich gewöhnlich auf Choroidea und Retina beschränken, können auch Nachbarstrukturen betroffen und die Augen schwer geschädigt sein. Ein schwerer Defekt wird sich kurz nach der Geburt bemerkbar machen. In solchen Fällen ist ein weißer „Reflex" vorhanden, und es kann unmöglich sein, den Fundus zu untersuchen. Ist die Infektion weniger schwer, so kann sie übersehen werden, bis Schielen oder ein Nystagmus auftreten. Fundusveränderungen können bei Routineuntersuchungen von Schulkindern mit Sehdefekten entdeckt werden. Gelegentlich können ältere Kinder und Erwachsene akute Exazerbationen erleiden, die mit Glaskörpertrübungen und verminderter Sehschärfe einhergehen.

Nach Abklingen des akuten Stadiums wird das nekrotische Gewebe resorbiert. Es bleibt eine gefäßlose Narbe, durch welche häufig die Sklera durchscheint. Diese Narben haben wechselnde Größe und können multipel auftreten. Sie sind umrahmt von schwarzem choroidalem Pigment.

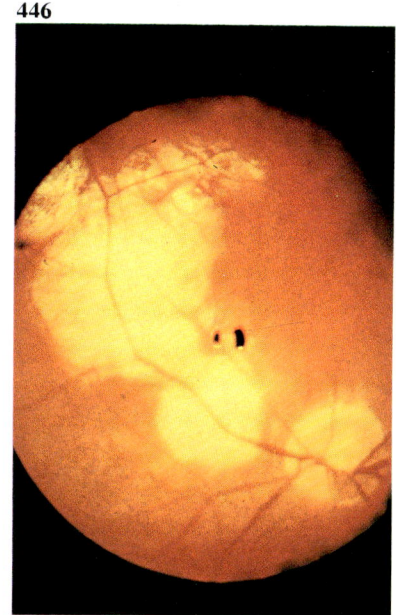 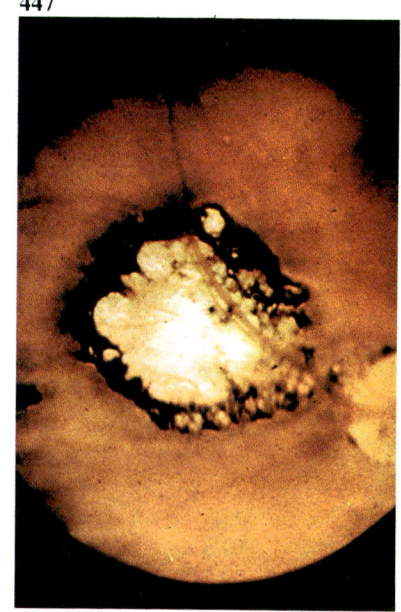

448 Hydrozephalus. Ein Gehirnschaden ist häufig, kann aber während der ersten Lebensmonate schwierig zu erkennen sein. Bei der üblichen Erkrankung ist gewöhnlich eine geistige Retardierung vorhanden, oft von Epilepsie begleitet. Die Zerebrospinalflüssigkeit ist xanthochrom mit erhöhtem Eiweißgehalt und vermehrter Zellzahl, die überwiegend mononukleär ist. *einzelne Nervenkerne erkrankt*

Entzündliche Herde mit nekrotischen Arealen sind über das gesamte Gehirn und das Rückenmark verstreut, jedoch besonders zahlreich in den subependymalen Schichten in den Wänden der Seitenventrikel. Nekrotische Gewebsteile können in die Ventrikel abgestoßen werden und den Aquädukt blockieren, oder ein akutes, entzündliches Ödem kann die Aquäduktwände komprimieren. In beiden Fällen kommt es zu einem obstruktiven Hydrozephalus.

Die Zerstörung des Gehirngewebes kann beim Feten so ausgedehnt sein, daß das Gehirn geschrumpft und der größere Teil der Schädelhöhle mit gelber Zerebrospinalflüssigkeit ausgefüllt ist. „Pseudozysten" können in den nekrotischen Arealen vorhanden sein und den diagnostischen Beweis liefern. Eine sehr sorgfältige Suche kann gelegentlich frei im Gehirn liegende Trophozoiten aufdecken, jedoch gelingt ihr Nachweis leichter durch Überimpfung von Zerebrospinalflüssigkeit auf junge Mäuse.

449 Röntenaufnahme des Schädels mit intrakranialen Verkalkungen. Während der Abheilung werden Kalziumsalze im nekrotischen Gewebe abgelagert und können bei der Röntgenuntersuchung entdeckt werden. Die Verkalkung ist zuweilen schon bei der Geburt vorhanden, kann sich aber auch um mehrere Monate verzögern.

Bei der Röntgenuntersuchung kann man lineare Streifen parallel zu den Wänden der Seitenventrikel finden und unregelmäßige Verschattungen in der Subkortex und in den Basalganglien entdecken. Es sollte jedoch bedacht werden, daß nur 50 % der Kinder unter einem Jahr mit Gehirnverkalkungen und Choroidoretinitis eine Toxoplasmose haben.

448

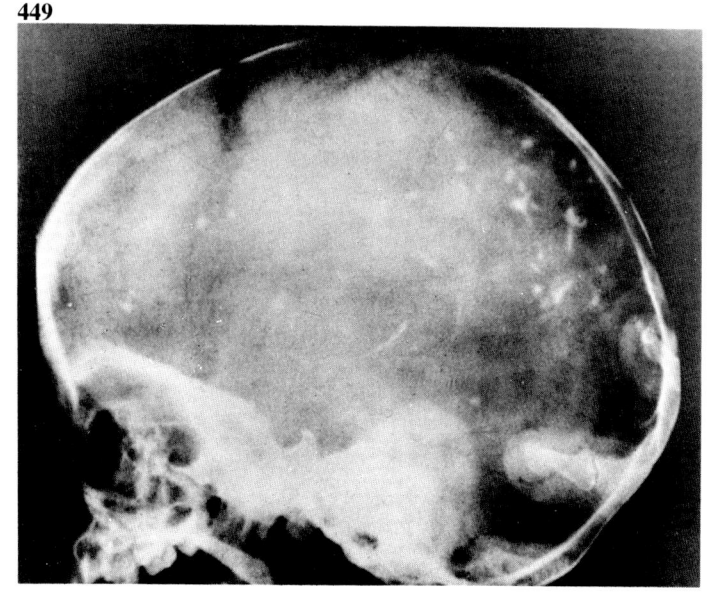

449

Verschiedene Zustandsbilder

Mykoplasmainfektionen

Mykoplasmen, früher als pleuropneumonieartige Organismen (PPLO) bekannt, sind sehr kleine, parasitäre und saprophytäre Mikroorganismen, welche in der Natur weitverbreitet sind. Sie sind für Atemwegserkrankungen beim Menschen und vielen Tieren verantwortlich. Mycoplasma pneumoniae (Eaton's Agens) wird als Ursache von Respirationserkrankungen beim Menschen angesehen, während Mycoplasma hominis, Typ 1, als mögliche Ursache einer unspezifischen Urethritis und anderer Infektionen des Genitaltraktes verdächtigt wird. Man findet viele Arten als Kommensalen in Mund und Genitaltrakt von Mensch und Tier. *Zusammenlebende Parasiten*

Keim

mehrgestaltig

450 Mykoplasmakolonien auf Agarnährboden. Mykoplasmen sind sehr kleine pleomorphe Organismen mit von 0,125-03 µm wechselndem Durchmesser. Sie enthalten sowohl DNS als auch RNS, haben aber keine feste Zellwand. Die meisten Arten wachsen aerob auf einem zellfreien, mit Serum angereicherten Nährboden, aber einige Arten erfordern zusätzlich CO_2. Das Wachstum beginnt als Körnchen (Elementarkörperchen), welches sich vergrößert und durch mehrfache Teilung in neue Körnchen oder Fäden teilt. Die Körnchen können an der Mutterzelle angeheftet bleiben, so daß viele verschiedene Formen entstehen können. Auf festem Agarnährboden werden die Körnchen durch Kapillarsog in die Zwischenräume des Gels gesogen, von wo sie dann nach oben an die Oberfläche wachsen, wo eine dünne Schicht vom Koloniezentrum aus sich im Wasserfilm auf der Agaroberfläche ausbreitet. Das aufgeworfene, granuläre Zentrum, das von einer dünnen, durchscheinenden Platte umgeben ist, ergibt das typische „Spiegelei"-Aussehen. Die Kolonien wachsen langsam, sind aber mit dem bloßen Auge nach 7-12 Tagen zu erkennen. Die Gestalt der Kolonie wechselt je nach Art. Man kann spezifische, mit Fluoreszin markierte Antiseren verwenden, um die Kolonien zu identifizieren.

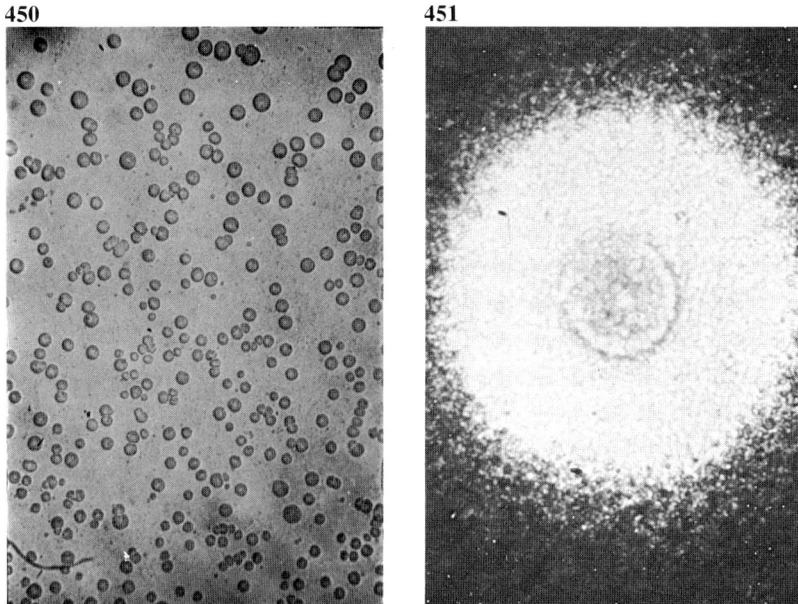

451   Betahämolyse durch M. pneumoniae. Einige Mykoplasmaarten erzeugen eine Lyse von Schafs- und Meerschweinchen-Erythrozyten. Die Hämolyse kann vom Alpha- oder Beta-Typ sein und sich auf 2-5 mm um die Kolonien herum ausdehnen. Zur Unterscheidung von M. pneumoniae und saprophytären Stämmen, die man beim Menschen findet, kann man die Vergärung von Zuckern benutzen. Jede Mykoplasmaart scheint antigendifferent zu sein.

452 Mykoplasmakolonie. Die Morphologie der Kolonien ist unterschiedlich und kann zur vorläufigen Identifizierung herangezogen werden. Im Querschnitt hat die Kolonie die Form einer Zeichenfeder. Der zentrale Anteil ist dicht, teils aufgrund des Wachstums der Keime in den Agarzwischenräumen und teils wegen der Anhäufung der Keime auf der Oberfläche. Die periphere Zone ist dünn und auf die Agaroberfläche beschränkt.

Mit Mykoplasma pneumoniae assoziierte Krankheiten

Akute Atemwegserkrankung

Mykoplasma pneumoniae kann – insbesondere in geschlossenen Gemeinschaften – Ausbrüche einer akuten Atemwegserkrankung verursachen. Epidemien können in unregelmäßigen Zeitabständen in der allgemeinen Bevölkerung vorkommen. Das Stevens-Johnson-Syndrom kann mit einer Mykoplasmainfektion in Verbindung stehen. Myringitis bullosa ist eine seltene Manifestation, bei der auf dem Trommelfell hämorrhagische Blasen gefunden werden.

Während des Krankheitsverlaufs entwickeln sich Antikörper gegen Mykoplasma, die durch Komplementbindung, Neutralisation oder Immunfluoreszenz nachgewiesen werden können. Darüber hinaus produzieren viele Patienten Agglutinine, welche mit Streptococcus MG reagieren, sowie – bei niedrigen Temperaturen – mit menschlichen Erythrozyten der Gruppe O.

453 Histologie der Lunge bei Mykoplasma-Pneumonie (HE). Während der akuten Phase kommt es zu einer ausgedehnten Entzündung des Lungenparenchyms. Die Alveolarwände sind durch Infiltrate verdickt. Bronchitis und Bronchiolitis sind hervorstechende Merkmale. Es kann zu Schleimhautulzeration kommen. Pfröpfe aus Schleimeiter und abgeschilfertem Material können die Lumina der Bronchiolen verstopfen und damit den Kollaps einiger Alveolen und kompensatorische Überdehnung bei anderen hervorrufen. Das entzündliche Exsudat besteht hauptsächlich aus mononukleären und roten Blutzellen. Der Schnitt zeigt das charakteristische Aussehen im späten Krankheitsstadium mit zahlreichen lymphoiden Follikeln in der Nachbarschaft einer Bronchiole. (A = Bronchus, B = lymphoider Follikel, C = Alveole)

452

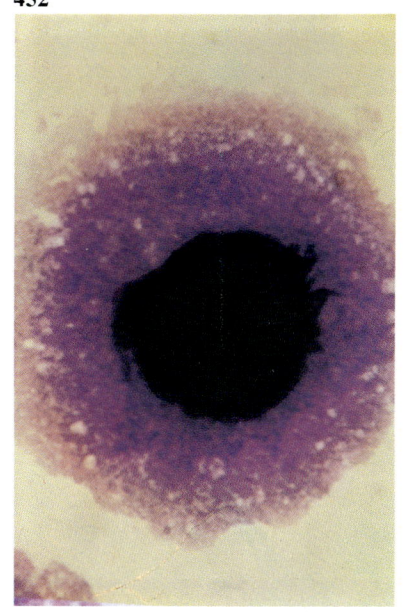

453

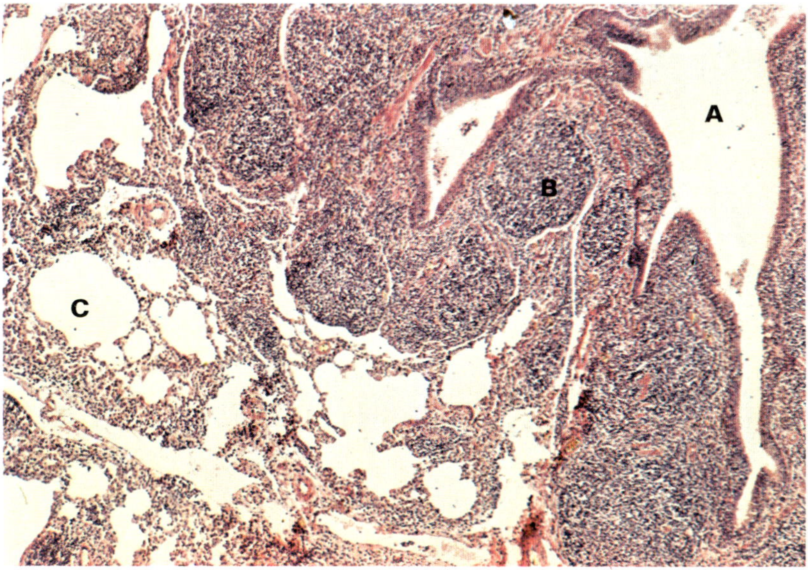

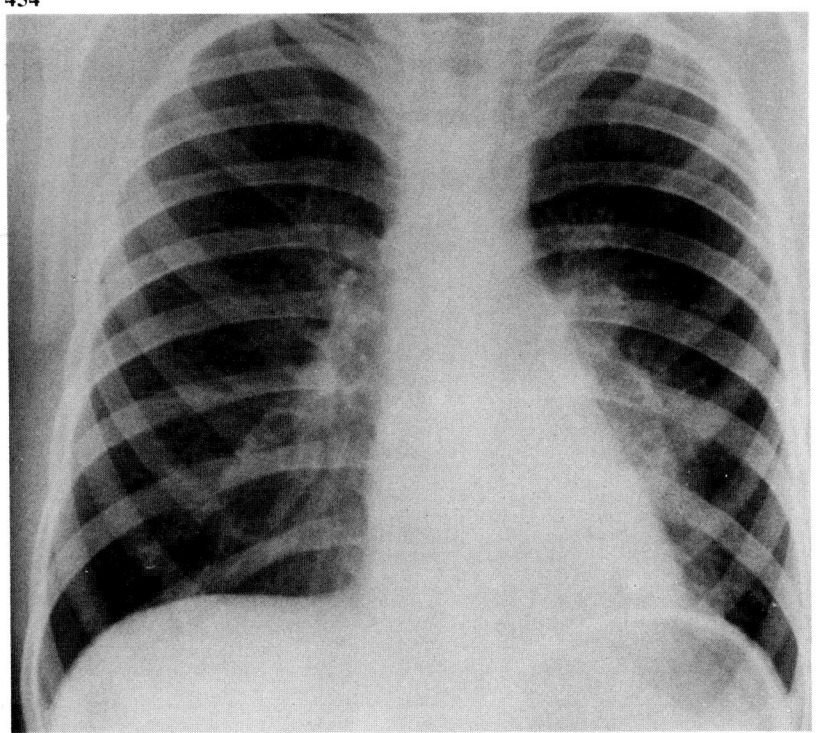

454 Thorax-Röntgenaufnahme – peribronchiale Stauung. Die Krankheit beginnt allmählich mit Allgemeinsymptomen wie Kopfschmerzen, Frösteln, Myalgien und erheblicher Abgeschlagenheit. Innerhalb von 1 oder 2 Tagen entwickelt der Patient Zeichen einer Infektion der oberen Atemwege mit entzündetem Rachen, gefolgt von quälendem Husten und retrosternalen Schmerzen, die von einer Tracheobronchitis herrühren. Der Auswurf ist spärlich und kann schleimig oder schleimig-eitrig sein. Gelegentlich können sich Blutstreifen finden. Die Thorax-Röntgenaufnahme kann bei solchen Patienten aufgrund von peribronchialer Stauung streifige Verschattungen zeigen.

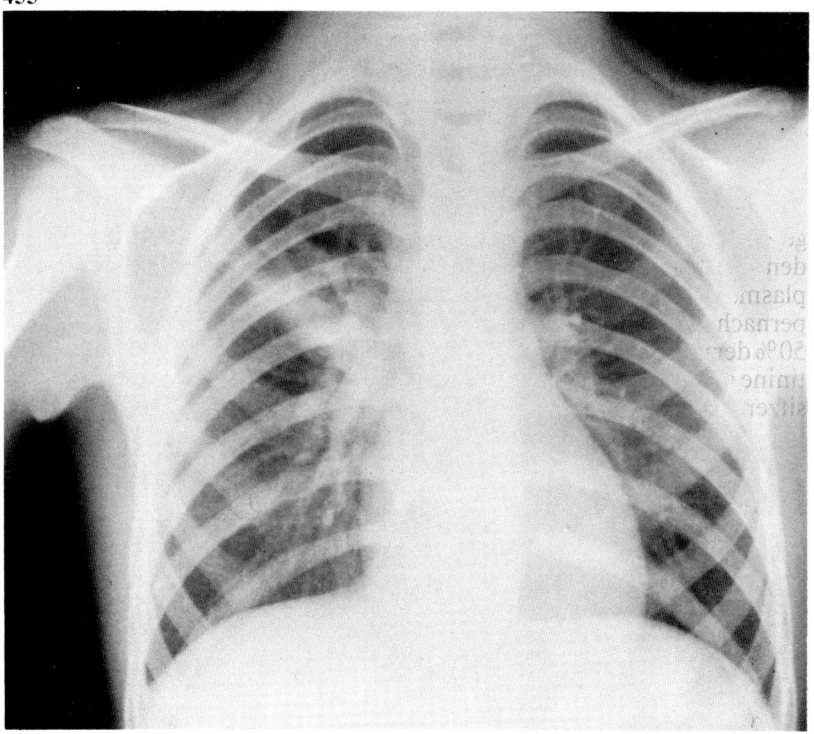

455 Thorax-Röntgenaufnahme – Segmentbeteiligung. Die Schwere der Krankheit und die Ausdehnung der Lungenbeteiligung variieren stark. Die Hauptzeichen sind Fieber, Abgeschlagenheit und grundlose Ermüdbarkeit. Atemnot ist ungewöhnlich, und man findet bei der klinischen Untersuchung der Brustorgane außer einigen Krepitationen sehr wenig. Die Blockade der Bronchiolen, die zu kleinen atelektatischen Gebieten Anlaß gibt, sowie die Ausbreitung der Entzündung in das Lungengewebe entlang der Bronchiolen zeigt sich auf Thoraxaufnahmen als weiche miliare Verschattung oder als kleinknotige Fleckung.

456 Thorax-Röntgenaufnahme – Hilusausstrahlung. In einigen Fällen zeigt die Röntgenuntersuchung Verschattungen mit dem Aussehen von Milchglas, welche vom Hilus ausstrahlen. Dieser Befund ist nicht spezifisch für eine Mykoplasmainfektion, sondern kann auch hervorgerufen werden durch die Erreger von Psittakose-Ornithose, durch Coxiella burnetii sowie eine Anzahl von Viren einschließlich des Respiratory-syncytial-Virus, Adenovirus, Parainfluenzavirus und des Influenzavirus. Für eine endgültige Diagnose muß man den 4fachen Antikörpertiteranstieg gegenüber dem verdächtigten Erreger nachweisen. Im allgemeinen werden Komplementbindungsteste verwendet. Obgleich sie bei Mykoplasmainfektionen nicht so empfindlich reagieren wie andere Antikörpernachweismethoden, haben sie den Vorteil der Einfachheit. Bis zu 50% der Patienten mit Mykoplasma-Pneumonie entwickeln Kälteagglutinine gegen menschliche Erythrozyten der Gruppe O, und über 60% besitzen auch agglutinierende Antikörper gegen Streptococcus MG.

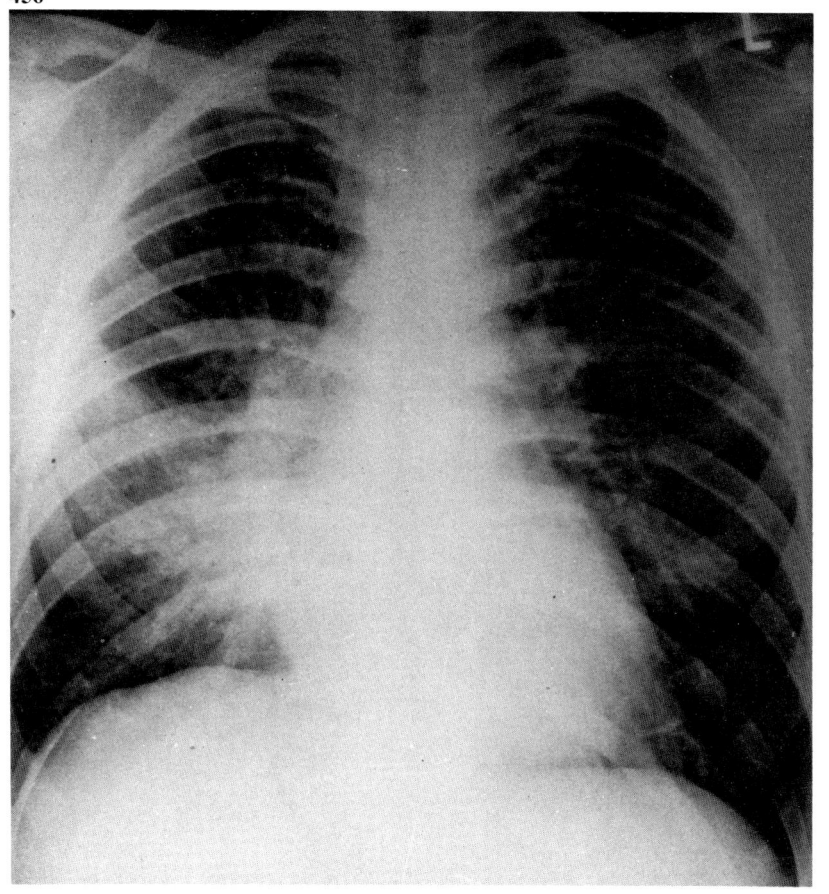

457 Thorax-Röntgenaufnahme – Lappenbeteiligung. Röntgenologisch wechselt das Aussehen der Lungen erheblich und stimmt mit dem klinischen Befund nicht überein. Die Verschattungen können einzeln stehen und über beide Lungen verstreut sein, oder sie können konfluieren und sich auf einen – speziell den unteren – Lappen beschränken. Gelegentlich wandern die Verschattungen von einem Gebiet ins andere.

Die Zahl der weißen Blutzellen ist gewöhnlich normal, kann aber bis auf 15 x 10^9/l erhöht sein. In wenigstens 40% der Fälle überschreitet die Blutsenkung 80 mm/h.

Obgleich die Krankheit in der Regel gutartig verläuft, ist die Erholung langsam. Die röntgenologischen Veränderungen können über Wochen bestehen bleiben. Ein tödlicher Ausgang ist selten, und Komplikationen sind ungewöhnlich.

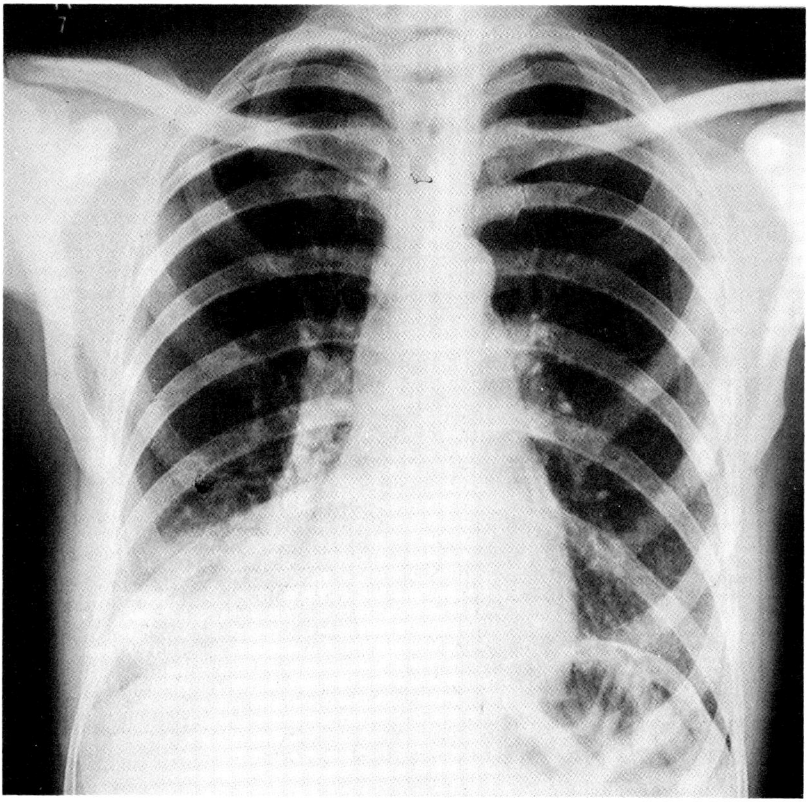

Stevens-Johnson-Syndrom

458 Mykoplasma und Stevens-Johnson-Syndrom. Mycoplasma pneumoniae kann das Stevens-Johnson-Syndrom mit oder ohne Zeichen einer Lungenbeteiligung hervorrufen. Das Vollbild des Syndroms besteht aus Konjunktivitis, Stomatitis, Vulvitis oder Urethritis und einem pleomorphen Ausschlag (s. **460** bis **463**).

Die Augenbindehäute sind akut entzündet, und die Augenlider können durch geronnenen Eiter verklebt sein. Ist die Mundschleimhaut schwer betroffen, kommt es zu ausgedehnten Ulzerationen, und das Schlucken wird zur Plage. Gegen Ende der zweiten Krankheitswoche beginnen die mukokutanen Läsionen abzuheilen, und der Allgemeinzustand des Kranken bessert sich rasch.

459 Mykoplasma und Stevens-Johnson-Syndrom. Mycoplasma pneumoniae ist von Patienten mit Stevens-Johnson-Syndrom gewonnen worden. Da sowohl die Unterhaut als auch die Epidermis betroffen sind, gibt es im klinischen Aspekt der Veränderungen erhebliche Unterschiede. Es besteht ein deutliches Ödem der Unterhaut und eine starke Infiltration mit neutrophilen und eosinophilen Leukozyten. Die kleinen Blutgefäße sind erweitert und von Lymphozyten umgeben. Bläschen können sich sowohl in der Epidermis als auch in der Unterhaut bilden. Subepidermale Bläschen können zusammenfließen und große Blasen bilden. Das Zentrum der Läsionen kann durch Blutung mißfarbig sein.

Man sieht im Bild das typische Schießscheibenaussehen bei zwei Hautveränderungen. Eine große Blase sitzt auf erythematösem Grund, und eine dunkle Blutungszone findet sich in der Mitte.

458

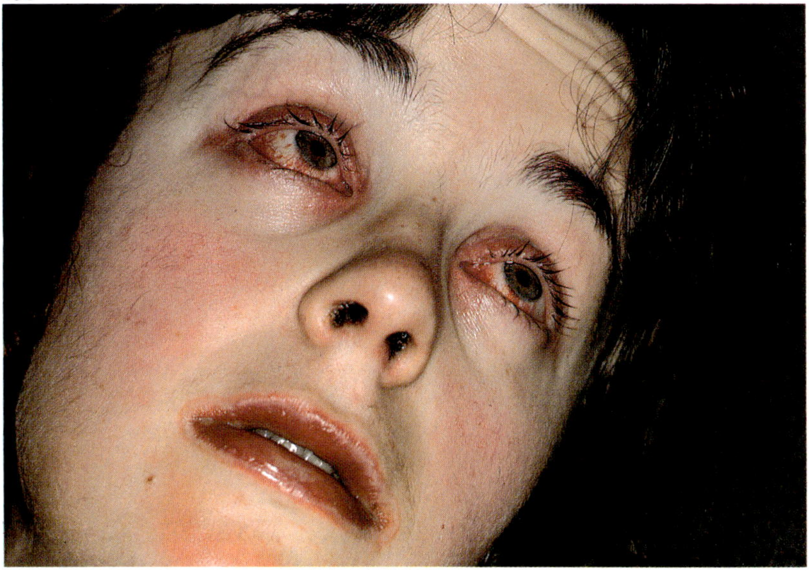

459

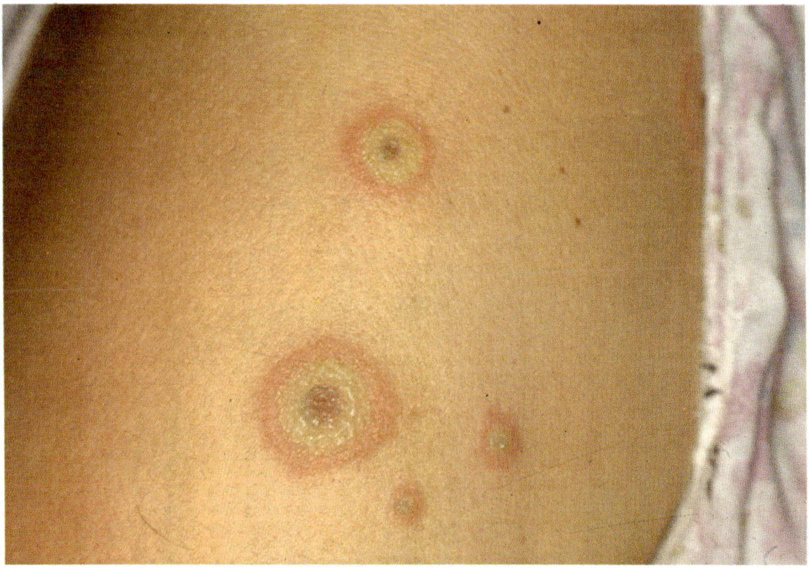

Stevens-Johnson-Syndrom

Das Stevens-Johnson-Syndrom besteht aus einer Kombination von pleomorphem Hautausschlag mit schwerer Geschwürsbildung im Munde sowie entzündlichen Erscheinungen an Auge und Harnröhre. Es handelt sich um einen Zustand akuter Überempfindlichkeit, wahrscheinlich eine schwere Variante des Erythema multiforme. Der auslösende Faktor kann eine Infektion, besonders eine des Rachens sein, oder das Syndrom ist Folge eines Medikamentengebrauchs, insbesondere von Sulfonamiden oder Antibiotika (s. a. Seite 374).

460 Stevens-Johnson-Syndrom – Mund und Mundhöhle. Die Krankheit beginnt gewöhnlich mit Fieber und allgemeiner Abgeschlagenheit, gefolgt von entzündlichen Veränderungen an Schleimhäuten und Haut. Die Stomatitis ist besonders belästigend, weil die Geschwüre im Mund schmerzen und zu Blutungen neigen. Die Lippen sind häufig schwarz von geronnenem Blut. Das Öffnen des Mundes ist erschwert. Wenn Mundhöhle und Pharynx ausgedehnt ulzeriert sind, wird das Schlucken zur Qual. Die Geschwürsbildung kann sich bis in die Luftröhre und Bronchien ausdehnen und von einer Pneumonie begleitet sein.

461 Stevens-Johnson-Syndrom – Augen. Es besteht eine intensive Entzündung der Bindehäute. Die Augenlider sind häufig durch Eiter verklebt.

Die Harnröhrenentzündung verursacht Schmerzen beim Wasserlassen; entzündliche Erscheinungen sind gewöhnlich auch an den äußeren Genitalien vorhanden. Der Kranke bleibt 1 Woche oder 10 Tage akut krank, bevor die Krankheit langsam zurückgeht.

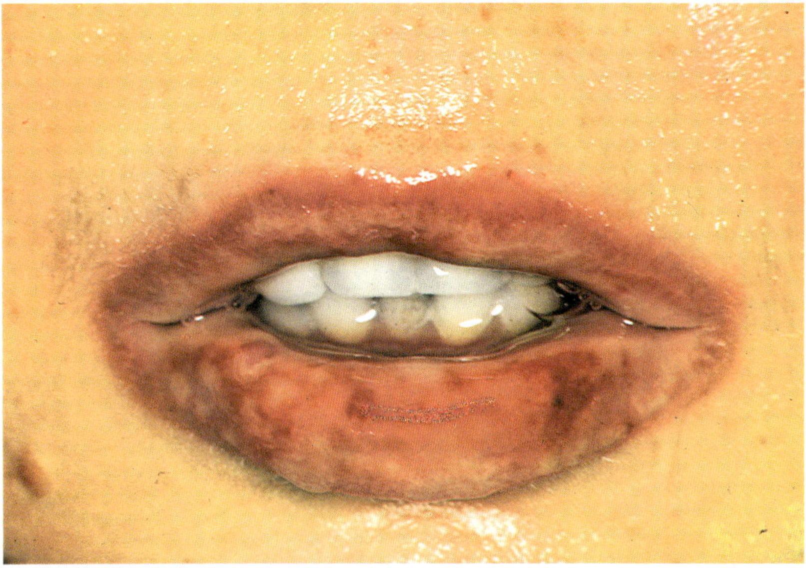

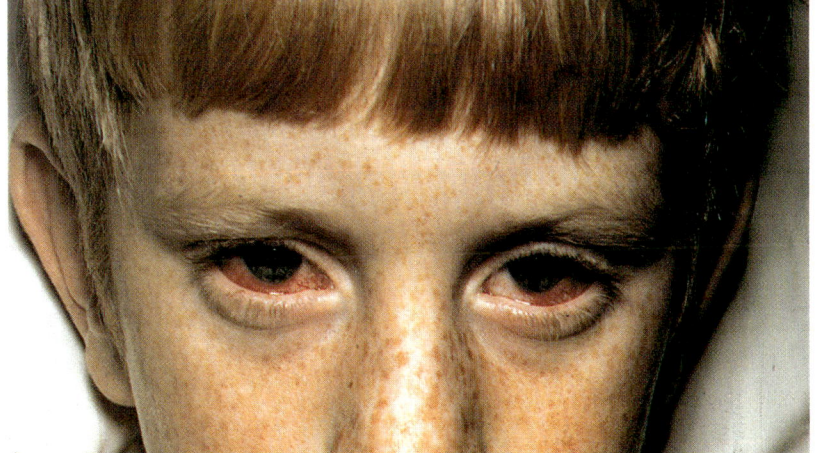

462   Stevens-Johnson-Syndrom – Ausschlag am Rumpf. Der Ausschlag kann den übrigen Symptomen vorausgehen oder folgen. Bei leicht verlaufenden Fällen erscheint der Ausschlag an den Streckseiten der Extremitäten und auf Hand- und Fußrücken. In schwereren Fällen sind Rumpf, Hals, Kopf und sogar Hand- und Fußflächen einbezogen. Die Kopfhaut ist selten betroffen. Die zentrifugale Anordnung des Ausschlags kann der des Pockenausschlags sehr ähnlich sein. Er pflegt Schwierigkeiten bei der Differentialdiagnose zu bereiten. Einige Ausschläge sind auch morbilliform, jedoch entwickeln sie sich nicht von oben nach unten. Die Streckseiten sind viel schwerer betroffen als bei Masern (s. **348** und **355**).

463   Stevens-Johnson-Syndrom – Nahaufnahme des Ausschlags. Der typische Ausschlag besteht aus kreisrunden, erythematösen Veränderungen mit verschieden gefärbten konzentrischen Ringen. Diese Schießscheiben- oder Irisausschläge messen etwa 1 cm im Durchmesser und treten hauptsächlich an den Extremitäten auf. Der Ausschlag ist sehr unterschiedlich und kann aus erythematösen Flecken, Bläschen, Pusteln und Blasen in verschiedener Zusammensetzung bestehen. Blut kann in einige Läsionen austreten und so deren Farbe verändern.

Bei histologischer Untersuchung der Haut sind die kleinen Blutgefäße gestaut und umgeben von mononukleären Zellen. Flüssiges Exsudat zerstört die Zellschichten und erzeugt Papeln, Bläschen und Blasen.

464   Stevens-Johnson-Syndrom – Arthritis. Viele andere Strukturen außer Haut und Schleimhäuten können betroffen sein. Pneumonie ist eine häufige Komplikation, und Myokarditis, Perikarditis, Enzephalitis und Enteritis kommen gelegentlich vor. Diese Patientin mit Stevens-Johnson-Syndrom hatte während des akuten Auschlagsstadiums eine schmerzhafte Schwellung ihrer kleinen Handgelenke. Die Arthritis bestand einige Wochen und verschwand dann, ohne Folgen zu hinterlassen.

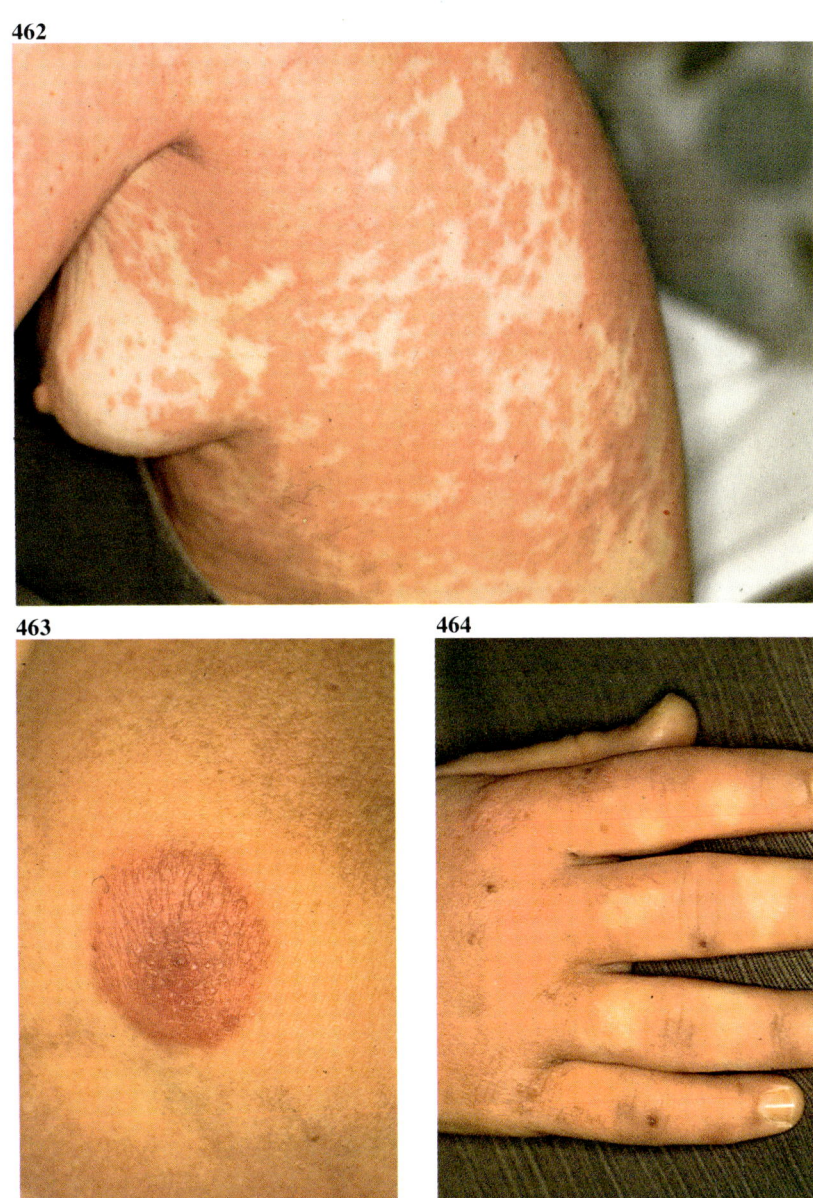

Brühhautsyndrom (toxische epidermale Nekrolyse)

Das Brühhautsyndrom (die toxische epidermale Nekrolyse) ähnelt dem Stevens-Johnson-Syndrom, unterscheidet sich aber hinsichtlich der Hautveränderungen. Diese sind äußerst schmerzhaft und bestehen aus großen Arealen nekrotischer Epidermis, welche sich bei geringstem Druck von der darunterliegenden Haut ablösen und ausgedehnte Felder rohen Fleisches freigeben. Der allgemeine Aspekt ist der einer Verbrühung.

Es gibt augenscheinlich zwei Arten des Brühhautsyndroms: eine wird durch Medikamente ausgelöst, die andere durch eine Infektion mit Staphylococcus aureus, in der Regel vom Phagentyp II. Der Einriß geschieht bei medikamentenbedingter Nekrolyse in den subepidermalen Schichten, während er nach Staphylokokkeninfektion innerhalb der Epidermis stattfindet. Die durch Staphylokokken verursachte Form befällt junge Altersgruppen und hat eine geringere Sterblichkeit. Die mit dem Brühhautsyndrom verbundenen Staphylokokkenstämme sind dieselben, die Impetigo, Pemphigus neonatorum und die Rittersche Krankheit hervorrufen (s. **55** und **56**). Staphylokokken können in der Haut oder an anderer Stelle vorhanden sein. Sie produzieren ein Exotoxin (Exfoliatin), das für die Nekrolyse verantwortlich ist.

465 Brühhautsyndrom – entzündliche Veränderungen im Gesicht. Die Haut sieht wie verbrüht aus. Die oberflächliche Schicht der Epidermis hat sich gelöst und ist über die tieferen Schichten geglitten, so daß ein Falteneffekt entsteht. Die Lippen sind akut entzündet und verkrustet.

466 Brühhautsyndrom – Zerstörungseffekt. Eine Nekrolyse in den subepidermalen Schichten kann einen bleibenden Hautschaden hinterlassen. Dieses Kind hatte eine schwere Attacke, in deren Verlauf ihre rechte Augenbraue auf die Stirn rutschte, bevor sie sich von der nekrotischen Haut trennte. Die Patientin überlebte das akute Krankheitsstadium, die Augenbrauenhaare erholten sich aber nicht mehr, andernorts entwickelten sich Keloidnarben.

467 Brühhautsyndrom – Gesicht einer indischen Frau. Die intensive konjunktivale Injektion kann von einer Keratitis begleitet sein, welche Narben und Einbuße der Sehkraft nach sich ziehen kann. Die oberflächliche Epidermis ist von der Haut über den Wangen abgeschoren, und die Lippen sind dort, wo sie geblutet haben, mit dicken Krusten bedeckt. Die Mundhöhle zeigte eine ausgedehnte Geschwürsbildung.

465

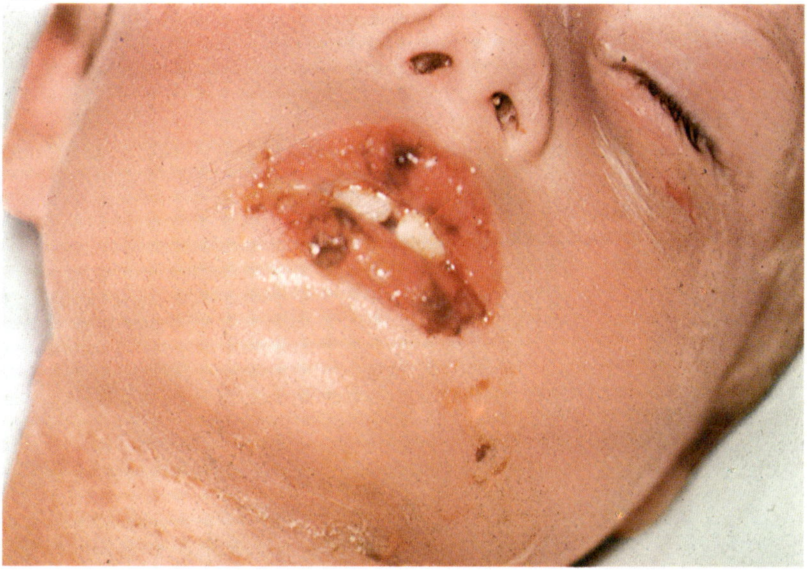

466

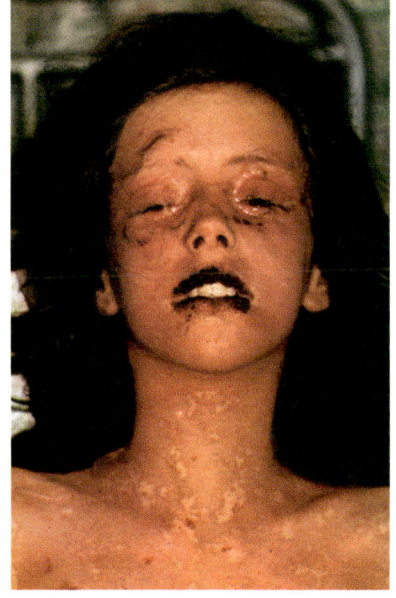

467

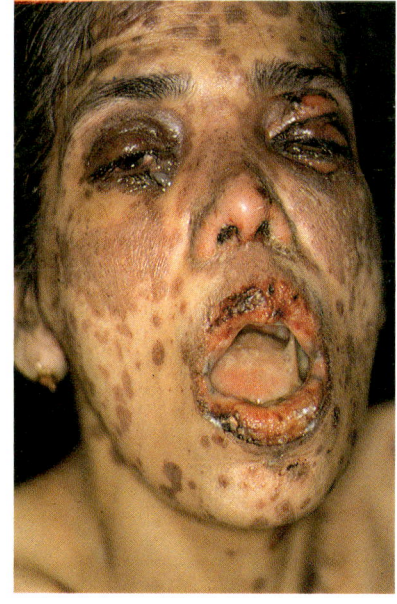

468 Brühhautsyndrom – Läsionen am Rumpf. Die oberflächlichen pigmentierten Hautschichten können bei dunkelhäutigen Patienten in der akuten Krankheitsphase verlorengehen, aber in der Rekonvaleszenz kehrt die normale Hautfarbe zurück.

469 Brühhautsyndrom – Nahaufnahme der Haut. Auf den geringsten Druck kommt die nekrotische Epidermis von der darunterliegenden Haut frei. Dies stellt das Nikolsky-Zeichen dar, welches nicht pathognomonisch ist und sich auch bei anderen Hautkrankheiten, wie z. B. bei Pemphigus, findet.

468

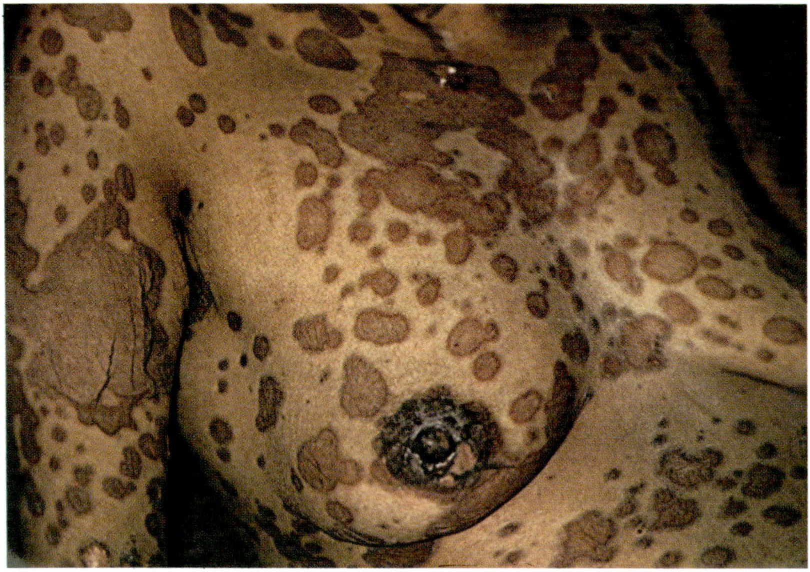

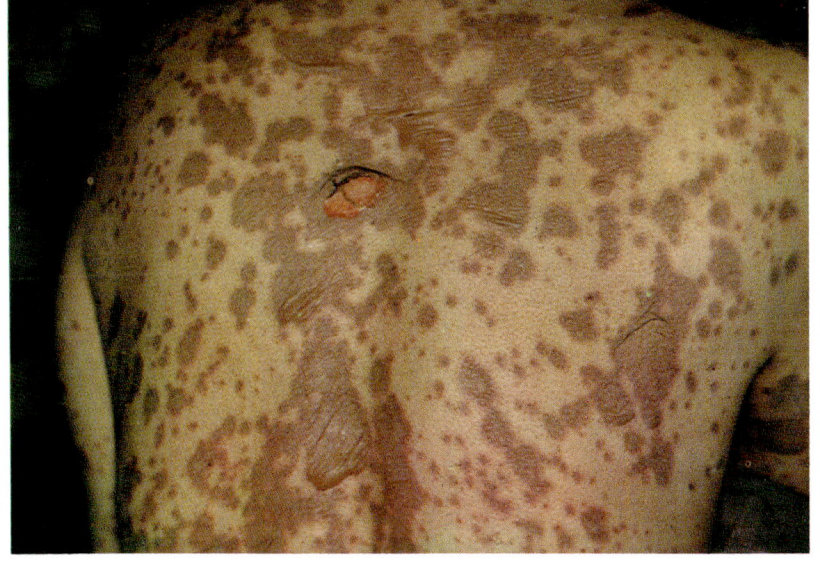

469

Kawasaki-Krankheit

Die Kawasaki-Krankheit, auch mukokutanes Lymphknotensyndrom genannt, befällt Kinder. Sie tritt in vielen Ländern auf, insbesondere jedoch in Japan, wo sie erstmals beschrieben wurde. Ihre Ätiologie ist unbekannt, man glaubt jedoch, daß die Krankheit durch ein infektiöses Agens verursacht wird. Es gibt keine speziellen Tests. Die Diagnose wird klinisch gestellt, wenn 5 der folgenden 6 Kriterien erfüllt sind:

1. Fieber unbekannter Ursache,
   das über 5 Tage oder länger anhält,
   das nicht auf Antibiotika reagiert.
2. Beiderseitige Blutfülle der Augenbindehäute.
3. Lippen und Mund
   Trockene, rote, aufgesprungene Lippen
   Himbeerzunge
   Diffuse Rötung der Schleimhaut des Oropharynx.
4. Peripherie der Glieder
   Frühstadium – Rötung von Handflächen und Fußsohlen mit Begleitödem auf Hand- und Fußrücken.
   Spätstadium – membranöse Abschälung, die um die Fingerspitzen beginnt.
5. Exanthem – Pleomorpher Ausschlag am deutlichsten am Rumpf. Fehlen von Bläschen und Krusten.
6. Lymphadenopathie – Akute, nicht vereiternde Vergrößerung der Halslymphknoten.

470   Kawasaki-Krankheit – Konjunktiva. In etwa 90% der Fälle besteht eine doppelseitige Konjunktivitis. Am meisten betroffen sind die bulbären Konjunktiven, jedoch können auch die palpebralen Bindehäute leicht gestaut sein.

471   Kawasaki-Krankheit – Lippen. Derselbe Prozentsatz (90%) der Patienten hat trockene, gerötete, aufgesprungene Lippen.

470

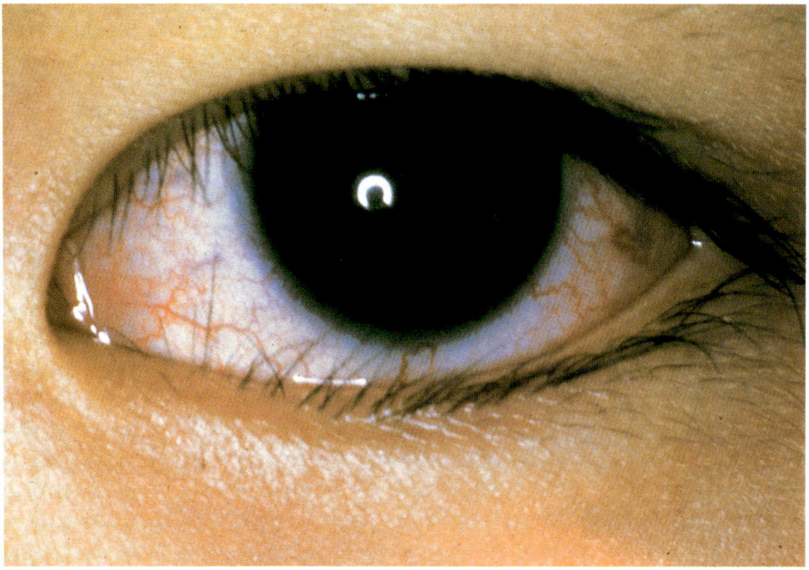

471

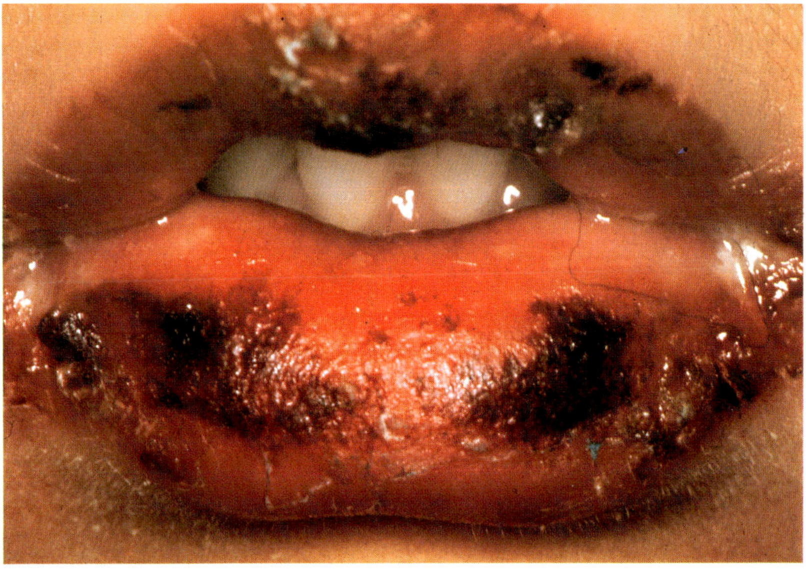

472 Kawasaki-Krankheit – Zunge. Die Mund- und Rachenschleimhäute sind gerötet und trocken. Die Zunge sieht mit ihren herausragenden, roten Papillen der geschälten Himbeerzunge des Scharlachs sehr ähnlich.

473 Kawasaki-Krankheit – Lymphknoten. Die Halslymphknoten sind vergrößert, derb und leicht schmerzhaft. Sie vereitern nicht.

474 Kawasaki-Krankheit – Exanthem. Ein Ausschlag erscheint wenige Tage nach Fieberbeginn und bleibt für etwa eine Woche bestehen. Er ist am deutlichsten ausgeprägt am Rumpf, kann sich jedoch auch auf Gesicht und Glieder ausbreiten. Der Ausschlag ist erythemartig. Er kann das Exanthem von Masern oder von Erythema multiforme nachahmen.

entzündliche Rötung der Haut bedingt d. Hyperämie.

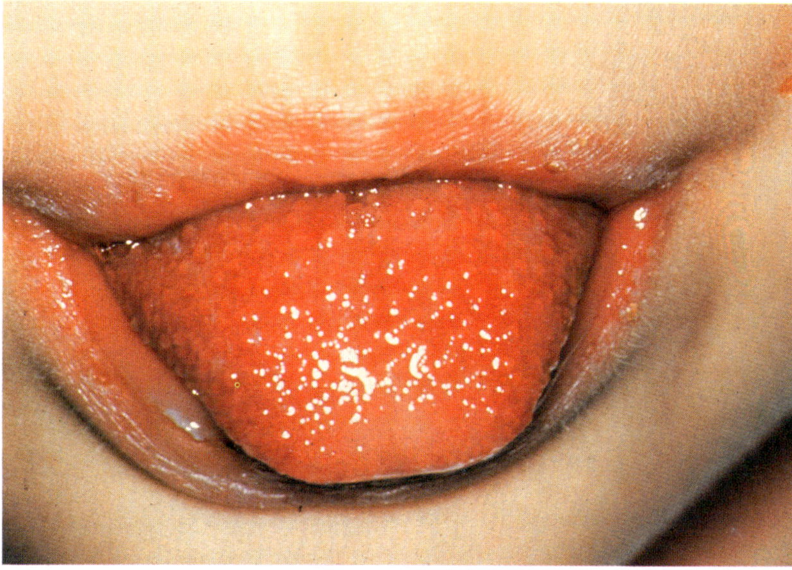

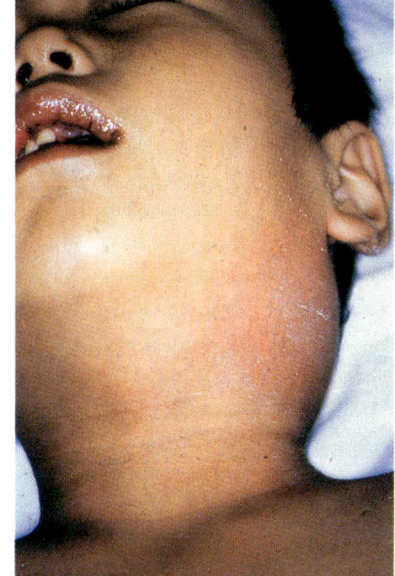

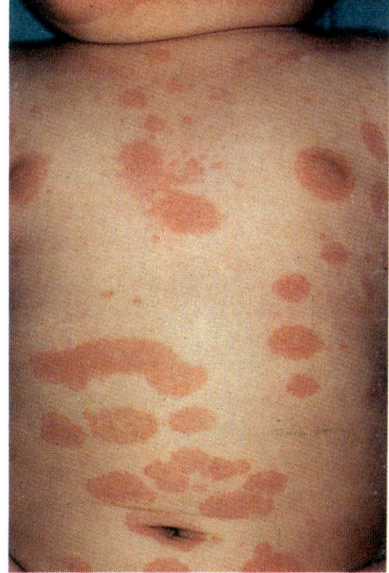

475 Kawasaki-Krankheit – Extremitäten. Ein induratives Ödem an Hand- und Fußrücken ist ein früher Befund, der von flüchtigen Ausschlägen an Handflächen und Fußsohlen begleitet sein kann.

476 Kawasaki-Krankheit – Membranöse Schälung. Während der 2. oder 3. Krankheitswoche beginnt die Haut sich um die Nagelfalten zu schälen. Große Hautfetzen können sich von den Fingern trennen.

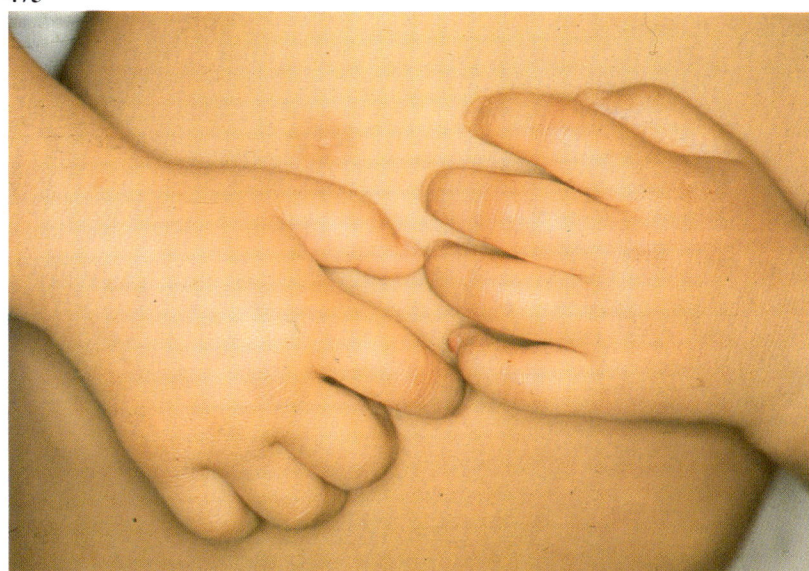

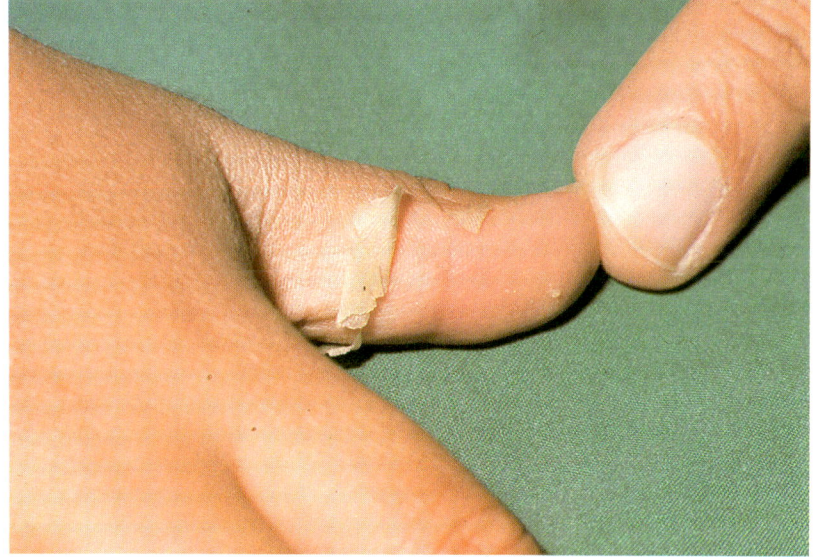

477 Koronararterienthrombose. Karditis ist ein häufiger Befund und die Haupttodesursache. Sie kann einhergehen mit einer Angiitis der Kranzgefäße, die zu Aneurysma und Thrombose führt. Die Prognose ist am schlechtesten bei Knaben unter einem Jahr, die lange fiebern und einen von einer sehr hohen Blutsenkung begleiteten Ausschlag haben. Eine ausgesprochene Thrombozytose ist während der 2. und 3. Krankheitswoche häufig. Sie kann den Kranken für eine Thrombose prädisponieren. Die Sterblichkeit liegt zwischen 1 und 2%.

478 Koronare Angiographie. Etwa 60% Patienten einer Studie hatten anormale Koronararterien. Bei einigen Patienten wurden Aneurysmen gefunden, andere hatten irreguläre, gewundene oder stenosierte Arterien. Das angiographische Bild normalisierte sich bei wenigen Kranken wieder.

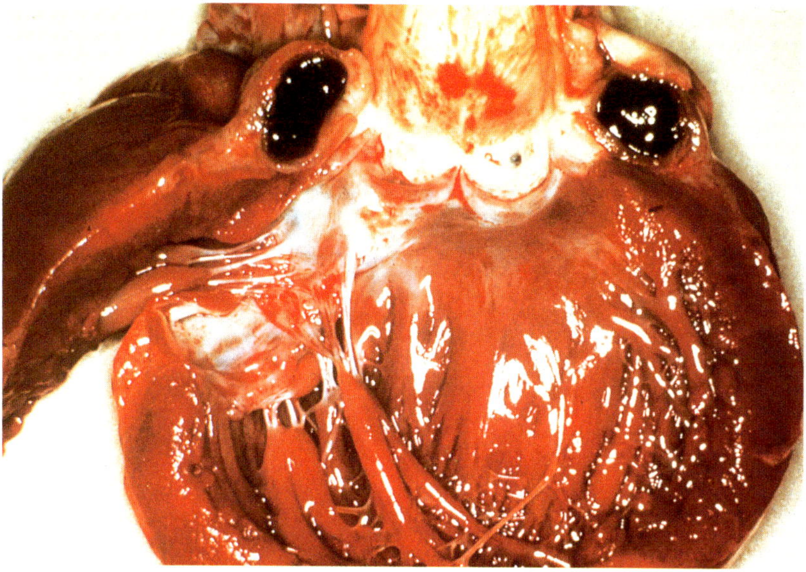

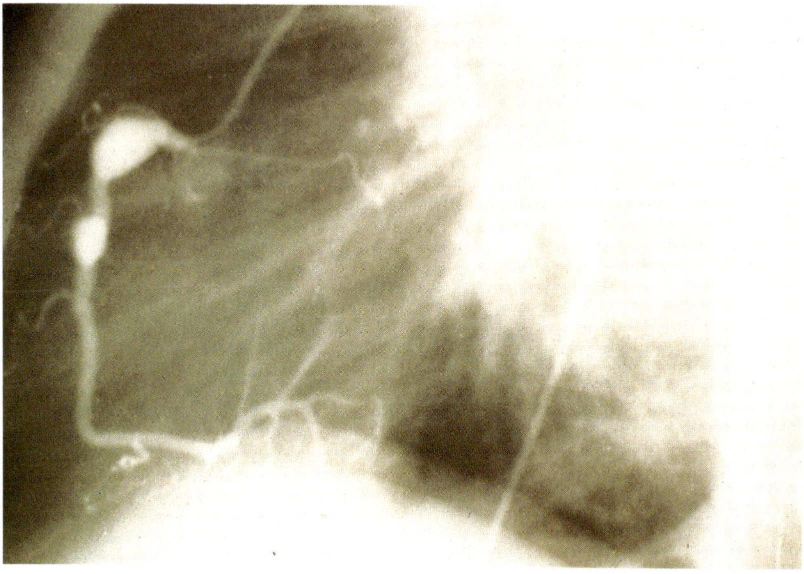

479 Hydrops der Gallenblase. Durchfall und Bauchschmerzen können in jedem Krankheitsstadium auftreten. Bei manchen Patienten kann Bauchweh mit einem Hydrops der Gallenblase einhergehen, wie das hier mittels Ultrasonographie gezeigt wird. Bei diesem Kind löste sich der Hydrops spontan. Andere, gelegentlich erhobene Befunde sind Meningitis, Arthritis, Urethritis und Otitis media. (A = Leber, B = Gallenblase, C = Niere)

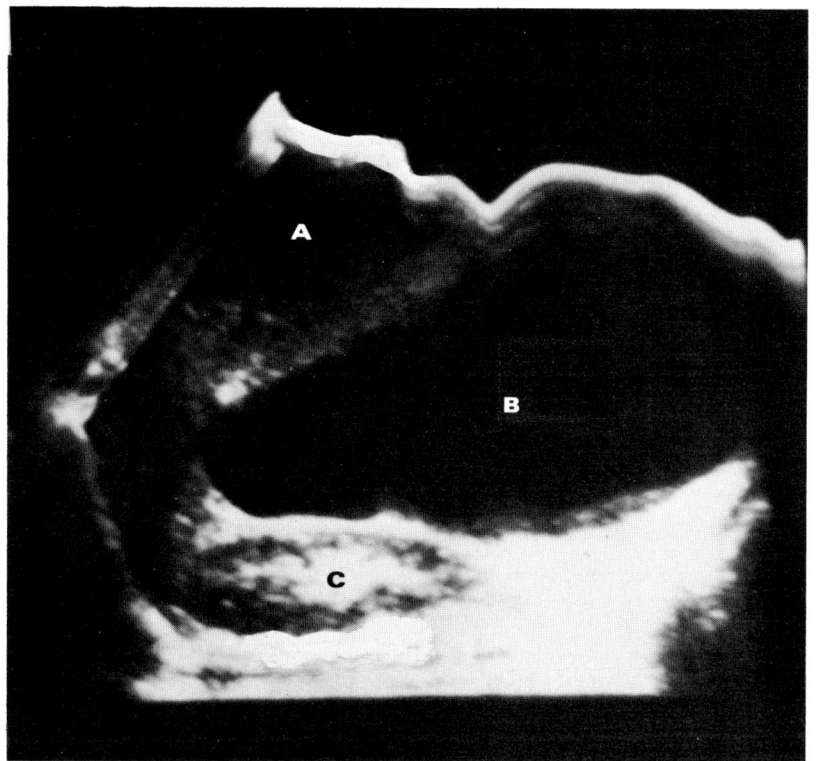

Infektionen bei Patienten mit gestörter Immunität

Es gibt keine scharfe Trennung zwischen Pathogenen, Kommensalen und Saprophyten, da die Wirtsimmunität eine entscheidende Rolle bei der Kontrolle einer Infektion durch Mikroorganismen spielt. Bei Immunitätsdefekten kann eine opportunistische Invasion durch Kommensalen und Saprophyten eine ernste Krankheit oder sogar den Tod nach sich ziehen. Eine erhöhte Infektionsempfänglichkeit kann herrühren von primären Störungen des Immunvorgangs oder kann sekundär sein aufgrund anderer Krankheitsprozesse und bei immunsuppressiver Behandlung. Infektionen durch Opportunisten sind erst durch den vermehrten Verbrauch von antimikrobiellen und zytostatischen Medikamenten sowie das Auftauchen des durch HIV (LAV/HTLV III) verursachten, erworbenen Immundefektsyndroms (AIDS) ins rechte Licht gerückt worden.

480   Hodgkin-Krankheit und Windpocken. Patienten mit Erkrankungen, welche das retikuloendotheliale System befallen, sind besonders infektionsanfällig und können sonst unbedeutenden Krankheitszuständen erliegen. Diese Patientin mit Hodgkin-Krankheit steckte sich bei ihren Kindern mit Windpocken an und wurde rasch sehr krank. Trotz Behandlung mit Hyperimmunserum kam es zu immer neuen Eruptionen, ihr Zustand verschlechterte sich, und sie starb nach 3-4 Wochen. Beachte die Größe der Pusteln, die bei Kultur steril blieben. Auch Blutkulturen ergaben keine Bakterien.

Patienten mit Leukämie, Hodgkin-Krankheit und anderen lymphoproliferativen Störungen sollten nicht einem Kontakt mit Windpocken oder Herpes zoster ausgesetzt werden.

481   Herpes zoster und Karzinomatose. Bei annähernd 8% der Patienten, die mit Herpes zoster in ein Krankenhaus eingewiesen werden, findet man Grundkrankheiten wie Leukämie, Hodgkin-Krankheit, Myelom oder Karzinomatose. Erkrankungen können auch durch Bestrahlungsbehandlung oder durch immunsuppressive Medikamente eingeleitet werden. Eine Immunitätsdepression ermöglicht unter diesen Umständen einem latenten Virus die Ausbreitung mit lästigen und zuweilen unheilvollen Folgen.

Die Zosterläsionen sind häufig hämorrhagisch und nekrotisch und der generalisierte Ausschlag ausgedehnt. Der Tod kann aufgrund des unkontrollierten Viruswachstums und des massiven Zelluntergangs eintreten.

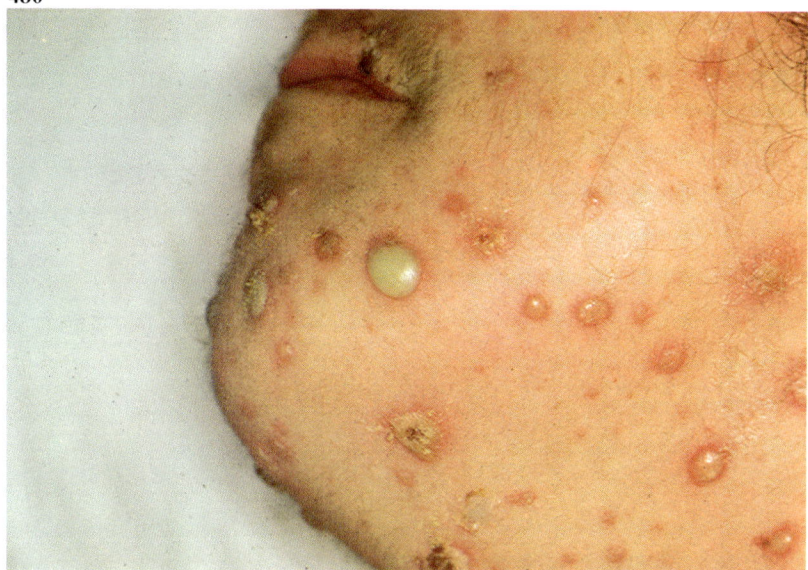

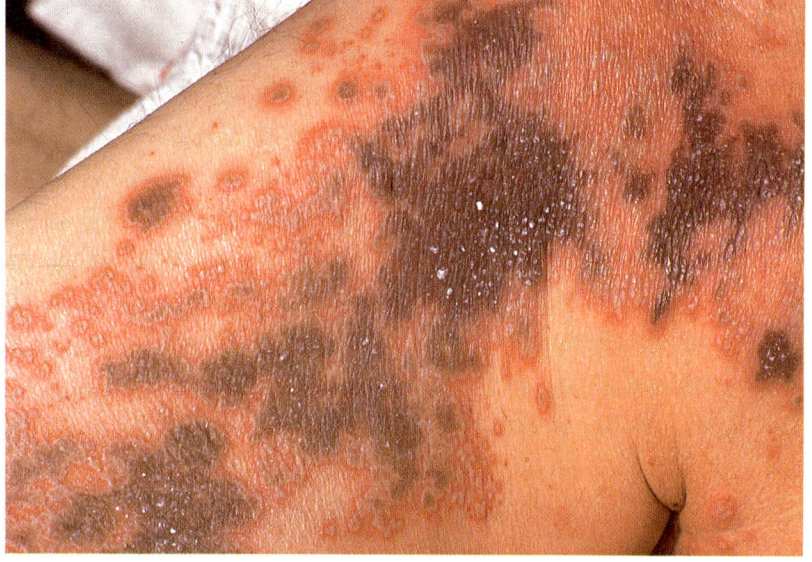

482 Zytomegalo-Virus. Infektion und immunsuppressive Behandlung.
Eine generalisierte Einschlußkrankheit kann bei Kranken mit Retikulosen auftreten oder bei Patienten, die nach einer Transplantation immunsuppressive Medikamente erhalten haben. Gewöhnlich sind Lungen und Nieren befallen, und das Virus kann aus Rachenspülwasser und Urin gewonnen werden (siehe **297**). Wahrscheinlich ermöglicht die Immunitätsstörung dem latenten Virus die Reaktivierung.

Man sieht – in der Mitte des Nierenschnitts gegenüber – typische große, intranukleäre Einschlußkörperchen in den Epithelzellen der erweiterten Harnkanälchen. (Pfeil = Harnkanälchen auskleidende große Zellen mit Einschlüssen)

483 Infektion eines Druckgeschwürs – Karzinomatose. Im Endstadium einer Krebskrankheit sinkt die Immunität, und gramnegative Organismen aus der Umgebung können in Gewebe oder Blutbahn einbrechen und den Tod verursachen. Enterobakterien und Pseudomonaden können die Druckgeschwüre solcher geschwächter Patienten besiedeln. Eine Ausbreitung auf andere Patienten kann vorkommen.

In den letzten Lebensstunden können sterbende Patienten pathogene Staphylokokken verbreiten.

484 Tuberkulose und Kortikosteroidtherapie. Eine Behandlung mit Kortikosteroiden kann zur Reaktivierung einer latenten tuberkulösen Infektion mit Aussaat führen. Der Gehirnschnitt gegenüber zeigt das typische Bild einer tuberkulösen Meningitis. In den Hirnhäuten findet sich eine granulomatöse Reaktion mit Verkäsung, Rundzellinfiltration und Riesenzellbildung. (A = Gehirngewebe, B = Tuberkel in den Hirnhäuten, C = Riesenzelle)

482

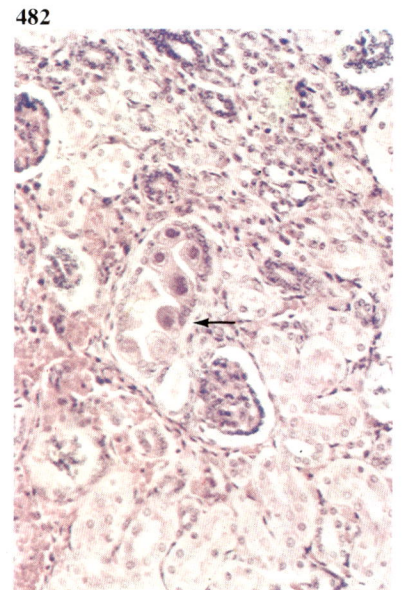

483

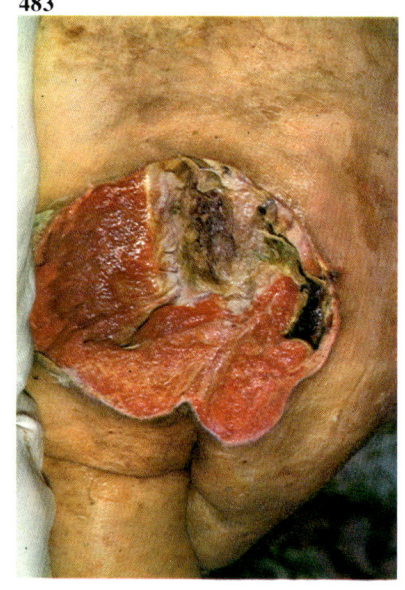

484

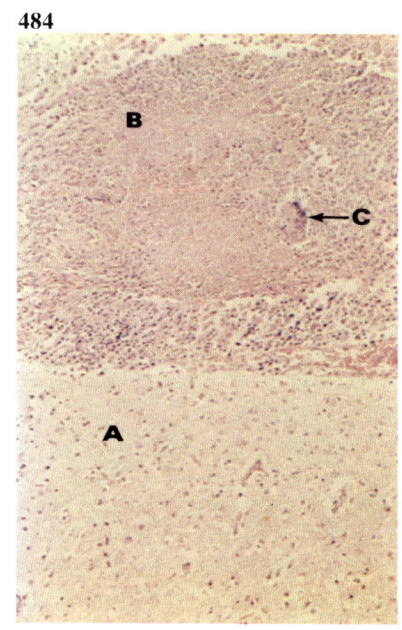

485   Cryptococcus neoformans – Nigrosinfärbung. Cryptococcus neoformans ist eine echte Hefe, welche sich durch Sprossung vermehrt und kein Myzel bildet. Die Zellen sind kugelig geformt und messen 5-20 μm im Durchmesser. Der Organismus ist grampositiv und hat eine dicke, gelatinöse Kapsel, welche in Präparaten mit indischer Tusche oder Nigrosin gut sichtbar ist. Kryptokokken wachsen langsam auf Selektivnährböden wie dem Sabouraud-Glukose-Agar oder dem Tellurit-Malz-Agar. Ihre Pathogenität kann durch Verimpfung auf Mäuse festgestellt werden.

486   Kryptokokken – Meningitis und Retikulose. Cryptococcus neoformans verursacht sporadische Infektionen bei Mensch und Tier. Die Infektionsquelle für den Menschen ist unsicher. Die Hefe ist bei Säugetieren und Vögeln jedoch häufig. Sie widersteht einer Austrocknung in Staub oder Erde. Taubenkot ist die verbreitetste bekannte Quelle für pathogene Stämme. Die Infektionsübertragung ist ebenfalls ungeklärt, es ist jedoch wahrscheinlich, daß der Keim über den Atem- oder Verdauungstrakt Zugang findet.

Kryptokokken verursachen bei gesunden Menschen, bei welchen sie sich gelegentlich auf der Haut oder im Darminhalt finden, selten Beschwerden. Eine Infektion der Lunge ist oft ein zufälliger Befund. Die Kryptokokkenerkrankung des Gehirns oder der Meningen verläuft in der Regel subakut oder chronisch mit sehr hoher Sterblichkeitsziffer.

Patienten mit Retikulosen sind für eine Kryptokokkenmeningitis besonders anfällig. Der Krankheitsbeginn ist allmählich und der Verlauf ähnlich einer tuberkulösen Meningitis, jedoch bleibt der Eiweiß-, Zukker- und Chloridgehalt der Zerebrospinalflüssigkeit häufig normal, bis die Krankheit ein fortgeschrittenes Stadium erreicht hat. Im allgemeinen findet sich ein Anstieg der Lymphozyten. Es sind viele Hefezellen vorhanden, welche irrtümlich für Lymphozyten, Endothel- oder rote Blutzellen gehalten werden können, wenn man nicht Ausstriche anfertigt und entsprechend färbt.

Kryptokokken können in Gewebe eindringen und sich dort durch Sprossung vermehren, ohne eine entzündliche Reaktion hervorzurufen, aber schließlich führt ihre Anwesenheit in größerer Zahl zu einer Infiltration mit Rundzellen und Makrophagen. Um die Hirnbasis bilden sich auffällige granulomatöse Veränderungen. In diesem Schnitt durch die Hirnrinde zeigen die Pfeile auf die kapseltragenden sphärischen Kryptokokken.

485

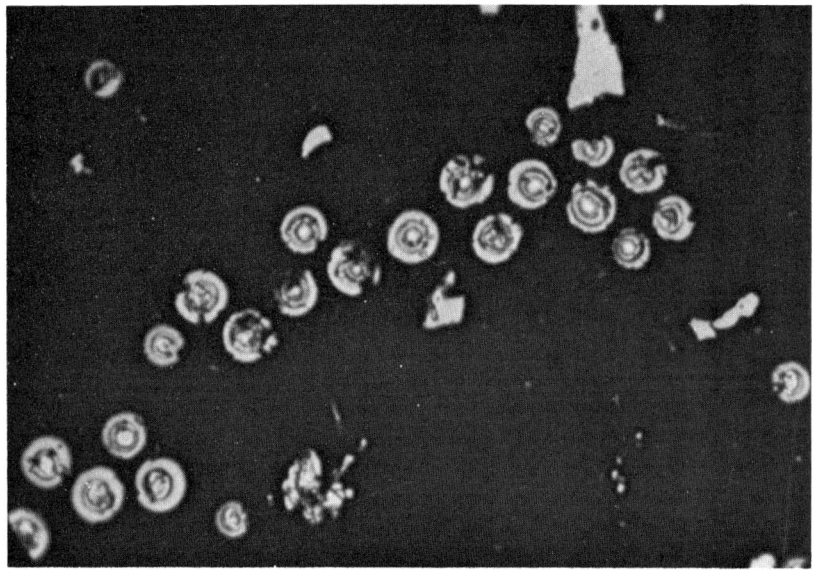

486

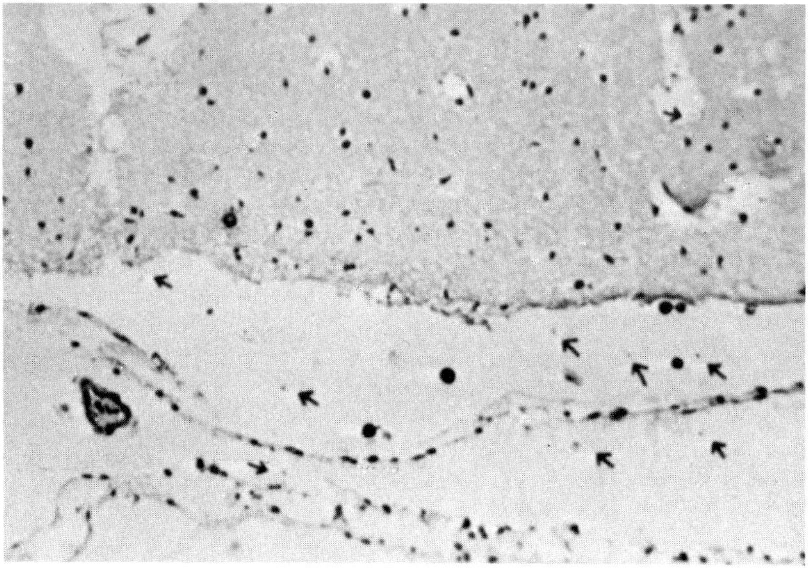

487 Pneumocystis-Infektion. Lungenschnitt (HE). Pneumocystis carinii ist ein Protozoon, welches häufig bei Tieren und nicht selten beim Menschen gefunden wird. Die menschliche Infektion bleibt gewöhnlich latent, jedoch kann der Einzeller eine interstitielle Plasmazell-Pneumonie hervorrufen, besonders bei Frühgeborenen oder bei älteren Kindern und Erwachsenen mit chronisch-zehrenden Krankheiten oder Immundefekten. Eine tödliche Pneumonie kommt jedoch gelegentlich auch als Primärerkrankung vor. Der Übertragungsmodus ist ungeklärt, aber kleine Epidemien unter Neugeborenen sprechen für eine Infektion per Inhalation. Eine Pneumocystis-carinii-Pneumonie ist sehr häufig beim erworbenen Immundefektsyndrom (AIDS). Bei AIDS-Patienten kann die Infektion der Lungen allein oder in Verbindung mit anderen opportunistischen Infektionen wie Zytomegalo-Virus, Mykobakterien oder Cryptococcus vorkommen.

Bei der Autopsie sind die Lungen vergrößert und auf der Schnittfläche grau und luftleer. Die interlobulären Septen sind verdickt und mit Histiozyten, Lymphozyten und Plasmazellen infiltriert. Die Alveolen sind mit einer schaumigen, halbflüssigen Masse angefüllt. Nach entsprechender Färbung findet man sie voller Erreger. Die Plasmazellen können bei Patienten mit Agammaglobulinämie oder Hypogammaglobulinämie an Zahl vermindert sein oder fehlen. Die Pneumocystis-Infektion ist besonders häufig bei Kindern mit Thymusaplasie. (A = mit schaumiger Masse angefüllte Alveole, B = Histiozyt, C = Plasmazelle, D = Lymphozyt)

488 Pneumocystis-carinii-Pneumonie. Lungenschnitt (Färbung nach der Grocottschen Silberimpregnationsmethode). Der Parasit findet sich in den Lungen als kleine Zyste, welche 2-8 einkernige Körperchen enthält. Diese sind sehr klein, messen im Längsdurchmesser 2-4 µm und sind oval oder mondsichelartig geformt. Sie teilen sich durch Zweiteilung. Der Einzeller färbt sich mit vielen Farben, jedoch nicht mit Hämatoxylin-Eosin. Der Keim ist schwierig in den Sekreten der Atemwege zu entdecken. Die Diagnose kann jedoch – wenn verfügbar – bestätigt werden durch endobronchiale Bürstung, transtracheale oder translaryngeale Aspiration, Lungenbiopsie oder die Komplementbindungsreaktion. (Pfeil = Einzeller)

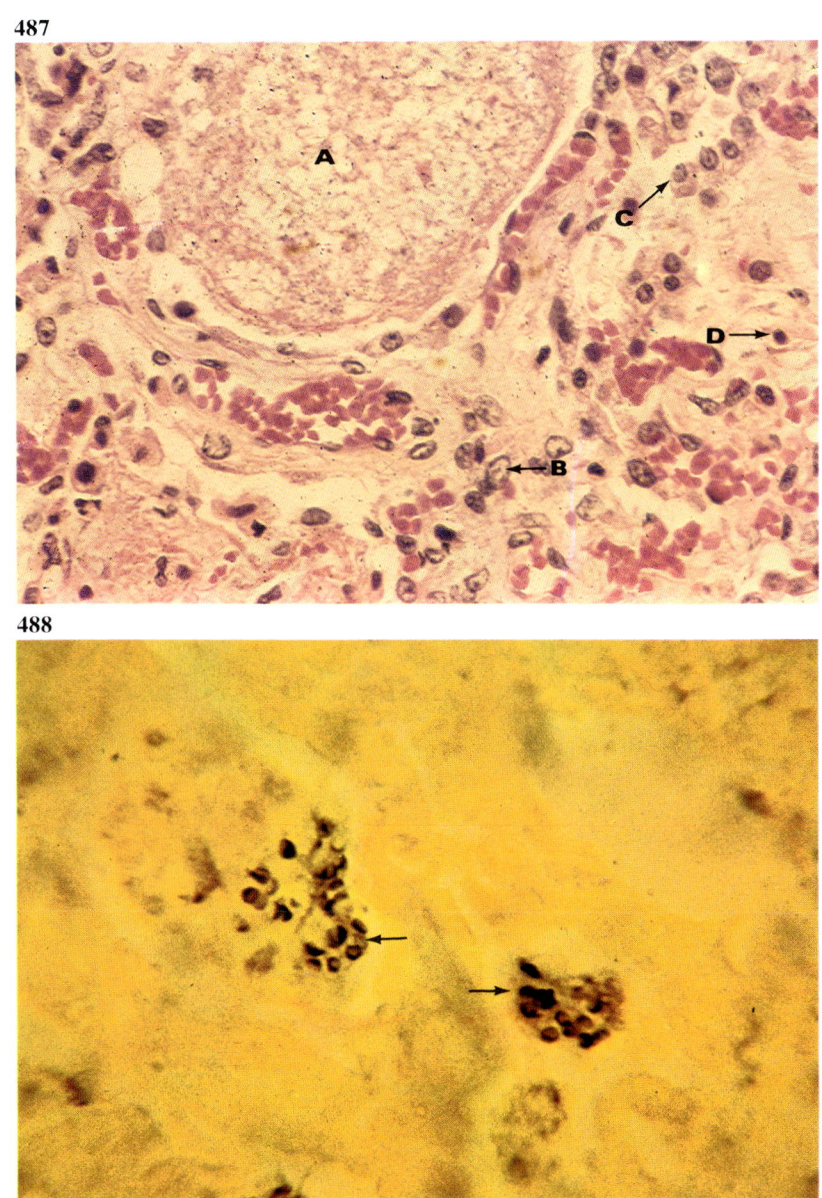

487

A

C

D

B

488

489 Thorax-Röntgenaufnahme bei Pneumocystis-Pneumonie. An die Möglichkeit einer P. carinii-Pneumonie sollte immer gedacht werden bei Neugeborenen oder Patienten mit gestörter Immunität, die eine im Vergleich zu dem physikalischen Lungenbefund unverhältnismäßig schwere Atemnot entwickeln. Der Krankheitsbeginn ist allmählich oder abrupt. Fieber kann fehlen. Der Kranke wird laufend mehr dyspnoisch und kann einen trockenen Dauerhusten entwickeln. Das anfängliche Röntgenbild des Thorax kann ohne Befund sein, gewöhnlich zeigt sich jedoch eine interstitielle Lungenverschattung. Die Blutgasanalyse ergibt in der Regel eine erhebliche Hypoxie, auch wenn das Thorax-Röntgenbild noch normal erscheint. Es ist nicht möglich, die Diagnose aus dem Röntgenbefund zu stellen. Gewöhnlich ist dafür eine Lungenbiopsie erforderlich. Zuweilen sind serologische Tests hilfreich.

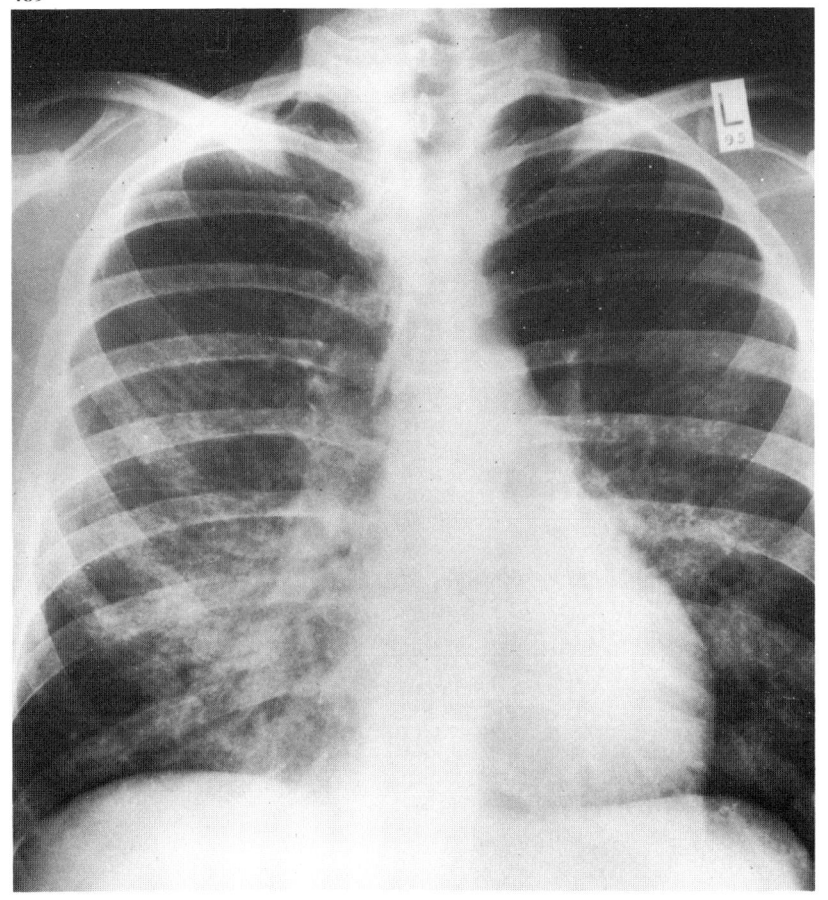

490 Kaposi-Sarkom – Hautläsion. Patienten mit dem erworbenen Immundefektsyndrom (AIDS) können eine ganze Reihe von opportunistischen Infektionen und einige seltene Malignome aufweisen. Zu den häufigsten Darbietungen gehören die Pneumocystis-Pneumonie bei 60% der Kranken und das Kaposi-Sarkom bei 25%. Die Hautveränderungen des Kaposi-Sarkoms erscheinen – in der Regel – zuerst an den Beinen als diskret stehende, blaurote Flecken oder Papeln, welche später pigmentiert werden.

Histologisch besteht die Läsion aus gelappten Massen stark vaskularisierten Zellgewebes, das tief im Korium liegt und durch Bindegewebsbalken getrennt wird. Der Tumor ist wahrscheinlich ein Angiosarkom, das sich vom lymphatischen Endothel herleitet. Im späteren Stadium besteht eine starke Blutungsneigung.

491 Kaposi-Sarkom – Hautläsionen. Die Hautläsionen haben eine Vorliebe für die Extremitäten. Einzelne Veränderungen können verschmelzen, einige unter Vernarbung vergehen, andere sich langsam vergrößern und schließlich exulzerieren. In den späteren Stadien kann es zu Lymphödem und Purpura kommen.

492 Kaposi-Sarkom – Mund. Eine Ausbreitung kann in die regionalen Lymphdrüsen oder in fast jedes Organ des Körpers erfolgen. Häufig ist der Magen-Darm-Trakt befallen, und Melaena oder offene Blutung sind die Folgen. Läsionen können sich am harten Gaumen oder in dessen Nachbarschaft finden. Die Läsionen in der Mundhöhle dieses Patienten mit AIDS gingen mit Soor einher. Einige frühe Veränderungen gingen zurück und heilten ab, während neue Läsionen andernorts im Mund auftraten; keine exulzerierte oder blutete.

490

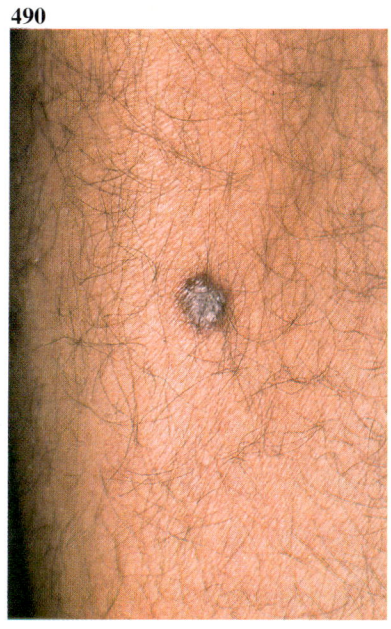

491

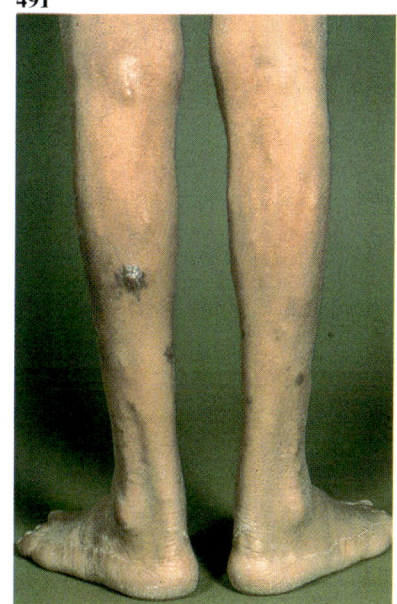

492

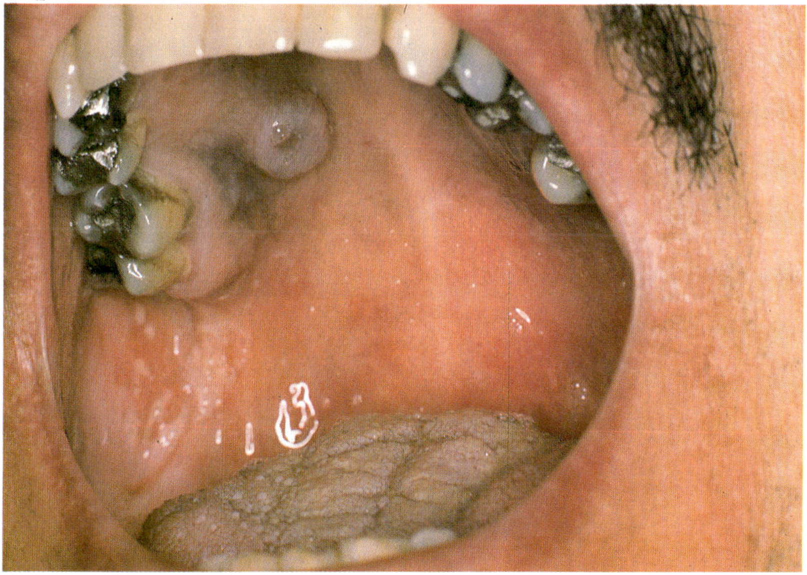

493 Cryptosporidiosis – direkter, nach Ziehl-Neelsen gefärbter Stuhlausstrich. Cryptosporidiosis ist eine Darminfektion durch Protozoen, die von Haustieren herrührt, einschließlich Hunden und Katzen, von Fleisch oder Fleischprodukten und von infizierten Individuen, insbesondere Kindern. Bei gesunden Menschen ist Cryptosporidiosis eine gutartige Infektion, bei immundefekten Patienten jedoch, insbesondere bei solchen mit AIDS, kann sie intraktable Durchfälle verursachen. Die Diagnose wird gestellt durch Nachweis von Oozysten im direkten, mit Auramin, Giemsa oder modifiziertem Ziehl-Neelsen gefärbten Stuhlausstrich. Eine Konzentration der Stuhlprobe kann notwendig sein.

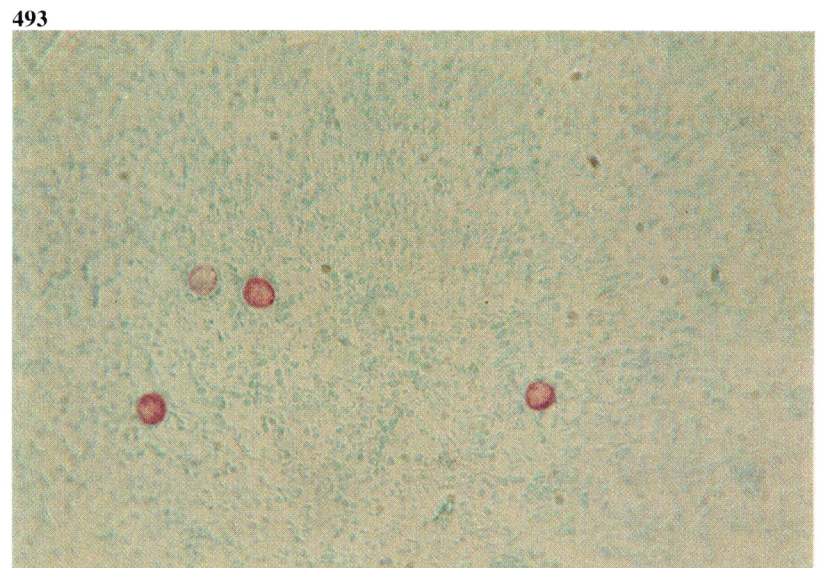

Sachverzeichnis

412